教育部人文社会科学研究一般项目《家校社共育模式对青少年心肺耐力与执行功能的促进研究》（项目批准号：23YJC890002）研究成果

U0961982

高原儿童青少年心肺耐力与执行功能的运动干预研究

毕存箭　著

新 华 出 版 社

图书在版编目（CIP）数据

高原儿童青少年心肺耐力与执行功能的运动干预研究 /
毕存箭著. --北京：新华出版社，2025. 7. -- ISBN
978-7-5166-8079-7

Ⅰ. R179

中国国家版本馆 CIP 数据核字第 20256F1X61 号

高原儿童青少年心肺耐力与执行功能的运动干预研究
作者：毕存箭

责任编辑：徐文贤　　　　**封面设计：**吴　睿
出版发行：新华出版社有限责任公司
（北京市石景山区京原路 8 号　邮编：100040）
印刷：天津和萱印刷有限公司

成品尺寸：170mm×240mm　1/16　　**印张：**15. 75　　**字数：**274 千字
版次：2025 年 7 月第 1 版　　**印次：**2025 年 7 月第 1 次印刷
书号：ISBN 978-7-5166-8079-7　　**定价：**88. 00 元

简　介

具有“世界屋脊”之称的青藏高原是典型的高海拔地区，在低温缺氧的特殊环境下，高原居民经历了广泛的生理和遗传变化，形成了特有的体质健康和大脑发育特征。高海拔暴露对儿童青少年的体质健康和认知功能均产生不同程度的负面影响。心肺耐力作为儿童青少年体质健康的核心要素，是反映身体健康的重要指标，也是各类疾病的独立风险预测因子。探讨高原儿童青少年心肺耐力水平及影响因素，能为心肺耐力的发展提供参考，并进一步促进心肺耐力和体能的提高，从而增进身体健康发展。然而，以往针对高原人群心肺耐力的研究主要集中于成年人，对影响因素的调查不够全面系统、样本量有限，且干预研究主要集中于实验室小样本成年人短时有氧或无氧运动干预的研究。作为认知的高级功能，执行功能是儿童青少年智力发展的关键环节，对青少年期及成年后的学业成就、财富收入、家庭幸福、人际关系等均产生重要影响。探讨高原儿童青少年执行功能水平及影响因素能为其健康发展提供理论基础，并进一步促进执行功能及智力的发展。但以往研究主要以平原地区居民为主，目前还未发现对高原儿童青少年的调查研究。体育锻炼可强身健体，还可促进大脑的功能和发育，相关文献已经报道了平原地区儿童青少年心肺耐力与执行功能的关系，但结论并不一致，且缺少对额外干扰变量或混杂因素的控制。目前，也未发现对高原儿童青少年心肺耐力与执行功能关系的研究。

基于以上研究背景，本研究采用分层整群抽样方法，于 2019 年 8 月至 2020 年 12 月在中国高原地区的拉萨、那曲、昌都、林芝（平均海拔分别为 3650 米、4500 米、3500 米、3100 米）四个地区抽取 7～18 岁高原儿童青少年进行了心肺耐力和执行功能的测试，并进行了人口统计学、身体成分、体力活动、家庭环境、睡眠、饮食习惯等方面的测试和调查，旨在探讨高原儿童青少年心肺耐力和执行功能的影响因素，在此基础上分析两者间的关系，同时开展运动干预探讨对心肺耐力和执行功能的影响，为高原儿童青少年心肺耐力和大脑执行功能发展提供理论参考和借鉴。书稿内容为作者团队自己科研工作的第一手资料，数据翔实，图文并茂，对于高原脑科学的研究来说具有重要的意义和极大的参考价值。

2024 年 11 月

目　录

第1章 绪 论

1.1 研究背景

"少年智则国智，少年强则国强"，儿童青少年智力发展、身体健康、体魄强壮与国家繁荣富强紧密相关。2020年国家发布了《关于深化体教融合促进青少年健康发展意见的通知》和《关于全面加强和改进新时代学校体育工作的意见》等文件，表明国家对儿童青少年健康和体育工作的重视，也说明体育锻炼对身心健康发展起到的积极作用和意义[1,2]。国家中小学《体育与健康课程标准》的提出、实施及有关课程模式的不断完善，对提高我国儿童青少年身心健康水平也起到积极的促进作用[3]。

据调查，全球约1.4亿人居住和生活在海拔2500米及以上的高原地区，其中在喜马拉雅山脉地区约有7800万人[4]。中国青藏高原西南方即为喜马拉雅山脉，平均海拔4900多米，被称为"世界屋脊"，具有典型的高原气候和复杂的自然环境。高原居民在高海拔地区已生活了3万年，具有世界上历史最悠久的高原血统。第六次全国人口普查显示，青藏高原有650万永久居民，其中15%生活在海拔2500~3000米之间，75%生活在海拔3000~4000米，10%生活在4000米以上的地区[5]。随着海拔的升高，氧分压降低、辐射增强、昼夜温差较大、气候干燥、土地贫瘠，在这一环境下生活的高原居民经历了广泛的生理和遗传变化，形成了高原居民特有的体质健康特征，尤其在呼吸和循环的氧气运输系统方面，例如在心肺耐力方面表现出显著的代偿性发育特点，但以往对这一方面的研究资料相对较少[6]。儿童青少年作为高海拔地区重要的人口组成部分，其身心健康发展对社会和谐、边疆社会稳定、地区发展具有重要作用。

心肺耐力（Cardio Respiratory Fitness，CRF）作为反映儿童青年体质健康水平的核心指标，对儿童青少年期和成年期健康发展具有重要意义。心肺耐力与健康存在诸多密切联系，是各类疾病的重要风险预测因子。流行病学调查研究证据表明，心肺耐力表现较低者与全因死亡风险、慢性心血管疾病、各类癌症的发生率均存在紧密联系[7]。与高血压、吸烟、2 型糖尿病、高脂血症等普通危险预测因子相比，心肺耐力对预测全死因死亡率更为准确而可靠，也是其重要的独立风险预测指标[8]。由此看出，心肺耐力对人们健康意义重大，且在儿童青少年群体中尤为明显。

执行功能（Executive Function，EF）被理解为大脑的“空中交通控制系统”，是一套认知技能，促进人的规划行为、问题解决和有目的的活动，并影响人的终身发展[8]。执行功能在儿童青少年时期的发展尤为重要和关键[9]。儿童青少年执行功能水平与其身心健康、学业成就、财富收入、家庭幸福、人际关系等息息相关，并将延续至成年期。相反，发展不足或受损则导致学习障碍、注意缺陷、焦虑抑郁、精神分裂等问题[10]。

研究显示，儿童青少年执行功能具有较大的可塑性，因此越来越多的研究聚焦于执行功能的干预研究，为执行功能发展提供重要的理论和应用价值。在理论方面，对执行功能干预研究能够揭示行为与大脑之间的关系，为深入研究儿童青少年执行功能开辟新的思路。在应用方面，执行功能的干预研究能够为儿童青少年执行功能的发展提供借鉴，并为执行功能缺陷的儿童青少年提供临床治疗和运动康复的途径和方法。然而，采用体育锻炼方式对促进高原儿童青少年执行功能的研究还鲜有涉及。

鉴于心肺耐力和执行功能对儿童青少年身心健康发展的重要意义及高原儿童青少年生活环境的复杂性、特殊性、典型性和代表性，在借鉴已有相关研究的基础上，充分发挥体育学科优势，尝试探讨高原儿童青少年心肺耐力和执行功能的状况及影响因素、心肺耐力与执行功能的相关关系、体育课运动干预对儿童青少年心肺耐力的干预效果及对执行功能的影响等问题，旨在为促进高原儿童青少年身心健康发展提供参考和借鉴。

1.2 文献综述

1.2.1 概念的界定

1.2.1.1 体质健康

不同国家对体质健康概念的界定存在一定差异。我国对体质健康的概念界定与国外相比较为宽泛，涉及人类学、医学、体育学等多个学科，均对体质健康存在不同的解释。在体育学科领域，20 世纪 80 年代，中国体育科学学会认为：体质健康与遗传和后天获得性因素高度关联，表现在生理、形态、心理等方面的特征，主要包括体格、营养状况方面的身体发育，各器官系统功能表现和新陈代谢方面的身体机能，肌肉力量、心肺耐力等方面的身体素质，情绪、毅力、自信等方面的心理健康，自然和社会环境下的适应能力等共五个方面的表现[11]。国外方面，日本将体质健康称为“体力”，西方欧美国家将体质健康称为“Physical Fitness”，也称为健康体能或健康适能[12]，其代表的体质健康含义与中国基本一致。

1.2.1.2 心肺耐力

心肺耐力指身体保持长时间运动且未感到疲劳的能力，也反映身体摄入、运输、利用氧的综合能力[13,14]。心肺耐力能反映机体在运动状态下心肺工作的能力，其水平的高低与心脏的泵血功能、肺通气和换气能力、携氧能力、利用氧的能力等多个因素有关。心肺耐力是体质健康的核心要素，也与肥胖、心血管等疾病呈现负相关[15]，当前已成为人们健康关注的重要方面。

评价心肺耐力最佳的测试方法是进行性运动测试，因为在运动过程中机体对氧的需求最大，能够反映机体心脏、携氧、肌肉等方面的综合能力。目前，学术界中评价心肺耐力的指标较多，主要包括最大摄氧量、无氧阈、摄氧量峰值、最大摄氧量速度、摄氧量动力学、运动经济性等，通常情况下常采用最大摄氧量（VO_{2max}）这一指标来反映心肺耐力水平[16]。最大摄氧量是一综合指标，一方面反映机体的心肺功能水平，另一方面反映机体对氧的运输及利用能力，更能反映机体综合耐力水平和最大潜能[17-19]。

1.2.1.3 执行功能

执行功能（Executive Function，EF）是心理学领域近年来逐步兴起的热点问题，目前已扩展至脑科学、生物学、教育学、体育学等研究领域。对执行功能的研究始于思维过程中的特殊加工厂，即大脑前额叶功能的研究，大脑前额叶的损伤将会使计划功能明显下降[20,21]。多数研究表明，执行功能是认知功能的高级过程，例如 Welsh 及其同事[22] 认为执行功能是为达到某一既定目标而进行的有目的的思维、行为控制及调节过程。Smith 等[23] 研究认为，执行功能主要是对有利信息的关注和注意，对无关信息的剔除和控制，以及对不同任务信息的协调和管理过程。Lezak 等[24] 研究认为，执行功能是为了达到某一特殊目标而进行的不同认知、加工的过程，是认知的高级功能。还有研究者[25,26] 认为，执行功能是进行复杂任务过程中对各类认知信息进行综合、加工、控制、调节的过程。Diamond 等[27] 将执行功能称认知控制，指集中注意力时由上而下的心理过程。执行功能只能在高度集中的状态下进行自上而下的思维过程，靠本能或直觉无法完成，例如改变比继续做原来的事情更难，抵制诱惑比屈服于诱惑更难，考虑下一步要做什么比自动进行更难。国内学者陈爱国[28] 研究认为，执行功能是进行复杂任务中对基本认知进行协调的过程，目的是进行有效的协调，实质是进行认知过程的调节和控制。

总之，国内外学者对执行功能的定义进行了不同的诠释，均认为执行功能是认知的高级过程，是为达到特定任务而进行的认知的协调、整理、控制的过程，一般认为，执行功能由抑制、工作记忆、认知灵活性等三个主要方面构成，在这些基础上，构建了更高层次的执行功能，例如推理、解决问题和计划等。

1.2.2 高海拔环境对体质健康的影响

1.2.2.1 高海拔环境对体质健康的影响

随着海拔的不断增高，气压呈指数下降，氧气分压也呈下降趋势，从而引起人体血红蛋白氧饱和度不断降低，导致机体的缺氧状态，所以与平原居民相比，生活在高海拔环境中的居民面临着更大的生理挑战。在如此复杂的环境下，高海拔地区的土著居民在高原适应、心肺系统、大脑机能、身体形态等方面形成了特殊的体质特点。

在高原适应方面，自喜马拉雅攀登时代开始，夏尔巴等高原居民在高海拔地区的非凡身体表现便引起了科学家对海拔适应的兴趣。这些群体在高海拔地区的居住时间比其他任何群体都更长，因此可能的进化遗传适应海拔高度的假设是合理的。高原居民似乎确实比平原地区人们更适应在高海拔地区的生活和工作，这种良好的适应能力很可能是天生的[29]，例如与平原居民相比，高原居民在休息和运动过程中会保持较高的动脉血氧饱和度并且随着海拔的升高，有氧运动性能的损失也会减少；高原居民的低氧和高碳酸呼吸反应性更强、肺更大、肺功能更好、肺扩散能力更强；与相同海拔高度的安第斯人和较低海拔的人群相比，高原居民仅出现极少的低氧性肺动脉高压，呼出的一氧化氮水平更高，血红蛋白浓度与其他群体相比也更低，表现出较好的高原适应。

在心肺系统方面，Lundby 等[30] 综述了居住在安第斯山高海拔地区艾玛拉人的氧气运送能力，在低氧环境中，高海拔地区居民有氧运动表现比居住在低海拔的居民好，即对于一个固定的海拔，当地人的最大摄氧量更高，这可能是由于高海拔地区居民具有较高的肺弥散能力，确保较高的动脉氧饱和度，致使更多的氧气运送到运动的肌肉，在极限运动时，生活在低海拔的居民动脉氧饱和度有显著下降，但艾马拉人却没有变化。Weitz 等[31] 以居住在中国西部青海省 3200 米、3800 米和 4300 米海拔的 1063 名 6~20 岁的儿童青少年及 184 名 21~39 岁的成年人为研究对象，比较了在高原出生长大的高原人群和平原地区居民的用力肺活量和一秒钟用力呼气容积，结果表明高海拔地区出生和长大的居民的用力肺活量和一秒钟用力呼气容积高于平原地区居民。在 15 岁女生和 16 岁的男生中，这种差异主要是由于身高和胸围的不同造成的，而在大龄青少年和成人中的差异比根据身高和胸围预测的要大得多。这些结果表明高原地区成年人的用力肺活量和一秒钟用力呼气容积主要是由肺的加速生长模式发展而来，这种生长模式开始于青春期中晚期，并可能延续到青年期，且这种发育模式既不同于高海拔地区出生和长大的平原地区居民的后代，也不同于安第斯盖丘亚和艾马拉人的发育模式，由此看出不同地区高海拔人群的心肺功能存在不同的发育特征。

在大脑机能方面，细胞缺氧是脑损伤最常见的途径，尤其是大脑海马体及其边缘系统对缺氧非常敏感。低氧缺氧对大脑有一系列的病理生理影响，当平原地区人们进入高海拔地区以后，机体会受到一系列影响。“高海拔疾病”一词则用于描述未适应高原环境的人在进入高海拔后出现的脑和肺综合征，例如：急性高山症、高海拔头痛、脑水肿等不良症状[32]。急性高原病被认为是高海拔头痛的一种表现，有学者将急性高山病定义为刚到达海拔 2500 米以上不适应高海拔环境的人出现头痛并出现胃肠紊乱、厌食、恶心、呕吐、失眠、头晕、疲乏等一种或多种症状[33]。由于对急性高山病的定义迥异，各研究中对急性高山病患病率的报道也存在差异。一项研究试图通过访谈法确定不同海拔地区急性高山病的发病率，结果发现 2500~3000 米范围内急性高山病发生率为 0%，3000~4000 米范围内为 10%，4000~4500 米范围内为 15%，4500~5000 米范围内为 51%，5000 米以上为 34%，说明海拔在超过 4500 米时，发病率会突然增加，且与年龄性别无关[34]。一项来自中国的研究也表明，从平原地区到达 3000~5000 米高海拔地区的青藏铁路工人急性高山病的发病率为 56%[35]。高海拔对大脑的影响还包括其他一系列的症状，其中最严重的症状是高原脑水肿，其特征是不同程度的意识混乱、步态失调、意识障碍，还可发展为深度昏迷，如果不能得到及时治疗，可在 24 小时内因脑疝而死亡，大多数人患有高原脑水肿的个体会伴随高原头痛和急性高山病[36]。在4000米以上的高海拔人群中，高原脑水肿的发病率约为0.5~2.0%[37]。通常可通过减缓上升速度来减少急性高山病的发生，每升高1000米需要休息一天且每天上升不超过300米[32]。PET研究表明，生活在高海拔地区的安第斯山脉原著克丘亚人与平原人相比葡萄糖代谢较低，而这一原因主要与皮质区域有关，如额叶皮质等，这一研究可能提供了一种保护大脑免受慢性缺氧损害的机制[38]。

在身体形态方面，多项研究表明，居住地的海拔对儿童青少年生长有一定影响，且对身高的影响大于体重。一项研究[39]评估了定日县（4300米）和拉萨市（3700米）儿童的身体发育情况，结果显示，较低海拔拉萨市女生的体重不足率（20.2%）显著低于较高海拔定日县女生（36.7%），且男生也存在相似的结论。定日县高原儿童严重和中等发育迟缓率分别为14.6%和35.7%，但在拉萨儿童中患病率为零，由此可知，生活在较高海拔的儿童（定日县，4300米），其体重不足和发育迟缓患病率明显高于生活在较低海拔的儿童（拉萨市，3650米），即海拔能够影响儿童身高和体重等身体发育指标。Weitz等[40]比较了生活在中国青海省3200米、3800米和4300米海拔出生和长大的高原儿童青少年的生长发育情况，在三个高海拔地区测量的高原地区男女体型的变化模式以及4300米海拔长期趋势的数据表明，在海拔3200米和3800米的地方，男生和女生的胸部只有微小的差异，然而在4300米海拔男生比3200米和3800米的男生胸部略窄、略深，由于3800米和4300米测试对象属于同一本地群体，这一特点排除基因差异带来的影响，可能与缺氧程度的差异或其他环境条件的影响有关。此外，Weitz课题组[40]对安第斯山脉高海拔地区出生长大的土著艾马拉儿童青少年与低海拔欧洲后裔儿童青少年的成长情况进行了比较，结果表明两者在胸廓、身高、体重和其他形态指标测量上的差异是由基因决定的。一项研究比较了1439名6~29岁土生土长在青海省3200米、3800米和4300米海拔的高原人群和平原地区儿童青少年的成长情况，他们居住的海拔相同，社会经济条件相似，研究对其身高、坐高、体重、肩胛下皮褶厚度、上臂肌区、横胸径、前后胸径和胸围进行了测试，结果表明，高原和平原地区儿童青少年的差异并不是一直存在的，即在青海高海拔地区，高原和平原地区儿童青少年的总体生长没有差异，但他们的生长速度比中低海拔地区慢。另一方面，高原男生比平原地区男生的胸廓更深，高原女生比平原地区女生的胸廓更宽，且无论男女，高原儿童比平原地区儿童的胸围更大，认为在胸部尺寸上的差异可能是遗传因素在生长过程中对缺氧反应差异带来的代偿作用[41]。

总之，高海拔地区低压缺氧环境对人体产生多方面的负面影响，尤其对身体形态、机能、大脑功能、高原适应等方面的影响更为显著。长期高原生活使高原居民形成了特殊的高原适应机制，对各类不良反应进行代偿，以适应高原极端复杂的环境变化，从而形成了高原居民特有的体质特征。这种适应性可能更多来自先天的遗传因素，当然也不免受到一定后天环境因素的影响，今后还有待进行深入地调查和研究。

1.2.2.2 高海拔环境对心理健康的影响

随着经济状况的好转以及生活节奏的加速，人类面临着空前巨大的心理压力，会导致诸如焦虑、抑郁、自杀等情绪障碍。造成情绪障碍的因素包括遗传、生活环境、自身抗压能力、锻炼情况、饮食行为等。高海拔地区低温、低气压、缺氧等复杂环境不但对高原居民生理产生一系列的影响，同时对心理方面也产生一定负性影响。研究证据表明，居住在高海拔地区可能与慢性相对缺氧有关，这也恰是抑郁症、自杀和相关不良精神疾病的危险性因素[42]。

研究表明，抑郁和自杀的风险随着居住高度的增加而增加。Kious 等人[43] 对来自 46 所学校的 3764 名医学生和 282 名住院医师进行抑郁和焦虑情况调查，旨在探讨居住高度是否会影响自杀风险因素，结果表明，海拔与焦虑、抑郁和自杀意念均显著相关，数据还表明从低海拔到高海拔过程中，抑郁、焦虑和自杀意念的症状均有所增加。另一项研究使用回归分析法调整社会经济地位后，海拔高度与自杀率之间的正相关关系依然存在，说明海拔似乎是自杀的独立危险因素[44]。一项回顾性研究调查了从 1979 年到 1998 年 20 年间美国 2584 个县死亡率数据，使用 Pearson 相关、T 检验、多变量线性回归和逻辑回归等分析方法评估海拔与自杀是否存在独立关系，结果表明海拔与全因死亡率呈负相关关系，但与自杀率呈较强的正相关关系（$r=0.50$，$P<0.001$），进一步控制性别、人种、家庭收入、人口密度后，高海拔地区的自杀率明显高于低海拔地区，由此可知海拔可能是自杀的一个新的危险因素[45]。同样，海拔高度与自杀率之间的关系也在其他地区的研究中得到了证实，包括西班牙[46]、澳大利亚[47] 等，可能的机制与缺氧相关的代谢应激存在关联，但内在机制还需进一步的研究。Young 等[48] 研究认为，大脑中血清素降低与自杀有关，因此推测缺氧对血清素合成的负面影响可能是高海拔人群自杀率升高的重要原因之一。

通过以往研究文献可以看出，高海拔环境对人体大脑激素分泌存在一定影响，从而影响高海拔地区居民的心理健康，对其产生一定的负面影响，如产生焦虑症、自卑症、抑郁症，甚至出现严重的自杀等不良心理问题和行为。

1.2.3 儿童青少年心肺耐力研究

1.2.3.1 心肺耐力测评方法研究

当前不同研究采用评价心肺耐力的指标存在不同，但通常情况下主要采用最大摄氧量来评价研究者的心肺耐力。最大摄氧量分为绝对和相对最大摄氧量：绝对最大摄氧量指在 1 分钟内吸入机体内的最大氧气量的体积，单位是 L/min；而相对最大摄氧量是每千克体重表示的最大摄氧量，单位是 mL/kg/min。鉴于测试者体重不同，因此采用相对最大摄氧量进行心肺耐力的评价更客观。

最大摄氧量的测量分为直接和间接测试两种。直接测试法在测试中需对运动负荷、过程、结束过程进行控制[49-51]。在进行直接测量的过程中，要求测试者运动持续足够的时间，通常为 6~12 分钟左右，以有效调动呼吸和心血管系统的机能。另外还要进行高强度的运动，以调动各器官的潜能，常用多种指标进行评价：包括最大心率的 85%、呼吸商、运动平台期、测试者发挥最大潜能进行力竭性运动等四个方面，一般达到以上评价的三个方面即可认为达到了最大摄氧量水平[52,53]。对普通健康受试者通常采用最大递增负荷实验进行最大摄氧量的测试，对体能较差者可采用亚极限负荷运动进行测试，不同测试方法的结果存在一定差异，通常跑台的测量值会高于功率自行车。

最大摄氧量的间接测试法包括 20 米往返跑、台阶实验、跑台测试、12 分钟跑、1 英里跑、6 分钟步行试验等。20 米往返跑测试（20-m Shuttle Run Test，20-m SRT）由 Léger 等研究提出[54]，目前已在 50 多个国家使用，测试结果通过换算公式推算出最大耗氧量，间接测评心肺耐力[8,55,56]，其有效性、安全性、稳定性、经济性、可及性得到多项研究的证实[57,58]。采用 20 米往返跑测试最大摄氧量的方法主要有 3 种，分别为 Léger[59]、Cooper[60]、Riddoch[61] 等研制的测试方法。目前，最为广泛应用的是美国 Cooper 实验室研制的测试方法，该方法被英国健康指导委员会、欧洲体育委员会、澳大利亚健康委员会、美国健康测试系统（FITNESSGRAM）使用。台阶实验测试是间接测试心肺耐力的又一重要方法，该方法也是一项被广泛应用的评价心血管系统功能的运动负荷试验，我国常采用这一方法测评学生和成年人的心肺耐力[62-66]。跑台测试则是采用跑台这一测试工具，采集心率数据，并采用回归方程推断最大摄氧量的一种方法。12 分钟跑也是由 Cooper 实验室研制，要求被试全力跑步 12 分钟后，将年龄、心率、性别、体重、时间等代入方程进行最大摄氧量的推算。此外，1 英里跑、6 分钟步行试验也是间接评价心肺耐力的方法之一，但研究使用相对较少。

最大摄氧量的直接测试是评价心肺耐力的“金标准”，这已得到学术界的广泛认可[67]。主要以跑台或功率自行车为测试工具并佩戴呼吸测定仪测试最大运动过程中的呼吸气体量，并按照一定标准确定测试者的最大摄氧量水平[68]。直接测试法的最大优点是测试结果准确、可靠，但对测试场地、操作人员水平、设备等方面的要求较高，因此不易进行大样本和大规模的测试和实施。相反，间接测试法因操作简单、便于大规模实施、成本较低等优点，在世界各国儿童青少年中广泛采用和推广。研究显示，采用间接测试法评价最大摄氧量的误差一般在 10% 左右，1600 米跑和 9～12 分钟跑之间推算最大摄氧量有效系数在 0.6～0.8 之间，说明间接测试心肺耐力的方法是可行而有效的[69]。

20 米往返跑评价儿童青少年心肺耐力具有较高的信效度。叶心明等[56]研究显示，20 米往返跑测试与最大摄氧量的相关系数高于台阶实验的测试，由此看出 20 米往返跑适合我国儿童青少年心肺耐力的评价。邹志春等[70]使用 20 米往返跑测试正常、超重、肥胖学生的心肺耐力，结果男生高于女生，不同体型间心肺耐力差异显著。蔡秋等[71] 采用 20 米往返跑测试体育生和非体育生的心肺耐力，结果具有显著差异，且 20 米往返跑对非体育专业学生进行心肺耐力测评的可靠性更高。Wilkinson 等[72] 研究表明，当前全球共有约 50 多个国家和地区采用 20 米往返跑这一方法进行儿童青少年心肺耐力的测评，20 米往返跑与心肺耐力高度相关（$r = 0.91$）。Mahar 等人的[73] 研究也证实了这一点（$r=0.75$）。目前，20 米往返跑已成为美国儿童青少年心肺耐力评价的选测指标[74]。Roberts 等[75] 对英国儿童青少年再次验证了 20 米往返跑与心肺耐力存在的显著相关关系，且他们发现使用 20 米往返跑测评心肺耐力对年龄的区分度较高。Léger 等[76] 研究表明，20 米往返跑测试结果接近实验室测试心肺耐力的结果，具有高度的相关性和可靠性。Lang 等[77] 系统回顾了 1980 年至 2016 年 32 个国家儿童青少年 20 米往返跑资料显示，心肺耐力与生活质量、心理、运动技能等方面存在相关。Tomkinson 等[78] 对 11 个国家儿童青少年 20 米往返跑结果分析显示，儿童青少年心肺耐力呈现逐年下降趋势。国外还有许多学者针对儿童青少年采用

20 米往返跑测试心肺耐力的研究，结果均表现出较好的信效度[79,80]。

总之，国内外研究均显示 20 米往返跑能有效、方便、快捷、准确的测试儿童青少年的心肺耐力，并得到世界各国的广泛认可和采用，因此本研究采用 20 米往返跑测试儿童青少年的心肺耐力。

1.2.3.2 心肺耐力影响因素研究

心肺耐力对人们的健康具有重要意义。研究证实，在各类引起死亡的因子中，因心肺耐力较低导致的死亡占到 16%，显著高于传统危险因子[81]。研究显示[82]，心肺耐力水平提高 1 个单位，死亡风险则能有效降低 17%，最大摄氧量每增加 1Met，全死因死亡率则会下降 31.5%。2020 年美国心脏学会声明，有近六成的儿童青少年心肺耐力测试结果不达标，呼吁未来需要做好儿童青少年心肺耐力的检查和测试，尽早识别心血管疾病，并致力于提高儿童青少年的心肺耐力水平。然而，影响心肺耐力的因素也是多方面的，包括内在和外在双重因素。

内在因素方面，年龄、性别、心脏功能、肺功能、血管运送氧的能力等均对心肺耐力水平产生影响。研究显示[83]，男性心肺耐力水平在 18 至 20 岁左右出现最高值后持续到 30 岁左右，女性则在 14 至 16 岁年龄段出现最高值后持续至 25 岁左右，随后呈现逐渐下降趋势，男生的年下降速率约为 2%，女生为 2.5%左右。除了年龄和性别因素对心肺耐力产生影响外，机体的心脏功能也将影响心肺耐力水平，心脏泵血能力越强其血液循环速度加快，从而提高了机体血液运输氧的能力[84]。肺功能较好的儿童青少年与心肺耐力存在正向关联，肺功能较好者其肺部血液与氧的交换能力较高，从而提高血液的携氧能力[85]。孙毅等[86] 采用 20 米往返跑对我国六大区 7～18 岁儿童青少年心肺耐力状况进行了分析，结果显示我国儿童青少年的心肺耐力水平随着年龄升高而升高，男生总体高于女生，且在 11～12 岁后成绩逐渐增大。还有研究显示[87]，视屏久坐等静态行为对心肺耐力会产生一定的负面影响，视屏时间越长，儿童青少年的心肺耐力水平越低。

外在因素方面，包括饮食行为、锻炼习惯、体力活动、海拔等因素均对心肺耐力产生一定影响[88,89]。例如在饮食行为方面，过量饮食带来身体脂肪的增加，导致机体对氧的需求量也不断增加，从而导致心肺耐力水平降低[50]。另一方面，身体体重的增加迫使测试者在进行心肺耐力测试中需要克服身体更大的体重阻力。体育锻炼对提高心肺耐力的效果最为显著，锻炼初期心肺耐力的提高主要是心输出量的增大所致，而锻炼后期主要因肌肉组织利用氧的能力提高。有学者针对提高心肺耐力的锻炼模式进行了研究[90]，总体上中高强度的体育锻炼对提高心肺耐力的效果最为显著，而低强度的提高效果相对较低。研究显示，海拔高度对心肺耐力也存在影响，随着海拔升高，空气中含氧量降低，血液黏滞性受到影响，从而降低了氧的运输量，降低了心肺耐力水平[91]。Zhang 等人[92] 对中国六大区的 69960 名 9~17 岁儿童青少年进行了 20 米往返跑的测试，制定了中国儿童青少年 20 米往返跑参考值，并与世界儿童青少年心肺耐力水平进行了对比，结果显示我国儿童青少年心肺耐力水平与国际平均值相比较低，影响因素可能包括社会经济状况、肥胖患病率、饮食行为、静态行为等。Yang 等人[93] 采用 20 米往返跑对我国和日本儿童青少年的心肺耐力也进行了比较，结果显示我国儿童青少年的心肺耐力水平与日本相比较低，可能是由于我国经济发展带来的儿童青少年肥胖率的增加等原因导致的。

总之，影响心肺耐力的因素是多方面的，各因素之间也存在对心肺耐力的交互影响。然而，以往针对心肺耐力影响因素的研究主要集中于平原地区的儿童青少年，针对高海拔地区儿童青少年心肺耐力影响因素的研究相对较少，并且研究也仅从身体成分、生活方式等部分因素进行分析，目前尚未发现针对高原儿童青少年进行心肺耐力水平及影响因素的系统性研究。因此，鉴于心肺耐力对儿童青少年健康发展起到的重要意义，今后应重点在了解高原儿童青少年心肺耐力水平的基础上，以外在因素为切入点进行系统性的分析，并通过体育锻炼方式进行心肺耐力的有效干预，旨在促进和改善儿童青少年的心肺耐力。

1.2.3.3　高海拔地区儿童青少年心肺耐力的研究

随着对高海拔地区儿童青少年健康的关注度不断提高，国内外对高海拔地区儿童青少年心肺耐力的研究也不断增多，既有横断面研究，也有纵向长期趋势的分析，但不同地区研究也存在不一致的研究结果。

国外方面，针对高海拔地区的研究主要集中在秘鲁的安第斯山地区和非洲的埃塞俄比亚高原地区。高原不同地区的儿童青少年受到遗传、环境、海拔和经济等多方面因素的综合影响，心肺耐力也存在一定差异。Huicho 等[94] 研究显示，秘鲁安第斯高原的儿童青少年左右心脏形态和功能与平原地区儿童青少年相比较为一致，但另一项研究却得出了不同的结果[95]，原因可能是研究对象的选择存在一定差异。一项研究在高海拔的玻利维亚拉巴斯（3700 米）和低海拔的法国克莱蒙费朗（300 米）进行场地和实验测试，以验证在高原使用场地测试评估心肺耐力的有效性，研究对 28 名青春期前的男孩和41名青春期男孩进行了30米短跑和30秒往返跑测试，使用渐进的往返跑测试直至参与者筋疲力竭评估最大耗氧量，在实验室里参与者进行了力量-速度测试、Wingate测试、使用循环测力计分级测试进行最大耗氧量测试，结果显示在30秒短跑和实验室力量-速度测试中，同年龄的高海拔和低海拔男孩并没有显著差异；高海拔男孩的30秒往返跑成绩比低海拔低3%~4%，但Wingate测试却没有差异[96]。

国内方面，针对高海拔的研究主要集中于青藏高原地区。一项横断面研究旨在通过直接测量拉萨高海拔地区儿童青少年的有氧适能来确定该地区儿童青少年的心肺耐力，以居住在海拔3658米的9~10岁25名高原学生和15名平原地区学生为研究对象，进行功率自行车的最大摄氧量金标准测试，结果显示高原男生最大摄氧量成绩高于平原男生且男生的有氧适能显著高于女生[91]。另一项横断面研究结果表明，生活在海拔4300米的高原儿童青少年的用力肺活量和一秒钟用力呼气容积显著高于生活在海拔3700米的高原儿童青少年，居住在海拔3700米的高原儿童青少年的用力肺活量和一秒钟用力呼气容积均高于同海拔的平原地区居民后代的儿童青少年，居住在海拔4300米的高原儿童青少年肺功能高于居住在海拔3700米的儿童青少年，同一海拔的高原儿童青少年和平原地区儿童青少年肺功能存在差异，这可能是由于长期适应高海拔相关的遗传因素和文化因素导致的结果[97]。Bianba等[98]研究显示，高原儿童青少年的肺容量、最大输出量、最高心率均高于平原儿童青少年，表明高原儿童青少年具有较好的高海拔适应性。

此外，李宁等[99]对高原地区儿童青少年心肺耐力的纵向研究显示，在1985年至2005年间，高原儿童青少年心肺耐力在前十年呈现上升趋势，而后十年趋于平缓。杨海航等[100]对高原儿童青少年1985~2010年7~18岁中小学生的研究显示，心肺耐力呈现不断提高的趋势，男女生50米×8往返跑成绩也分别提高了3.69和5.73秒，且男生成绩好于女生。刘慧彬等[101]研究也显示，高原儿童青少年在1985年至2010年的25年中，心肺耐力呈现先上升后下降的趋势，与全国趋势基本一致，原因主要与地区经济发展、饮食习惯改变带来肥胖率增加等因素有关。

总体上，国内外研究均表明海拔高度对儿童青少年心肺耐力产生一定影响，海拔越高其心肺耐力水平越低，且世居高海拔地区的儿童青少年具有较好的高原适应性和代偿性，心肺耐力高于移居者。另一方面，高海拔地区儿童青少年心肺耐力的长期变化趋势与平原地区儿童基本一致，主要受经济水平、生活方式、肥胖等多方面因素的交互影响。综合以往研究文献发现，近年来国内外对高海拔地区儿童青少年心肺耐力研究不断增多，但国内研究总体上较为薄弱，缺乏对高海拔地区儿童青少年心肺耐力的系统性调查和研究。另外，采用国际常用的 20 米往返跑进行高原儿童青少年心肺耐力的研究则更是鲜有报道。

1.2.4　儿童青少年执行功能研究

1.2.4.1　执行功能结构分类研究

在早期针对执行功能的研究中，学者们认为执行功能是一个单一结构系统，没有其他任何的子功能组成或存在。然而，随着研究的不断深入，通过临床试验和个体差异方面的研究逐步显示，执行功能并非单一结构组成，而是一个由多维度共同组成的复杂功能，例如，在研究中发现某些个体患者不能完成威斯康星的分类任务，但可以完成汉诺塔任务，但某些个体却表现出相反的结果，即可以完成威斯康星的分类任务，但是不能完成汉诺塔任务，这表明执行功能中可能存在若干子功能。Miyake 等[102] 研究表明，执行功能由抑制、刷新、转换功能组成。Collette 等[103] 研究也得出同样的研究结论。Fisk 等[104] 研究则认为执行功能除了包括 Miyake 认为的三个功能外，还包含存取功能，但因存取功能主要表现为长时记忆，因此与 Miyake 认为的三个子功能基本一致。我国学者陈天勇[105] 研究认为，执行功能重点由抑制、刷新和转换等三个子功能构成，并在儿童青少年群体中得到了证实。陈爱国的研究也表明，执行功能作为认知的高级过程，主要由抑制功能、刷新功能、转换功能等三个主要的子功能组成。

总之，国内外研究均认为，执行功能主要由抑制、刷新、转换等三个主要的子功能组成，这也是儿童青少年执行功能的主要组成部分。本研究对高海拔地区儿童青少年进行抑制、刷新、转换等三个主要子功能的测试，旨在了解高海拔地区儿童青少年执行功能表现及影响因素。

1.2.4.2　执行功能任务测评方法研究

早期执行功能的测评是通过纸质问卷方式进行的，执行功能行为评估量表由四位心理学家联合研究制定，要求由学生和家长分别进行填写。该量表能够测评执行功能的多个子功能，包括抑制功能、工作记忆功能、情绪控制能力、组成行为调节指数、始动、转换、计划、材料组织、监督、组成元认知指数等方面。该量表适用于学龄期的儿童青少年，其可靠性较高。

随着计算机的普及和广泛应用，学者们陆续开发出测评执行功能各子功能的测试软件，在计算机上进行测试，更能准确的记录反应时间，便于数据的采集，取得较好的测试效果。

（1）抑制功能测评方法

用于评估抑制功能的代表性心理测试包括：Stroop 任务，Simon 任务，Flanker 任务和 go/no-go 任务等。

Stroop 任务是在电脑屏幕上呈现一个个颜色不同的单词或者字符串，要求参与者忽略词代表的意义，尽快说出词的颜色，例如屏幕上出现绿色的‘red’，参与者需要忽略词本身的意义“红”，而是指出词的颜色“绿色”。修正的 Stroop 任务测试[106] 采用数字和字母作为测试刺激，参与者的任务是忽略刺激的内容，通过键盘作出反应指出屏幕上的刺激数量。刺激的内容和数字有时是一致的，即呈现的数字与屏幕上的字母数量一致；有时是不一致的，即呈现的数字与字母的数量不一致；或者没有数字全都是字母。这项任务由 100 个随机排列的实验组成，每个实验都会首先在屏幕上出现一个固定十字架，然后出现刺激物，参与者做出反应后刺激物消失。Stroop 任务的得分以负数呈现，较高的分数代表较好的抑制功能。对于类似版本的任务，报告中修正折半信度是 0.72[107]。

在 Simon 任务中[108]，一个蓝色的和一个红色的方框会随机出现在屏幕上，每次只出现一个，有时在左边出现，有时在右边出现，但无论出现在哪边，出现蓝色方框时按左边的按钮，出现红色方框时按右边的按钮。当蓝色的方框出现在右侧或者红色的方框出现在左边时，称为不一致实验，人们的反应会变慢。蓝色的方框出现在左边或者红色的方框出现在右边则称为一致性实验。Simon 效应值是不一致反应时间与一致反应时的差值，数值越小代表抑制功能越好。

Flanker 任务[109] 也是抑制功能测试中最为经典和经常使用的一种测试，经典的 Flanker 实验包括五个水平排列的刺激，例如箭头同时出现在屏幕上，参与者需要鉴别中间的刺激，例如箭头的方向，而忽略其他箭头的方向，如果中间箭头与其他箭头不同则称为不一致实验，如果相同则为一致实验。不一致的实验会导致反应时间增加准确率降低，因为参与者需要更多的时间来对抗不一致的冲突。

Go/no-go 任务测试是事先选取两个刺激，两个刺激会随机出现在屏幕上，要求按实验的指导语，只有指定刺激出现时作出一次反应，为 Go 反应，对另一个刺激则不作反应，为 No-go 反应[110]。

（2）刷新功能测评方法

用于评估刷新功能的代表性心理测试包括：N-back 测试和记忆功能测试。

在 N-back 任务测试中，阿拉伯数字 1~9 会随机出现在电脑屏幕中央位置，一次只出现一个，参与者的任务是认真看屏幕上的数字，如出现的数字与前第 N 个出现的相同，则快速按一次 F 键，如不同，则按一次 L 键。例如，在 2-back 测试中，如屏幕中央出现的数字与倒数第 2 个字母相同，则按 F 键，如果不同，则按 L 键。反应时越短表示被试者的刷新功能表现越好，N-back 任务也是刷新功能测试中较为经典的测试任务之一。

Miyake 改编的字母记忆功能也可用于刷新功能的测试[107]。将 20 个字母依次呈现在参与者面前，所有字母都是辅音字母，以防止参与者记忆音节。在每个字母序列之后，参与者的任务是回忆所呈现的字母序列的最后 2 个、3 个或 4 个字母。参与者被要求连续不断地在内心重复最后两个，三个或四个字母。这些序列的长度从 5 个到 15 个字母不等，这些不同长度的序列是随机呈现的，以使字母的位置更难预测。在每个系列之前需要记住的字母数量信息都会显示在屏幕上。之后，字母一个接一个的混杂交叉出现。在前五组中，刺激持续的时间逐渐从 1500 毫秒降至 500 毫秒，参与者需要记住 2 个字母。在接下来的 10 个数组中，参与者要记住三个字母，持续时间在 3000 到 500 毫秒之间。在最后 5 个数组中，要记住 4 个字母，持续时间范围为 3000 到 1000 毫秒。在每个系列结束时参与者需要用键盘输入系列中的最后两个、三个或四个字母。只有所有的字母均以正确的顺序呈现的答案才是正确的，所有正确回复的总和作为刷新功能的成绩，此测试的效度较好（$\alpha=0.89$）[111]。

（3）转换功能测评方法研究

用于评估转换功能的代表性心理测试包括：Smiley 任务和 More-odd Shifting 测试。

Smiley 任务测试中[112]，一个 90×90 厘米正方形图片展现在参与者面前，图片包含四个 45×45 毫米的小图片，每个小图片包含一个笑脸。该任务由三个部分组成：第一和第二块分别包含 40 个刺激物，第三块包含 80 个刺激物。在第一部分中，在图像下方有一个向上和向下的双箭头，参与者需要回答笑脸是要放在上面的方格里还是下面的方格里。在第二部分中，在图像下方有一个向左和向右的双箭头，参与者需要回答这个笑脸是要放在左边的方格里（二选一）还是右边的方格里（二选一）。在第三部分中，来自第一部分和第二部分的刺激随机出现，参与者需要从一种反应转向另一种。每个实验开始前屏幕上都会出现一个十字架，然后继续出现刺激物，参与者通过按键盘上适当的键（方向键）给出相应反应，做出反应后刺激物就会消失。使用每个模块的平均反应时间和错误率计算转换功能的分数。转换功能的衡量方法是用前两个部分的平均反应时间之和减去第三部分的平均反应时间，错误率也是通过前两个部分的错误率之和减去第三部分的错误率，转换功能以负值表示，值越大代表转换功能越强。基于先前研究中报告的相同范例的测试类似[112]，这种测试的修正折半信度为 0. 91[102]。

More-odd Shifting 任务也是测试转换功能较为经典的任务之一[113]。第一组为数字大小判断，测试开始后电脑中央逐一出现一系列数字，数字出现持续 2 秒钟，每个刺激之间间隔 3 秒时间，测试者要求对 1~9（5 除外）与 5 进行大小比较，小于 5 时按 D 键，大于 5 按 F 键。另一组为奇偶判断，偶数按 K 键、奇数按 J 键，前两组测试结果为不转换条件反应时。第三组为大小和奇偶的结合，且随机出现，其判断原则与之前一致，测试结果为转换条件反应时。成绩为转换条件时间减去不转换条件，时间越短转换功能越好。

总之，当前进行执行功能测试的系统工具或范式较多，且不同测试之间的结果也存在一定差异。综合以往文献，当前研究针对执行功能的测试主要以 Flanker 任务测试抑制功能、N-back（1-back、2-back）任务测试刷新功能和 More-Odd Shifting 任务测试转换功能最为常用和经典，并得到国内外研究者的普遍认可。为此，本研究采用这三个经典范式测试执行功能的抑制功能、刷新功能和转换功能。

1. 2. 4. 3　执行功能的作用

执行功能对人们的健康发展具有重要作用和深远意义，尤其对儿童青少年未来发展更为重要。执行功能作为儿童青少年情绪、认知、社会功能发展的核心组成部分，对儿童青少年的学习能力提升、问题解决能力、推理能力和智力活动等方面均起到重要作用，也是这些活动过程尤为重要的构成部分。执行功能发展异常的儿童青少年通常会对自身的行为功能产生不利影响，表现为动机、计划、决策、自我控制能力的持续下降。研究显示[114,115]，执行功能与学习能力、心理健康存在紧密联系，执行功能障碍常会导致学习障碍、攻击行为、孤独症、抑郁等不良行为与心理问题，对儿童青少年的成长和成才带来一系列负面影响。

在学习成绩方面，执行功能较好的儿童青少年学习成绩相对较高。Bull

等[116] 研究显示，数学成绩较差的学生其延续性错误得分较高，表明抑制功能与学习成绩之间存在密切关联。Conway 等[117] 研究认为，执行功能在认知和学业成绩间起到中介作用，表明执行功能与儿童青少年学业成绩密切相关。周成林等[118] 研究显示，儿童青少年大脑健康发育与学习效益的提升之间存在密切联系。潘家礼等[119] 研究也显示，运动能促进学业水平的提高，其原因可能是通过运动改善执行功能从而提高学习成绩。魏高峡等[120] 研究也说明，运动对学习成绩相关的认知、注意控制等特定中枢神经系统功能起到促进作用，进一步说明执行功能与学业成绩之间存在的关联关系。

在社会功能方面，研究认为[121]，代表社会能力的延迟满足与执行功能存在密切联系。延迟满足是指为了未来的利益而克服现下的困难，主要表现在抵制诱惑、调节挫败的心理情绪等方面，对儿童青少年的情绪调节起到重要的积极作用，从而对社会功能产生一定影响。

在创造性思维方面，执行功能也与之存在密切的联系。创造性思维主要通过执行功能负责和控制，因此两者关系密切。创造性思维涉及无关信息的排除，相关信息的加工、整合和处理，是一个复杂的认知过程。李植霖等[122] 研究显示，与创造性思维较低的个体相比，创造性思维较高的个体其工作记忆和计划执行等方面均表现更好。还有研究显示，高创造组个体在执行任务过程中得分显著高于低创造组[122]，高创造性组个体的注意力、转换、快速反应力明显高于低创造性组个体[123]。

在攻击性行为方面，有关研究表明[124]，执行功能发展异常的个体其攻击行为也表现的较高，且执行功能对攻击行为的影响处于中等甚至更高的水平。还有研究显示[125]，执行功能异常者也是酒精滥用的高发群体，对攻击行为起到助推作用。执行功能较差者也是注意缺陷多动障碍的高发群体，且注意缺陷多动障碍者的执行功能受损尤为严重和明显，由此看出两者之间存在的密切联系[126]。

综合以上研究可知，执行功能健康发展对儿童青少年身体和心理全面发展具有重要作用和意义。研究均显示，执行功能的良好发展与个体良好的生活和学习行为存在关联，并对健全人格的形成也起到积极影响。然而，以往研究较少涉及对高海拔地区儿童青少年执行功能的相关研究。鉴于我国有着相当数量的高海拔人口，为更好地促进高海拔地区儿童青少年身心健康发展，对高海拔地区儿童青少年执行功能进行相关研究很有必要。

1.2.4.4 执行功能影响因素研究

随着对执行功能研究的不断深入，针对执行功能影响因素的研究也逐步增多，针对儿童青少年执行功能影响因素的研究以体能、体力活动、身体成分等方面最具代表性。

(1) 体能对执行功能的影响

近年来，有关体能对执行功能影响的研究较多。一项涉及100名超重和肥胖儿童青少年的横断面研究表明，握力与计划能力呈正相关（$P=0.025$），速度-敏捷性与认知灵活性和抑制能力呈正相关（$P<0.05$）[127]。另一项涉及362名西班牙学龄前儿童的横断面研究，在对体重指数和家庭社会经济状况进行偏相关控制后，探讨了体能与抑制功能和认知灵活性之间的关系，结果发现心肺健康与抑制功能呈正相关，对混杂因素进一步调整后，心肺与抑制功能的相关性也依然存在，但肌肉力量、速度/敏捷指标与抑制功能之间的相关性不显著，也没有发现体能与认知灵活性之间的相关性。此外结果还显示，心肺健康是抑制功能的显著预测因子，年龄是认知灵活性的显著预测因子[128]。Cancela等[129]对儿童青少年的体能与执行功能的关系以及对儿童青少年学业成绩的影响方面进行了研究，结果表明，从体能角度看，学业成绩受到肌肉抗阻力量、有氧耐力和灵敏协调性的显著影响，而从认知角度看，学业成绩受抑制/干扰、工作记忆和处理速度的显著影响，表明身体素质与执行功能之间存在密切的相关关系，并且两者均对测试者学业成绩产生显著影响。一项横断面研究[130]旨在探讨心理社会过程与心血管健康、肌肉健康、柔韧性和体重指数之间的相互作用，以及这些作用是如何影响儿童青少年执行功能发展的，结果表明，期望价值信念与体能各组成部分存在显著相关，心肺适能、肌肉适能与执行功能呈负相关，BMI与执行功能反应时呈正相关，结构方程模型表明期望-价值信念通过体能对执行功能产生显著的间接影响。Oberer等[131]以134名幼儿园儿童为研究对象，使用潜在变量方法评估执行功能、视动协调和体能对后期学业成绩的预测能力，结果表明，执行功能和视-动协调对后期的学业成就均有显著影响，体能对学习成绩也有较大的影响，但是需要通过执行功能间接完成，即执行功能起到了一定的中介作用[131]。研究也表明，在控制了年龄、BMI、性别和体力活动之后，较高的体能与抑制功能和工作记忆相关[132]。

总之，近年来有关体能与执行功能之间关系的研究逐渐增加，体能对认知的益处也得到了较多的研究。大量证据也表明，体能的特定成分与神经系统结构和功能的积极变化有关[133]，运动控制系统的功能与不同的认知领域，如视觉感知、注意力、工作记忆和空间认知均存在正相关关系[134]。

（2）体力活动对执行功能的影响

近年来，有关体力活动有益于大脑健康的研究不断增多。一项以 206 名大学生为研究对象的研究显示，探讨体育运动对记忆与执行功能的影响，结果表明体力活动与几个执行功能子功能呈正相关关系，性别与体力活动在执行功能测试上有协同效应，并且这种关联在女性中强于男性[135]。McNeill 等[136] 对 185 名学龄前儿童进行了体力活动和执行功能的测试，以评估学龄前儿童客观测量的身体活动与执行功能的关系，结果发现高强度的身体活动与儿童转换功能表现变化呈正相关，而中高强度体力活动的相关性则接近显著水平，研究建议增加学龄前儿童高强度体育活动时间以促进后期的认知发展。一项随机干预研究将 19 个参与者随机分为三组后，分别进行 15、30 和 45 分钟 60%～70% 最大摄氧量强度的骑行运动，在运动前和运动后分别进行唤醒和认知测量，旨在探讨运动时间对主观和客观觉醒、认知注意和视觉识别记忆任务的影响，揭示运动时间的剂量–反应关系。结果显示三种干预方式均对自我觉醒、心率和视觉识别有显著影响，方差分析显示运动时间对视觉识别记忆准确性有显著影响，对较高和较低的认知测试任务、运动后的反应时间没有影响，15 分钟的有氧运动可以诱导自我知觉唤醒的改善，视觉识别、记忆和注意力的处理速度保持不变，锻炼超过 15 分钟似乎会对视觉识别记忆的准确性产生负面影响[137]。娄莹等[138] 研究显示，高体力活动水平的大学生与低体力活动大学生相比具有更高的大脑唤醒水平和更佳的行为表现能力。在特殊群体方面，Gapin 等[139] 结果显示，注意缺陷多动障碍儿童的执行功能表现与正常者相比较低，且体力活动水平执行功能存在关联，中高强度体力活动时间能有效预测执行功能表现，存在正相关关系。研究也显示[140]，针对体力活动与健康结局、脑智发展的研究已经成为该领域的研究热点。

当然，以往有关体力活动水平与执行功能之间关系的研究其结果并不完全一致，也有研究表明[35]，体力活动与执行功能并没有联系，其可能的原因除了测试工具、测试对象不同外，其他方面的原因有待进一步分析和调查。

（3）身体成分对执行功能的影响

大量研究文献表明，相对于体重正常的儿童青少年，肥胖者的执行功能表现较差。如 Blair 等[141] 从一个大型纵向样本分析发现，大脑的前额叶皮层发育水平直接影响执行功能水平，3~5 岁时执行功能与 2~5 岁时 BMI 的变化呈负相关。研究还表明，体重正常的儿童青少年比超重的儿童青少年执行功能更好，肥胖患者的执行功能缺陷与暴饮暴食和消费高热量食物有关，这些食物不仅会使体重超标，还会导致代谢调节问题并对前额皮质的结构和功能产生不利影响[142]。有关肥胖和生活方式行为预测儿童青少年执行功能的研究文献相对有限。一项以 513 名 12~16 岁马来西亚儿童青少年为研究对象的横断面调查研究显示，在调整社会人口因素和年龄后，睡眠效率能够显著正向预测抑制功能，规律的晚餐摄入、体力活动水平和睡眠质量显著且积极地预测工作记忆，而家庭收入是所有执行功能的预测因子[143]。国内学者曾思瑶研究显示[144]，学龄前儿童体质量指数与工作记忆、抑制控制和认知灵活性之间均存在显著的负相关，回归分析和 Bootstrap 检验均显示，BMI 在过度饮食与抑制控制之间起到中介效应，建议学龄前儿童应保持合理体重，并侧重进行执行功能的练习。李焕玉等[145] 研究也表明，与正常体重者相比，超重肥胖小学生的抑制、刷新和转换功能表现均较差。易显林等[146] 研究也显示，肥胖儿童的执行功能比正常儿童差，尤其在抑制功能方面，容易产生冲动反应，且肥胖与执行功能可能存在双向作用关系，脑机制方面则表现为前额皮质与肥胖存在密切关联。

总之，众多研究显示[147-149]，儿童青少年的身体成分与执行功能各子功能之间存在显著的相关关系。总体上，肥胖、体脂率过高、BMI 过高的儿童青少年其执行功能水平则相对较低，因此有必要控制身体脂肪量，以保障执行功能的健康发展。

综上所述，影响儿童青少年执行功能的因素是多方面的，除体能、体力活动、身体成分外，还包括饮食行为、睡眠时间、生活方式等。总体上，保持积极的体育锻炼、身体形态、良好的生活方式有利于儿童青少年执行功能的发展，否则会导致执行功能水平的下降或受损，对儿童青少年生活和学习产生不利影响。但以往研究主要集中于平原地区儿童青少年的研究，针对高海拔地区儿童青少年执行功能表现及影响因素的研究较为缺乏。

1.2.4.5 高海拔地区执行功能的研究

大脑的功能和发育对氧气尤为敏感，居住在低温缺氧的高海拔地区，人类的认知能力如工作记忆会受到损害，这种影响可能会在长期居住在高海拔地区的居民中持续存在。随着对高海拔人群健康的关注和执行功能研究的深入，高海拔暴露对人类认知的影响引起了学者的关注。

国外研究方面，一项基于 ERP 的研究表明，与低海拔组人群相比，高海拔组在 2-back 任务中的反应准确性显著下降，即长期暴露于高海拔地区会减弱语言和空间工作记忆功能[150]。一项 fMRI 研究对比了高原和平原地区儿童青少年的刷新功能，参与者完成 2-back 空间工作记忆任务的同时进行功能磁共振成像，以采集大脑变化数据，结果表明与平原的对照组相比，高海拔组学生的反应时间较长，但反应准确性并无差异，fMRI 数据显示，两组学生在与工作记忆相关的神经通路上表现出共同的激活模式[151]。一项基于 28 名高海拔地区大学生言语工作记忆功能的研究显示，与平原地区大学生相比，高海拔地区的大学生反应时增加，准确率降低，组间比较统计显示，高海拔受试者额下回、中回、枕中回、舌回、蚓体锥体、丘脑的激活降低，说明高海拔地区大学生言语工作记忆受损，原因可能与长期缺氧暴露对脑功能的影响有关[152]。

在儿童青少年研究群体方面，Jansen 等[153] 的研究显示，当海拔超过 4000 米时，存在一个潜在的缺氧阈值，超过这个阈值神经心理功能可能会受到损害。为了进一步验证这个问题，Virues-Ortega 等人[154] 招募了居住在拉巴斯（3700 米）和埃尔阿尔托地区的（4100 米）的 62 名玻利维亚儿童青少年，两组儿童青少年在年龄、性别、社会阶层、学校教育、父母教育和基因混合等方面相似，且在基底动脉、前、中、后动脉的心率、平均动脉压和脑血流速度等基础心脑血管表现也无差异，对两组儿童青少年进行执行功能、注意力、记忆力进行测试，结果表明，生活在极端海拔的儿童青少年在所有执行测试中表现较差，而其他方面则不受居住海拔的影响，这表明超过 4000 米的海拔阈值时，发育中的大脑较易受到神经心理缺陷的影响。

在成年人群体方面，Ray 等[155] 人招募了 4110 米海拔的 20 名印度士兵和 20 名吉尔吉斯斯坦士兵，以评估两个不同群体的认知功能，结果表明印度士兵需要 7 天适应高海拔环境，而吉尔吉斯斯坦士兵需要 21 天，这种认知表现的差异可能是由于两群体遗传差异导致的。记忆编码、记忆保留和记忆恢复是重要的认知功能，Nation 等[156] 对军事机组人员在压力控制室进行高空模拟，并在模拟前、中、后进行了神经心理测试，结果表明急性暴露在高空模拟环境中，学习记忆迅速受损，基本视觉和听觉的记忆却相对保留。Davis 等[157] 招募了 132 名厄瓜多尔人，其中 31 人居住在低海拔 0～1500 米，78 人居住在中等海拔 1501～3000 米，23 人居住在高海拔 3000 米，在所有人抵达厄瓜多尔中部的钦博拉索山（4860 米）接受非视觉刺激反应的 Go/No-go 测试、语言流畅度测试、手部运动测试，结果表明低、中、高海拔组受试者语言流畅性测试无显著差异，高海拔组 Go/No-go 测试显著低于中低海拔组，中高海拔组的手部动作测试正确率比低海拔组低，原因可能因为高海拔受试者长期暴露于低压低氧环境中，导致对认知功能的损伤。Hill等[158]人招募了191名4至85岁健康的玻利维亚人，他们的社会经济地位和遗传因素基本相似，对其进行一系列认知任务测试后发现，高海拔对认知功能的影响，只与复杂的认知操作速度有关，而与准确性无关，但不受年龄和遗传的影响。

在国内研究方面，针对高海拔地区人群执行功能的研究相对国外研究较少。一项对高海拔地区驻地士兵的研究显示[159]，进入高海拔后士兵的睡眠质量受损且与认知功能之间也存在负相关关联，海拔5000米官兵的认知功能受损与3700米相比较轻微。朱晓涵等[160]研究显示，高海拔地区高中学生的认知水平相对低于低海拔地区学生，主要受到高海拔地区慢性缺氧限制的影响，导致脑部氧输送不足，从而引起执行功能改变。马海林等[161]研究显示，长期的高海拔地区暴露对个体的空间工作记忆产生负面影响，并且反应抑制和信息维持的能力显著降低。并且长期高海拔暴露对4200米高原测试者的信息维持和反应抑制能力产生负面影响，这一高度也是空间工作记忆海拔高度的阈值[162]。另有研究还显示[163]，高海拔暴露也会影响受试者的视觉认知功能，对其产生不利影响。

综合以上国内外研究可以看出，高海拔暴露对个体执行功能产生不同程度的负面影响，但主要集中于成年人群体，针对儿童青少年高海拔暴露对执行功能影响的研究相对较少。鉴于执行功能对儿童青少年健康发展的重要意义，在今后的研究中有必要对这一群体进行更多的研究，以改善高海拔地区儿童青少年的执行功能水平，降低高海拔暴露对其带来的不利影响。

1.2.5 儿童青少年心肺耐力与执行功能的关系研究

心肺耐力与执行功能关系的研究，在不同文献中其结果存在一定差异。另外，部分文献通常将心肺耐力称为心肺适能。一项荟萃分析显示[164]，6~12岁儿童青少年有氧适能水平越高其执行功能表现越好，两者呈现正相关关系，但因是横断面研究，因此无法说明两者之间是否存在因果关系。另一项对362名西班牙学龄前儿童进行的横断面调查显示，抑制功能与心肺健康呈正相关，心肺健康是抑制功能的一个显著预测因子，在对混杂因素进行调整后，具有较高心肺功能的学龄前儿童抑制功能平均分明显高于处于较低类别的同龄人，而年龄是认知灵活性的唯一预测因子[128]。一项对挪威9~10岁小学生的横断面调查也显示，有氧适能与数学成绩存在正相关，执行功能在有氧适能影响数学成绩之间起到中介效应[165]。

以往研究表明，执行功能在心肺耐力与学业成绩之间起到中介效应，然而这种关系的性质仍不清楚。一项横断面研究旨在分析学龄期儿童心肺健康和执行功能与学业成绩之间的关系，并探讨心肺耐力和学业成绩之间的关系是否受执行功能的调节，研究包括 570 名来自西班牙昆卡 8～11 岁的儿童青少年进行社会人口统计学变量、家庭社会经济地位、青春期发育、学业成就、20 米往返跑和执行功能（抑制、认知灵活性和工作记忆）的测试，结果显示心肺耐力、抑制、认知灵活性和工作记忆得分较高的儿童青少年在语言和数学方面的得分也较高，中介分析表明，执行功能的抑制部分介导了心肺耐力与语言、数学成绩之间的关系，同样认知灵活性调节了心肺耐力与语言和数学的关系，而工作记忆却没有显示出中介作用。总而言之，心肺耐力和执行功能较高的儿童青少年数学和语言成绩较好，表明心肺耐力对学业成绩的积极影响有很大部分是通过抑制力和认知灵活性的改善来调节的[166]。一项研究以 74 名 7～12 岁儿童青少年为研究对象，探讨有氧体能与干预控制之间的关系，参与者使用纸和笔进行三个环节的 Stroop 任务测试和体能测试，此外还收集了智商和个人健康统计数据以说明其他因素影响健康和执行功能之间的关系，结果表明年龄较大的儿童青少年和智商较高的儿童青少年在三种 Stroop 任务下对更多的项目做出了正确的反应，较强的心肺耐力也与更好的任务表现相关，即提高心肺耐力可能有利于认知在青春期前的发展[167]。

在大学生群体方面，一项以 120 名 18～35 岁女大学生为研究对象的研究结果表明，在对协变量进行调整后，心肺耐力与更好的注意力、刷新功能、工作记忆、问题解决呈现显著相关关系，同时心肺耐力最差的女生在执行功能任务上表现最差，心肺耐力最高的男大学生在执行功能任务中表现最好，其他女大学生则表现中等，即大学女生的认知与心肺耐力存在显著相关[168]。

国内研究方面，针对心肺耐力与儿童青少年执行功能关系的研究尚不多见。许庆[169] 对 146 名 12～14 岁青少年进行了 10 周大课间操的运动干预后显示，干预组儿童青少年干预后的心肺耐力均得到提高，并且执行功能的刷新功能水平得到提高，在一定程度上说明心肺耐力提高与执行功能的刷新功能之间存在正相关关系。项琪[170] 对大学生心肺耐力与执行功能关系的研究证实，大学生随着心肺耐力水平的提高其执行功能水平也得到一定提升。李琳等[171] 对 23 名女大学生的研究显示，心肺功能较高组大学女生的刷新功能反应时干预后显著短于干预前，表明心肺耐力的提高对改善女大学生的执行功能的刷新功能起到积极作用。

根据以往研究资料可以看出，关于儿童青少年前期有氧适能与执行功能关系的研究，最常研究的是抑制功能，而转换和刷新在一定程度上被忽视。无论是在相关研究中[172]，还是在评估慢性有氧运动对抑制作用改善效果的研究中[173]，大多数结果指向有氧适能和抑制功能之间微弱且重要的关系。研究表明，有氧适能与转换和更新的关系不一致。一些研究指出了有氧运动对转移功能的正相关性或积极影响[174]，而另一些研究则得出了不一致的研究结果[175]。同样，有氧适应能力和更新之间的关系在一些研究中被发现[176]，而在另一些研究中则并未发现其关联[131]。尽管 Meta 分析研究和文献综述表明有氧适能和运动适能均与执行功能呈正相关[177]，但目前尚不清楚体能与执行功能是否独立相关还是相互依赖，以往研究的一个共同局限是在研究一种成分时没有控制另一种成分的影响[131,176]。

综上所述，心肺耐力与儿童青少年执行功能之间存在密切联系，且总体上心肺耐力水平与执行功能水平呈现正相关关系。但以往研究主要集中在以平原地区儿童青少年为研究对象进行心肺耐力与执行功能之间关系的研究，而针对高海拔地区儿童青少年两者间关系的研究较少。心肺耐力与执行功能及各子功能之间的关系是否随着海拔的升高而发生改变仍不清楚，且针对高原儿童青少年心肺耐力与执行功能的研究则更少。

1.2.6 运动干预改善执行功能的相关研究

鉴于执行功能对儿童青少年健康发展起到的重要作用和意义，学者们除了进行执行功能有关影响因素的研究、内在机制的研究外，还进行了执行功能干预和促进的相关研究，其中通过运动锻炼干预方式进行执行功能改善是其重要的一部分，近年来在本领域的研究也不断增多，总体上主要分为急性体育锻炼干预、慢性有氧体育锻炼干预和两者关系的横断面研究。

在急性体育锻炼干预方面，一项 Meta 分析汇总了体育锻炼对儿童（6~12 岁），青少年（13~17 岁）和青年（18~35 岁）执行功能带来的影响，结果表明急性体育锻炼与执行功能存在中等强度的正相关关系，其中急性运动对抑制功能有小到中等程度的相关性，其中与儿童和青少年存在中等程度的相关性，与青年则存在小到中等程度的相关性，这一结果也说明急性体育锻炼对各年龄段人群的执行功能影响效益基本一致[178]。另一项研究对 30 名年轻人进行中等强度急性运动后显示，对干预者非选择性认知能力的提高具有显著效果[177]。Aguirre-Loaiza 等采用中高强度急性体育锻炼干预后显示，体育锻炼对执行功能及情绪识别等认知过程起到积极影响，表明体育锻炼对其起到积极作用。Chen 等[179] 对小学三年级和五年级学生进行干预组和对照组的研究，干预采用中等强度的急性有氧运动，干预后干预组的抑制、转移、工作记忆等执行功能得到不同程度的提高，尤其是对五年级学生的抑制和工作记忆提升效果更为显著，但对转移功能提高较小，说明急性运动对执行功能各子功能的提高程度不同。Xie 等[180] 对肥胖儿童青少年男生进行的急性高强度锻炼干预研究结果显示，干预后 Flanker 反应时缩短，说明急性高强度运动对肥胖者执行功能的抑制功能起积极影响。

在慢性有氧运动方面，Borkertiene 等[142] 对 16～19 岁青少年进行最大摄氧量干预后显示，最大摄氧量与执行功能存在显著相关，且心肺耐力的提高对执行功能水平的提高起到积极作用，说明体育锻炼与认知变化和大脑功能之间存在关联。Mehren 等[181] 将健康被试分为不同的三组，分别为高强度干预组、中强度干预组和静态组，干预前后分别进行 Flanker、Go/No-go 等执行功能测试，干预后结果显示，适当运动与 Go/No-go 的改善存在关联，表明运动与大脑相关区域激活增加有关，高强度锻炼则与相应区域大脑活动减少有关，研究也显示心肺耐力的提高对大脑执行任务相关区域的激活变化存在关联。还有研究显示[182]，运动对执行功能的益处因年龄不同而存在不同的效益，年幼儿童可能受益于较少结构化的运动干预形式，而年龄较大的儿童可能受益于复杂结构锻炼项目。在包括抑制、转换和刷新在内的认知功能方面，心肺耐力较高的儿童比其他儿童表现出更好的执行功能水平。一项研究旨在对比心肺耐力不同的 9～10 岁儿童青少年认知控制表现，结果发现相对心肺耐力低的儿童青少年，心肺耐力高者在体能测试刚结束后和一年以后的两次 Flanker 测试中均表现出更高的准确性，同时在需要不同程度认知控制的任务条件下灵活地分配策略的能力也更强，在随后的测试中反应时间也较短，儿童青少年有氧体能与测试时的认知控制有关，并可能在未来的认知表现中发挥积极作用[183]。一项荟萃分析对不同强度运动与执行功能特定方面的益处进行了分析，该研究基于 40 项实验研究，证实了有氧运动对执行功能任务的时间依赖性和准确性，结果进一步表明将反应时间作为因变量时，与其他年龄组相比，青春期前儿童从有氧运动中的获益更多，较高的心肺适能不是执行控制系统暂时改善的先决条件，无论心肺适能如何，人们似乎都以类似的方式从锻炼中受益，对处于发展变化中的个体，急性有氧运动对执行功能有较高的敏感性，因此青春期前的儿童可以通过一次有氧运动来获得较高的执行控制功能[184]。还有研究也证实[164]，多样的体育锻炼活动方案对儿童的空间工作记忆、认知灵活性、抑制控制和转换功能均起到积极影响。

在横断面研究方面，除了进行短时和长时有氧运动对执行功能影响的研究外，在当前社会发展带来久坐行为时间、视屏时间不断延长的情况下，进一步分析有氧运动对改善大脑执行功能的益处显得尤为重要。一项 ERP 横断面设计通过儿童注意力眨眼任务中的反应准确性来分析注意力与儿童有氧体能之间的关联关系，结果显示，儿童的任务表现和注意力分配有氧适能高者比较低的儿童表现的更好，表明有氧适能可能有益于青春期前成熟阶段的认知健康[185]。成年后期海马体会收缩，增加阿尔茨海默病的患病风险，损伤记忆功能。一项对老年人的随机对照研究表明，体育锻炼使海马体积增加了 2%，表明运动能有效逆转海马体积的损失，对记忆功能起到促进作用，相反海马体积损失还伴随着记忆功能的损失，存在中介影响[186]。

总之，当前针对心肺耐力与执行功能的研究主要集中于短时有氧运动干预、长时有氧运动干预和横断面的关系研究方面，结果总体上说明心肺耐力的提高对执行功能起到积极作用，且不同干预模式对执行功能的内在认知影响不尽相同。但以往文献还没有发现对高海拔地区儿童青少年进行体育课程锻炼干预的相关研究，针对在校学生来说通过体育课程的锻炼干预方式提高执行功能显得尤为实际和可行。

1.2.7 文献总结与局限

儿童青少年心肺耐力和执行功能已成为国内外学者共同关注和研究的热点问题。然而通过以往文献资料可以看出，国内对高海拔地区儿童青少年心肺耐力的研究还相对较少，尤其对高海拔代表性人群高原儿童青少年的心肺耐力和执行功能相关研究则更少。

文献资料综述发现当前该领域存在的一些局限：

一是，以往主要集中于高原成年人心肺耐力方面的研究，而针对高原儿童青少年的研究相对较少，且测试方法存在一定局限，难以进行国内外比较，同时针对影响因素调查不够全面、样本量有限、代表性不足。

二是，以往针对儿童青少年心肺耐力水平和执行功能表现及影响因素的研究主要以平原地区为主，并且针对两者间关系的研究缺少对额外干扰变量或混杂因素的控制。

三是，以往针对心肺耐力与执行功能关系的研究随着研究地域、测试范式、研究对象年龄等因素的不同，存在不一致的研究结果，且还未发现对高原儿童青少年心肺耐力与执行功能关系的研究，同时心肺耐力与执行功能各子功能之间的关系是否随着海拔的升高而发生改变仍不清楚。

四是，以往针对高原心肺耐力的干预主要集中于实验室小样本，成年人短时有氧或无氧运动干预的研究，而针对儿童青少年群体的运动干预研究十分有限，且采用更为契合学生锻炼实际的体育课方式进行运动干预的研究更少。

鉴于心肺耐力与执行功能的关系及其对儿童青少年身心健康发展带来的重要作用和意义，本研究对高原儿童青少年的心肺耐力和执行功能的影响因素及两者间的关系进行研究，并采用体育课堂干预的方式试图分别了解运动干预对心肺耐力和执行功能的促进及改善作用，以补充、丰富该领域的研究成果。

1.3　研究目的与意义

鉴于心肺耐力和执行功能对儿童青少年身心健康发展的重要意义及高原儿童青少年生活环境的特殊性和高海拔地区的代表性，在借鉴已有相关学科研究成果基础上，本研究旨在通过对高原儿童青少年进行心肺耐力和执行功能的测试及有关影响因素的系统调查，在此基础上进行两者关系的分析及运动干预研究，为提高高原儿童青少年的体质健康水平提供帮助和借鉴。重点提出并分析如下问题。

第一，了解高原儿童青少年心肺耐力水平，并与平原地区居民进行比较，系统分析影响高原儿童青少年心肺耐力的因素，为促进心肺耐力提供基础资料。

第二，对高原儿童青少年执行功能进行测试，了解其现状及有关影响因素，为提高执行功能水平提供借鉴。

第三，在前两个研究基础上，排除其他影响因素后，单纯分析高原儿童青少年心肺耐力与执行功能及各子功能之间存在的关联关系，为更好地促进心肺耐力和执行功能发展提供参考。

第四，结合高原地区实际，采用体育课堂锻炼干预的方式，以求改善高原儿童青少年心肺耐力和执行功能，为有效提高心肺耐力和执行功能水平提供实践参考。

本研究意义：一方面，为高原儿童青少年心肺耐力和执行功能的研究、促进和改善提供基础资料和参考。另一方面，证实体育课锻炼干预在高海拔地区实施的有效性和必要性，为体育锻炼促进和改善高原儿童青少年的心肺耐力和执行功能提供理论支持和实践支撑。第三，本研究成果可为相关职能和政府部门制定教育方针和公共卫生政策提供一定的参考和借鉴。

1.4 研究技术路线

心肺耐力和执行功能分别作为体质健康和大脑认知功能的核心及重要组成部分，对儿童青少年及成年期身心健康发展尤为重要。中国高原儿童青少年长期生活在高海拔地区，因生活环境的特殊性及高海拔地区的代表性，对该群体进行心肺耐力和执行功能状况、关系及促进研究具有重要意义。本研究首先分别对高原儿童青少年心肺耐力和执行功能的现状及影响因素进行研究。其次，在研究一和研究二现状分析的基础上，根据分析结果，对影响执行功能的额外因素进行协变量控制，单纯分析心肺耐力对执行功能的“净增影响”。最后，通过实践干预的方式分析运动对心肺耐力和执行功能的促进作用。

1.5 研究假设

基于以往文献资料的分析和总结，本研究假设如下：

第一，高原儿童青少年心肺耐力和执行功能均受身体成分、生活方式、饮食行为、体力活动、睡眠等因素的影响。

第二，高原儿童青少年心肺耐力与执行功能及各子功能均存在关联关系。

第三，体育课锻炼干预对高原儿童青少年心肺耐力和执行功能水平的提高具有积极促进作用。

第2章　高原儿童青少年心肺耐力水平及影响因素研究

2.1　引言

心肺耐力作为反映儿童青少年体质健康的核心指标，对身心健康发展起到重要影响[50,187]。研究显示[188]，健康人群心肺耐力水平与遗传、海拔、性别、年龄、体力活动、家庭环境、饮食、生活方式等存在密切关联，遗传等先天因素对心肺耐力的影响约占50%，通过运动改善或提高心肺耐力水平可达45%～50%。心肺耐力与健康之间存在密切关联，且是多种疾病的重要风险预测因子。流行病学方面的调查研究显示[7,189]，心血管疾病、全死因死亡率、癌症死亡率的不断增加与心肺耐力的持续降低存在紧密的关联关系。同时，与以往高血压、糖尿病、高脂血症、抽烟等传统疾病预测因子相比，心肺耐力对预测全死因死亡率具有更高的可靠性[8]。在各类引起死亡的因子中，有16%的群体是因心肺耐力过低导致死亡，远高于传统危险因子。由此看出[81]，心肺耐力对健康具有重要作用和意义，且在儿童青少年群体中心肺耐力对健康表现出更为重要的评价意义，尤其对体质健康、心理健康的影响较其他体质指标更为明显。

作为当前国际评价心肺耐力的重要测试指标，20米往返跑与最大摄氧量之间相关系数较高，系数为0.91，具有较高的准确性，且测试简单方便、易于实施、测试环境和仪器要求较低，适于开展大规模测试[72,73]，因而得到世界各国的广泛认可，现已在世界50多个国家和地区用于测评儿童青少年的心肺耐力，其中包括美国、加拿大、澳大利亚、欧洲等多个发达国家和地区[55,78,190]。还有研究证实[76,191]，20米往返跑测试结果接近实验设备的测试结果，可靠性和有效性较高，且测试方便，成本低、符合儿童青少年的典型活动特征，便于大规模测试，是一项可靠的测试方法或工具。

高原儿童青少年作为世界高海拔典型代表群体，在高原居住和生活有着悠久的历史。在高海拔环境中，因氧分压降低、太阳辐射高、温差大、气候干燥、土地贫瘠，对人类的生存带来诸多挑战。高原居民经历了较为广泛的生理、遗传变化，尤其表现在呼吸及循环的氧气运输系统等方面，与平原人存在较大差异和不同，长期高海拔特殊复杂环境下的生活形成了高原居民特殊的体质健康水平，其中儿童青少年的心肺健康水平与平原地区儿童青少年相比则表现的不尽相同[6]。然而，以往研究针对我国高原儿童青少年心肺耐力的研究较少，且样本量有限、测试方法不一，尤其针对高原儿童青少年心肺耐力影响因素进行全面地调查和分析的有关研究则更鲜有报道。另外，以往针对高原儿童青少年心肺耐力的研究还缺乏与全国同类群体的比较。

鉴于高原儿童青少年生活环境的特殊性和高海拔地区的代表性以及心肺耐力对儿童青少年身心健康的重要意义，本研究在全国七大区和高原地区分别选取平原和高原儿童青少年作为研究对象，采用国际广泛使用的 20 米往返跑测试方法，进行心肺耐力的测试，并与平原儿童青少年进行心肺耐力比较。一方面，了解不同人口学因素高原儿童青少年心肺耐力水平，并与平原儿童青少年进行比较。另一方面，从身体成分、体力活动、家庭环境、睡眠、饮食等多方面系统地研究影响高原儿童青少年心肺耐力的因素，旨在为提高高原儿童青少年心肺耐力及总体健康水平提供借鉴和参考。

2.2　研究对象与方法

2.2.1　高海拔地区儿童青少年研究被试的选取

2.2.1.1　被试的抽取步骤

课题组于 2019 年 8 月 ~2020 年 12 月在高原地区进行测试和调查。本研究被试的选取采用分层整群抽样的方法进行，同时参考历年高原地区学生体质健康调研确定的测试点校，最终确定在高原地区的拉萨、那曲、昌都、林芝（平均海拔分别为 3650 米、4500 米、3500 米、3100 米）四个地区选取样本进行心肺耐力测试及问卷调查，以代表本地区总体高原学生水平。具体被试抽样步骤如下：

第一步，在拉萨、那曲、昌都、林芝四个地区根据当地教育行政部门提供的小学、初中、高中学校名单，结合学校地域分布、经济水平，分别在 4 个地区抽取小学、初中、高中学校作为调查点校。

第二步，以班级为抽样最小单位，在每所学校各年级（小学 1 ~ 6 级、初中 1 ~ 3 年级、高中 1 ~ 3 年级）根据班级总的数量各随机抽取 2 ~ 6 个整建制的教学班级。

第三步，根据测试要求及人体伦理实验要求，班级内符合本研究的全体高原学生作为研究被试对象。最终本研究测试共收回 7~18 岁年龄段有效数据 8446 人，其中高原男生为 4256 人，女生 4190 人。平均年龄男生（13.28±3.09）岁，女生（13.26±3.10）岁，性别间年龄差异无统计学意义（t 值为 0.355，P 值为 0.722>0.05）。

2.2.1.2 被试的纳入条件

本研究被试的具体纳入条件为：（1）根据测试班级班主任和任课教师评价，排除智力异常学生；（2）根据测试人员询问和班主任的了解，排除存在肢体残疾、心血管疾病、高水平体育生等特殊学生；（3）学校负责人、班主任、学生自身、学生家长知情和同意后，由家长签订知情同意书后再进行各项目的测试和调查。本研究得到华东师范大学人类受试者保护委员会的批准。

根据测试要求，测试后对收回的问卷进行逐一检查，对模糊不清、破损、填写不合格等无效问卷剔除后，最终共收回有效调查问卷 8446 份，具体不同性别各年龄段心肺耐力测试有效数据见表 2-1。

表 2-1　高原儿童青少年心肺耐力测试各年龄段被试人数分布（人）

年龄（岁）	男生	女生	合计
7	149（47.2%）	167（52.8%）	316
8	117（49.6%）	119（50.4%）	236
9	230（54.4%）	193（45.6%）	423
10	466（48.8%）	489（51.2%）	955
11	394（52.1%）	362（47.9%）	756
12	427（49.9%）	428（50.1%）	855
13	409（50.2%）	406（49.8%）	815
14	399（51.2%）	381（48.8%）	780
15	399（48.9%）	417（51.1%）	816
16	438（50.9%）	422（49.1%）	860
17	427（49.8%）	430（50.2%）	857
18	401（51.6%）	376（48.4%）	777
总计	4256（50.4%）	4190（49.6%）	8446

2.2.2 平原地区儿童青少年研究被试的选取

2.2.2.1 被试的抽取步骤

课题组于 2018 年 6 月至 2019 年 7 月期间，分别在我国 7 大地理区域

（华东地区、华北地区、华中地区、华南地区、西南地区、西北地区、东北地区）采用方便抽样的方法，每个地区选取 2 个城市作为测试点，每个城市选取 2 所学校进行测试，本研究共选取全国 5346 名（其中男生 2787 人、女生 2559 人）7~18 岁平原地区儿童青少年进行 20 米往返跑测试。平均年龄男生（12.75±3.45）岁，女生（12.66±3.35）岁，年龄差异无统计学意义（t 值=0.966，P>0.05）。

2.2.2.2 被试的纳入条件

同高海拔地区儿童青少年纳入条件一致。

2.2.3 测评工具

2.2.3.1 高原儿童青少年心肺耐力影响因素调查问卷的制定

调查问卷的制定主要包括资料收集、条目筛选、专家论证、信效度检验等步骤。

第一步：资料收集。主要通过中国知网、Web of Science、体质调研网站、专家咨询等方式，收集相关资料。资料主要包括历年全国学生体质健康调研问卷[192]、相关博士论文[193,194]研究的问卷等。

第二步，条目筛选。根据本研究目的及收集的相关资料，初拟调查问卷的各个维度，每个维度下拟定相应的调查条目。

第三步，专家论证。对初步拟定的调查问卷通过电话咨询、讨论分析等方式进行同领域专家论证和修订，初步拟定《高原儿童青少年体质健康和执行功能影响因素调查问卷》。内容包括人口学信息、家庭情况、体育锻炼情况、体力活动状况、饮食行为情况、睡眠状况等方面。（1）人口学基本信息方面，主要包括被试者年龄、性别、班级等。（2）家庭状况包括父母的工作及受教育程度、父母参与体育锻炼情况及支持子女参与体育锻炼情况等方面。（3）体育锻炼情况主要调查测试者每天在校内外参与体育锻炼的时间和频次情况等。（4）体力活动状况的调查主要包括静态行为时间，低强度、中强度、高强度体力活动时间和户外锻炼活动时间等方面。（5）饮食行为主要调查测试者食用鸡蛋、摄入奶制品、饮用含糖饮料的情况等。（6）睡眠状况主要调查测试者上学日和周末的睡眠时间等方面。

第四步，信效度检验。为确保调查问卷结构及内容的可靠性和稳定性，2019 年 9 月在拉萨市选取 269 名学生进行信度检验，前后间隔 15 天进行问卷的重复调查，问卷重测信度 0.79~0.91 之间，表明问卷重测信度较好。同时邀请儿少卫生学领域、心理学领域、体育学领域等 12 位专家对问卷进行效度评价，结果表明问卷具有较好的内容效度。

通过以上步骤最终制定了《高原儿童青少年体质健康和执行功能影响因素调查问卷》（见附录），进行被试学生的调查。

2.2.3.2 高原儿童青少年和平原地区儿童青少年心肺耐力的测试

本研究高原儿童青少年和平原地区儿童青少年心肺耐力测试采用 FITNESSGRAM 推荐的 20 米往返跑方法进行心肺耐力的测试[195]。测试前每个参加测试的高原儿童青少年观看课题组提前录制好的视频录像，让被试者了解 20 米往返跑的测试方法和基本要领，并且在测试前再由测试教师进行现场测试的示范和讲解。测试仪器包括测试音响、标志桶、卷尺、测试记录纸和笔等，每组测试按照性别划分，约 10~20 人一组进行测试，测试工作人员记录测试成绩。测试方法具体为：测试者在学校田径场、篮球场或足球场进行测试，在距离两条 20 米的直线之间进行往返的跑动，速度根据背景音乐提示音进行控制，要求每一次响铃前必须达到对应的端线，每次跑完 1 个 20 米则记录为完成 1 次（lap），开始第一阶段的速度为 8.0km/h，第 2 分钟速度为 9.0km/h，随后每增加一分钟则提高一个级别，即增加 0.5km/h。测试者尽最大努力完成跑动次数，当连续 2 次响铃后还未到达相应一端的端线时即为测试结束，记录最后一次跑动完成的次数即为最终成绩。完整的 20 米往返跑测试最高共 21 个等级 247 个 laps 组成，最大有氧跑速为 18.5km/h。

根据测试 20 米往返跑的次数（laps），分别计算被试者完成的最高等级（stages/minutes）、最后最大跑速（km/h）、最大摄氧量（VO_{2max}, mL/kg/min）等三个指标。VO_{2max} 的计算采用 Leger 等[54] 研制的推算方程进行，即：$VO_{2max}=31.025+3.238\times S-3.248\times Age+0.1536\times S\times Age$。S 指最后最大跑速，Speed（S）= 8+0.5×最高等级，Age 为周岁年龄，该方程已得到国际的认可，推算儿童青少年的最大摄氧量具有较好的效度（$r=0.89$）。

2.2.3.3 高原儿童青少年身体成分的测试

本研究中针对高原儿童青少年身体成分主要包括直接测试的指标和间接推算后的指标组成，具体包括：身高、体重、体重指数（BMI）、胸围、腰围、臀围、体型指数（ABSI）等多个指标。测试方法和仪器标准根据我国学生体质健康调研测试的具体要求执行[196]。按照身高、体重测试后的结果计算出体重指数（Body Mass Index，BMI），BMI = 体重（kg）/身高^2（m）。身体体型指数（A Body Shape Index，ABSI）[197] 是近年来提出的评价肥胖的一个新的测评指标，具体计算公式为：ABSI = WC/（$BMI^{2/3}$×身高$^{1/2}$）。研究证实[198,199]，体型指数与体重指数相比在预测全死因死亡率等方面更具准确性和可靠性，且在儿童青少年群体中也存在同样的趋势。

2.2.4 数据的采集与质量控制

2.2.4.1 心肺耐力测试的质量控制

心肺耐力测试前由测试负责人员带领学生进行充分的准备活动，以防受伤。测试场地要求平坦，在室外场地或室内场馆进行。测试前对负责测试的工作人员进行培训和示范演示，测试前学生进行视频观看及测试工作人员示范讲解后进行正式测试。测试时间每组约 10~25 分钟。

2.2.4.2 调查问卷的测试与质量控制

测试工作人员逐一进班进行调查，在问卷发放前采用统一提前制定的指导语向高原学生说明调查研究的目的、问卷填写的具体要求等内容。问卷要求高原学生根据自身实际情况进行填写，不受他人和时间限制，填写后当场及时收回。负责测试的调查员对错填、漏填、模糊不清的部分要求学生及时修正和补全。测试问卷部分的填写为 10~18 岁年龄段高原学生，7~9 岁年龄段高原学生不进行问卷的填写，仅测试身体形态、心肺耐力等指标成绩。平原地区儿童青少年不进行问卷调查，仅进行心肺耐力测试。

2.2.5 统计学分析方法

数据处理分为以下部分：

（1）平原地区及高原儿童青少年不同类别间心肺耐力，即 20 米往返跑的次数（laps）、完成的最高等级（stages/minutes）、最后最大跑速（km/h）、最大摄氧量（VO_{2max}，mL/kg/min）共 4 个指标处理结果采用平均值±标准差（M±SD）的方式表示。

（2）平原地区与高原儿童青少年、高原儿童青少年不同类别之间心肺耐力比较采用 t 检验、单因素方差分析（one-way ANOVA）法进行，如方差分析显著则采用 LSD 法进行组间多重比较。

（3）高原儿童青少年身体成分、体力活动、睡眠时间等连续变量与心肺耐力的相关性采用皮尔逊（Pearson）相关分析，皮尔逊相关系数 r 值表示两个变量之间的相关程度。

（4）代表心肺耐力的最大摄氧量指标影响因素分析中，因自变量影响因素较多（>8 个因素），为了排除各影响因素相互间的混杂干扰，得到最优分析模型，因此本研究高原儿童青少年最大摄氧量影响因素的研究采用多元线性逐步回归分析法进行，并且分析数据还满足方差齐性、正态分布、各自变量之间无多重共线性、因变量连续、分析中自变量在 2 个及以上且相互之间独立等进行多元线性回归的假设条件。

采用 EpiData3.0 软件进行测试数据的录入，并将录入结果导出 EXCEL 后再导入 SPSS25.0（IBM，Armonk，NY，USA）软件进行统计分析。图像采用 GraphPad Prism8.0 进行处理。以 $P<0.05$ 为差异具有统计学意义。

2.3 研究结果

2.3.1 高海拔地区儿童青少年心肺耐力与平原地区儿童青少年的比较

高海拔地区男生方面：从年龄上可以看出，20 米往返跑次数、最后的最大跑速、最大摄氧量，在 7~18 岁不同年龄段间相比较，差异均有统计学意义（F 值分别为 312.102、305.662、43.986，P 值均<0.001），20 米往返跑次数和最后的最大跑速随着年龄的增长呈上升趋势，最大摄氧量随着年龄的增长总体呈逐渐下降趋势。见表 2-2。女生方面：从年龄上看，20 米往返跑次数、最后的最大跑速、最大摄氧量，在 7~18 岁不同年龄段间相比较，差异均有统计学意义（F 值分别为 159.661、139.098、539.110，P 值均<0.001），20 米往返跑次数和最后的最大跑速随着年龄的增长呈上升趋势，最大摄氧量随着年龄的增长呈逐渐下降趋势。见表 2-3。

高海拔地区儿童青少年心肺耐力与平原地区各年龄段相比较显示，男生 20 米往返跑次数在 7~16 岁年龄段平原地区儿童青少年成绩均高于高原儿童青少年，差异有统计学意义（P 值均<0.05），18 岁高原男生成绩显著高于平原地区男生，差异有统计学意义（P 值均<0.01）。最后的最大跑速、最大摄氧量在 7~16 岁年龄段平原地区儿童青少年成绩均高于高原儿童青少年，差异有统计学意义（P 值均<0.05），17、18 岁年龄段高原儿童青少年成绩显著高于平原地区儿童青少年，差异有统计学意义（P 值均<0.05）。见表 2-2。女生方面，20 米往返跑次数在 7~16 岁年龄段平原地区儿童青少年成绩均高于高原儿童青少年，差异有统计学意义（P 值均<0.05），18 岁高原女生成绩显著高于平原地区女生，差异有统计学意义（P 值均<0.05）。最后的最大跑速、最大摄氧量在 7~16 岁年龄段平原地区儿童青少年成绩均高于高原儿童青少年，差异有统计学意义（P 值均<0.05），17、18 岁年龄段高原儿童青少年成绩显著高于平原地区儿童青少年，差异有统计学意义（P 值均<0.05）。见表 2-3。

表 2-2　高海拔地区高原儿童青少年男生心肺耐力与全国汉族儿童青少年的比较（M±SD）

年龄	统计值	全国汉族男生				高海拔地区高原男生				t 值/P		
		样本量	20 米往返跑次数（laps）	最后的最大跑速（km/h）	最大摄氧量（mL/kg/min）	样本量	20 米往返跑次数（laps）	最后的最大跑速（km/h）	最大摄氧量（mL/kg/min）	20 米往返跑次数	最后的最大跑速	最大摄氧量
7 岁		255	13. 76±6. 16	9. 15±0. 40	47. 77±1. 72	149	9. 67±1. 78	8. 94±0. 17	46. 86±0. 73	7. 906[b]	6. 100[b]	6. 100[b]
8 岁		181	16. 08±7. 87	9. 29±0. 49	46. 53±2. 20	117	10. 80±5. 23	8. 94±0. 40	44. 96±1. 77	6. 407[b]	6. 481[b]	6. 481[b]
9 岁		165	20. 11±9. 21	9. 52±0. 58	45. 76±2. 69	230	12. 16±4. 90	9. 02±0. 36	43. 49±1. 65	11. 093[b]	10. 364[b]	10. 364[b]
10 岁		223	27. 15±12. 97	9. 94±0. 74	45. 97±3. 51	466	22. 81±7. 86	9. 67±0. 47	44. 71±2. 26	5. 430[b]	5. 680[b]	5. 680[b]
11 岁		238	29. 84±12. 69	10. 08±0. 73	44. 95±3. 59	394	24. 60±7. 89	9. 81±0. 48	43. 66±2. 38	6. 398[b]	5. 401[b]	5. 401[b]
12 岁		235	33. 63±15. 74	10. 27±0. 87	44. 23±4. 41	427	27. 59±11. 09	9. 94±0. 64	42. 57±3. 25	5. 746[b]	5. 535[b]	5. 535[b]
13 岁		240	46. 49±21. 14	10. 93±1. 08	46. 02±5. 67	409	30. 49±15. 66	10. 07±0. 90	41. 51±4. 72	11. 002[b]	10. 891[b]	10. 891[b]
14 岁		244	48. 84±17. 02	11. 08±0. 87	45. 28±4. 70	399	39. 10±18. 17	10. 55±0. 99	42. 39±5. 33	6. 750[b]	6. 957[b]	6. 957[b]
15 岁		203	51. 13±20. 10	11. 18±1. 01	44. 29±5. 61	399	39. 89±16. 10	10. 56±0. 91	40. 85±5. 02	7. 426[b]	7. 630[b]	7. 630[b]
16 岁		293	50. 79±20. 51	11. 16±1. 04	42. 61±5. 90	438	46. 89±20. 08	10. 96±1. 05	41. 47±6. 00	2. 552[a]	2. 529[a]	2. 529[a]
17 岁		299	49. 41±20. 30	11. 08±1. 01	40. 59±5. 89	427	51. 87±17. 77	11. 26±0. 93	41. 69±5. 46	−1. 732	−2. 588[a]	−2. 588[a]
18 岁		211	48. 88±21. 41	11. 07±1. 05	38. 99±6. 32	401	54. 80±22. 79	11. 34±1. 19	40. 64±7. 14	−3. 118[b]	−2. 818[a]	−2. 818[a]
	F 值		173. 261	184. 810	69. 313		312. 102	305. 662	43. 986			
	P 值		<0. 001	<0. 001	<0. 001		<0. 001	<0. 001	<0. 001			

注：a 表示 $P<0.05$，b 表示 $P<0.01$。

表 2-3　高海拔地区高原儿童青少年女生心肺耐力与全国汉族儿童青少年的比较（M±SD）

年龄	统计值	全国汉族女生				高海拔地区高原女生				t 值/P		
		样本量	20 米往返跑次数（laps）	最后的最大跑速（km/h）	最大摄氧量（mL/kg/min）	样本量	20 米往返跑次数（laps）	最后的最大跑速（km/h）	最大摄氧量（mL/kg/min）	20 米往返跑次数	最后的最大跑速	最大摄氧量
7 岁		208	14. 18±5. 03	9. 18±0. 35	47. 88±1. 53	167	9. 25±1. 31	8. 96±0. 14	46. 91±0. 62	12. 339^{b}	7. 647^{b}	7. 647^{b}
8 岁		164	16. 18±6. 93	9. 28±0. 46	46. 48±2. 06	119	10. 08±4. 44	8. 89±0. 35	44. 75±1. 57	8. 418^{b}	7. 674^{b}	7. 674^{b}
9 岁		177	20. 72±8. 24	9. 57±0. 52	45. 99±2. 40	193	11. 45±4. 40	9. 00±0. 33	43. 39±1. 52	13. 646^{b}	12. 548^{b}	12. 548^{b}
10 岁		212	24. 15±9. 30	9. 76±0. 57	45. 13±2. 72	489	20. 63±5. 92	9. 58±0. 38	44. 28±1. 81	6. 013^{b}	4. 842^{b}	4. 842^{b}
11 岁		264	26. 11±8. 17	9. 88±0. 50	43. 97±2. 47	362	22. 11±5. 61	9. 63±0. 38	42. 76±1. 85	7. 271^{b}	7. 002^{b}	7. 002^{b}
12 岁		206	27. 86±11. 22	9. 98±0. 66	42. 76±3. 37	428	22. 42±6. 16	9. 68±0. 39	41. 21±1. 99	7. 866^{b}	7. 253^{b}	7. 253^{b}
13 岁		208	33. 97±13. 63	10. 32±0. 76	42. 81±3. 96	406	25. 95±10. 66	9. 87±0. 65	40. 48±3. 39	8. 006^{b}	7. 602^{b}	7. 602^{b}
14 岁		209	36. 25±12. 90	10. 43±0. 73	41. 77±3. 93	381	26. 74±10. 74	9. 88±0. 66	38. 81±3. 53	9. 566^{b}	9. 335^{b}	9. 335^{b}
15 岁		196	31. 80±11. 11	10. 21±0. 62	38. 87±3. 46	417	27. 55±12. 59	9. 93±0. 76	37. 33±4. 19	4. 043^{b}	4. 489^{b}	4. 489^{b}
16 岁		326	30. 48±9. 78	10. 13±0. 54	36. 76±3. 06	422	28. 62±10. 91	10. 00±0. 66	36. 03±3. 77	2. 421^{a}	2. 817^{a}	2. 817^{a}
17 岁		258	29. 60±10. 29	10. 06±0. 59	34. 64±3. 47	430	31. 43±13. 38	10. 17±0. 77	35. 29±4. 51	−1. 883	−1. 995^{a}	−1. 995^{a}
18 岁		131	28. 70±11. 46	10. 02±0. 62	32. 73±3. 72	376	31. 88±11. 91	10. 15±0. 65	33. 50±3. 91	−2. 652^{a}	−1. 970^{a}	−1. 970^{a}
	F 值		90. 278	89. 173	493. 815		159. 661	139. 098	539. 110			
	P 值		<0. 001	<0. 001	<0. 001		<0. 001	<0. 001	<0. 001			

注：a 表示 $P<0.05$，b 表示 $P<0.01$。

图 2-1 显示了中国高海拔地区儿童青少年心肺耐力与平原地区儿童青少年的比较。总体上，高原男生 20 米往返跑次数、最后的最大跑速、最大摄氧量高于女生，且随着年龄增大，差距逐渐增大。与平原地区儿童青少年相比较，高原男女生在 7~16 岁年龄段心肺耐力总体水平均低于全国，但从 16 岁年龄段开始高原男女生的心肺耐力成绩呈现升高趋势，到 17 岁年龄段则显著高于平原地区水平。

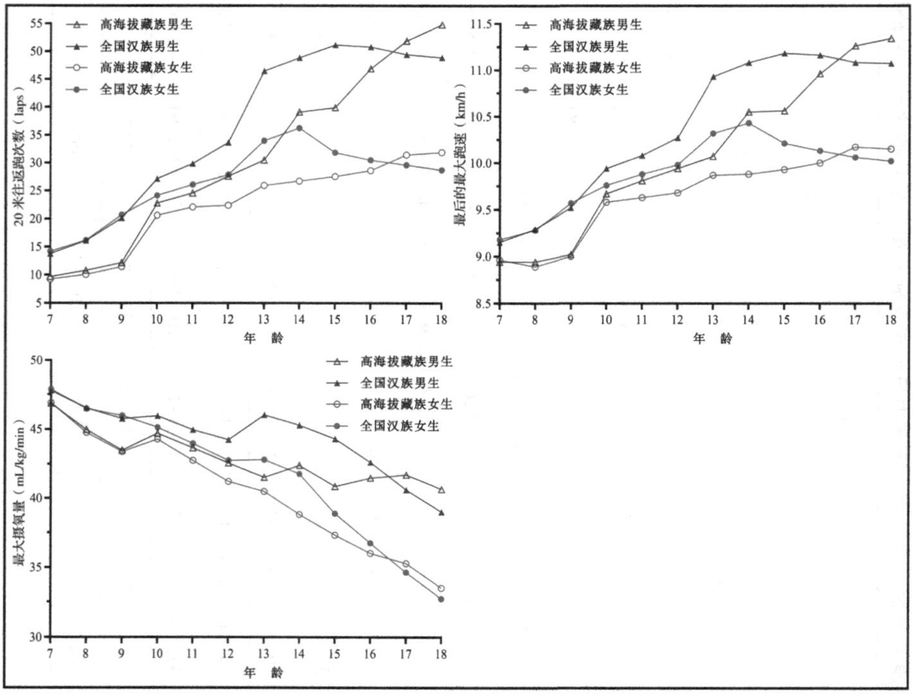

图 2-1 高海拔地区儿童青少年心肺耐力水平与平原地区儿童青少年的比较

2.3.2 高原儿童青少年心肺耐力水平

2.3.2.1 不同性别及各百分位数高原儿童青少年心肺耐力水平

表 2-4 显示，不同性别高原儿童青少年心肺耐力的比较。20 米往返跑次数、最高等级、最后最大跑速、最大摄氧量方面，男生均高于女生，差异均具有统计学显著意义（t 值分别为 27.614、25.902、25.902、26.968，P 值均<0.001）。总体来看，高原儿童青少年 20 米往返跑次数、最高等级、最后最大跑速、最大摄氧量分别为（29.45±17.23）laps、（4.06±1.90）stages/minutes、（10.03±0.95）km/h、（41.08±5.10）mL/kg/min。

表 2-4 不同性别高原儿童青少年心肺耐力的比较（M±SD）

性别	N	统计值	20 米往返跑次数（laps）	最高等级（stages/minutes）	最后最大跑速（km/h）	最大摄氧量（mL/kg/min）
男生	4256		34. 37±20. 28	4. 57±2. 21	10. 28±1. 10	42. 51±4. 84
女生	4190		24. 45±11. 45	3. 54±1. 35	9. 77±0. 67	39. 63±4. 95
		t 值	27. 614	25. 902	25. 902	26. 968
		P 值	<0. 001	<0. 001	<0. 001	<0. 001
总体	8446		29. 45±17. 23	4. 06±1. 90	10. 03±0. 95	41. 08±5. 10

图 2-2 显示了不同性别高原儿童青少年心肺耐力各百分位数值的比较。总体上，高原男生 20 米往返跑次数、最后的最大跑速、最大摄氧量高于女生，且随着百分位数增高，20 米往返跑次数、最后最大跑速差距逐渐增大，最大摄氧量各百分位数成绩男女差异存在波动，但总体呈增大趋势。

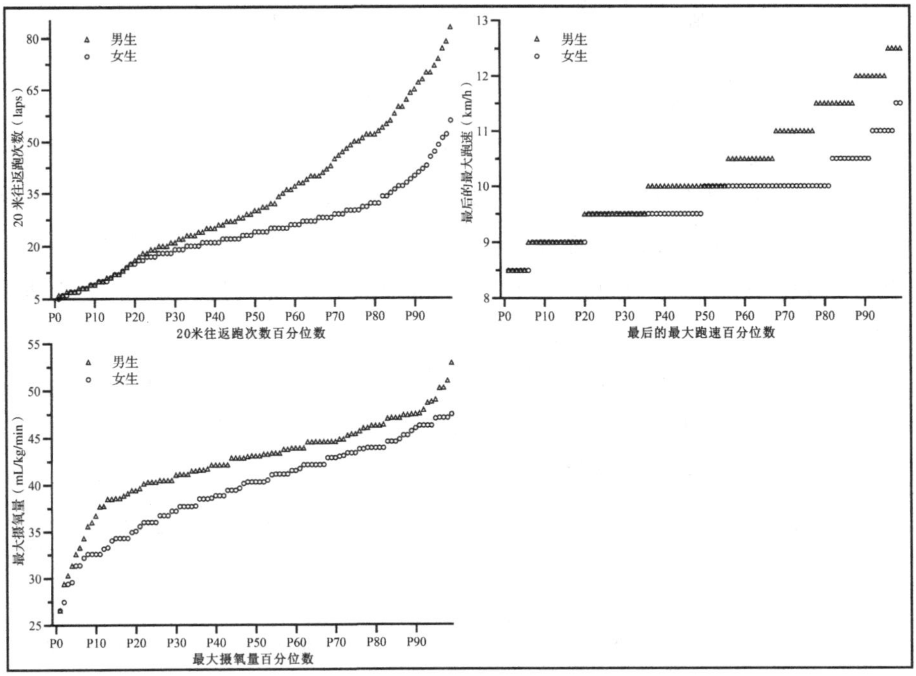

图 2-2 不同性别高原儿童青少年心肺耐力百分位数值的比较

2.3.2.2 不同学段高原儿童青少年心肺耐力水平

表 2-5 显示了不同学段高原儿童青少年男生心肺耐力的比较。结果显示，高原儿童青少年男生小学 1-3 年级、小学 4-6 年级、初中年级、高中

年级的 20 米往返跑次数分别为（11.09±4.43）laps、（24.95±9.28）laps、（36.45±17.20）laps、（51.08±20.51）laps；最大摄氧量分别为（44.85±2.06）mL/kg/min、（43.68±2.81）mL/kg/min、（41.59±5.07）mL/kg/min、（41.28±6.23）mL/kg/min。在 20 米往返跑次数、最后最大跑速、最大摄氧量方面，不同学段间相比较，差异均有统计学意义（*F* 值分别为 1041.575、1024.791、113.845，*P* 值均<0.001）。

表 2-5 不同学段高原儿童青少年心肺耐力的比较（男生，M±SD）

学段	统计值	N	20 米往返跑次数（laps）	最后最大跑速（km/h）	最大摄氧量（mL/kg/min）
小学 1-3 年级		496	11.09±4.43	8.98±0.33	44.85±2.06
小学 4-6 年级		1287	24.95±9.28[a]	9.81±0.55[a]	43.68±2.81[a]
初中年级		1207	36.45±17.20[ab]	10.39±0.96[ab]	41.59±5.07[ab]
高中年级		1266	51.08±20.51[abc]	11.18±1.07[abc]	41.28±6.23[ab]
	F 值		1041.575	1024.791	113.845
	P 值		<0.001	<0.001	<0.001

注：a 与小学 1-3 年级组比较，b 与小学 4-6 年级组比较，c 与初中年级组比较；*P*<0.05。

表 2-6 显示了不同学段高原儿童青少年女生心肺耐力的比较。结果显示，高原儿童青少年女生小学 1-3 年级、小学 4-6 年级、初中年级、高中年级的 20 米往返跑次数分别为（10.34±3.77）laps、（21.65±5.97）laps、（26.75±11.40）laps、（30.60±12.20）laps；最大摄氧量分别为（44.96±2.00）mL/kg/min、（42.82±2.28）mL/kg/min、（38.86±3.95）mL/kg/min、（35.00±4.21）mL/kg/min。在 20 米往返跑次数、最后最大跑速、最大摄氧量方面，不同学段间相比较，差异均有统计学意义（*F* 值分别为 564.387、496.517、1523.766，*P* 值均<0.001）。

表 2-6 不同学段高原儿童青少年心肺耐力的比较（女生，M±SD）

学段	统计值	N	20 米往返跑次数（laps）	最后最大跑速（km/h）	最大摄氧量（mL/kg/min）
小学 1-3 年级		479	10.34±3.77	8.96±0.29	44.96±2.00
小学 4-6 年级		1279	21.65±5.97[a]	9.63±0.38[a]	42.82±2.28[a]
初中年级		1204	26.75±11.40[ab]	9.90±0.69[ab]	38.86±3.95[ab]
高中年级		1228	30.60±12.20[abc]	10.11±0.70[abc]	35.00±4.21[abc]
	F 值		564.387	496.517	1523.766
	P 值		<0.001	<0.001	<0.001

注：a 与小学 1-3 年级组比较，b 与小学 4-6 年级组比较，c 与初中年级组比较；*P*<0.05。

表 2-7 显示了不同学段高原儿童青少年男女生总体心肺耐力的比较。结果显示，总体上高原儿童青少年小学 1-3 年级、小学 4-6 年级、初中年级、高中年级的 20 米往返跑次数分别为（10. 72±4. 13）laps、（23. 30±7. 98）laps、（31. 61±15. 37）laps、（40. 99±19. 79）laps；最大摄氧量分别为（44. 90±2. 03）mL/kg/min、（43. 25±2. 60）mL/kg/min、（40. 22±4. 74）mL/kg/min、（38. 19±6. 19）mL/kg/min。在 20 米往返跑次数、最后最大跑速、最大摄氧量方面，不同学段间相比较，差异均有统计学意义（*F* 值分别为 1276. 215、1246. 494、805. 835，*P* 值均<0. 001）。

表 2-7　不同学段高原儿童青少年心肺耐力的比较（合计，M±SD）

学段	统计值	N	20 米往返跑次数（laps）	最后最大跑速（km/h）	最大摄氧量（mL/kg/min）
小学 1-3 年级		975	10. 72±4. 13	8. 97±0. 31	44. 90±2. 03
小学 4-6 年级		2566	23. 30±7. 98[a]	9. 72±0. 48[a]	43. 25±2. 60[a]
初中年级		2411	31. 61±15. 37[ab]	10. 14±0. 87[ab]	40. 22±4. 74[ab]
高中年级		2494	40. 99±19. 79[abc]	10. 65±1. 06[abc]	38. 19±6. 19[abc]
	F 值		1276. 215	1246. 494	805. 835
	P 值		<0. 001	<0. 001	<0. 001

注：a 与小学 1-3 年级组比较，b 与小学 4-6 年级组比较，c 与初中年级组比较；*P*<0. 05。

图 2-3 显示了各学段男女高原儿童青少年心肺耐力比较的结果。总体上，高原男生 20 米往返跑次数、最后最大跑速、最大摄氧量高于女生，且随着学段增高，20 米往返跑次数、最后最大跑速成绩逐渐提高，而最大摄氧量成绩则呈现下降趋势。

2. 3. 2. 3　不同家庭因素儿童青少年心肺耐力水平

（1）是否独生子女间儿童青少年心肺耐力水平比较

表 2-8 显示了是否独生子女高原儿童青少年男生总体心肺耐力的比较。结果显示，高原男生儿童青少年非独生子女和独生子女的 20 米往返跑次数分别为（37. 67±19. 64）laps、（38. 30±18. 99）laps；最后最大跑速分别为（10. 47±1. 06）km/h、（10. 52±1. 01）km/h；最大摄氧量分别为（42. 07±5. 14）mL/kg/min、（42. 90±4. 31）mL/kg/min。在 20 米往返跑次数、最后最大跑速方面，是否独生子女间相比较，差异均无统计学意义（*P*>0. 05），在最大摄氧量方面，是否独生子女间相比较，差异有统计学意义（*F* 值为 -3. 483，*P* 值<0. 001）。

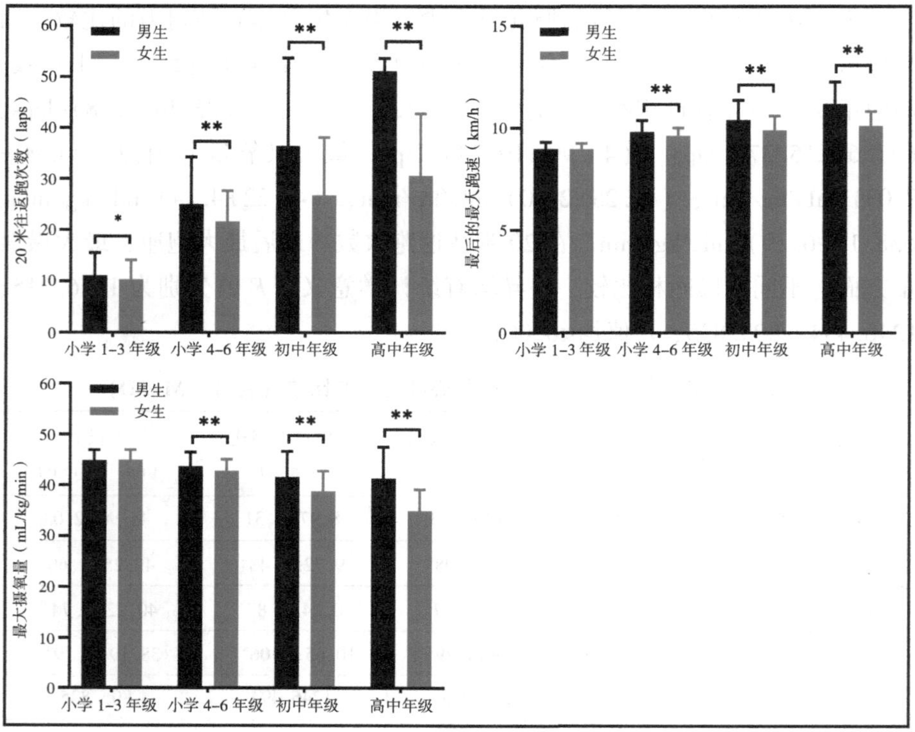

图 2-3 各学段男女高原儿童青少年心肺耐力比较（ * $P<0.05$， * * $P<0.01$）

表 2-8 是否独生子女高原儿童青少年心肺耐力的比较（男生，M±SD）

是否独生子女	统计值	N	20 米往返跑次数（laps）	最后最大跑速（km/h）	最大摄氧量（mL/kg/min）
否		3158	37. 67±19. 64	10. 47±1. 06	42. 07±5. 14
是		528	38. 30±18. 99	10. 52±1. 01	42. 90±4. 31
	t 值		-0. 687	-0. 977	-3. 483
	P 值		0. 492	0. 329	<0. 001

表 2-9 显示了是否独生子女高原儿童青少年女生心肺耐力的比较。结果显示，高原女生儿童青少年非独生子女和独生子女的 20 米往返跑次数分别为（26. 38±10. 68）laps、（26. 48±11. 66）laps；最后最大跑速分别为（9. 88±0. 63）km/h、（9. 89±0. 67）km/h；最大摄氧量分别为（38. 80±4. 85）mL/kg/min、（39. 79±4. 26）mL/kg/min。在 20 米往返跑次数、最后最大跑速方面，是否独生子女间相比较，差异均无统计学意义（$P>0.05$），在最大摄氧量方面，是否独生子女间相比较，差异有统计学意义（*F* 值为 -4. 157，*P* 值<0. 001）。

表 2-9 是否独生子女高原儿童青少年心肺耐力的比较（女生，M±SD）

是否独生子女	统计值	N	20 米往返跑次数（laps）	最后最大跑速（km/h）	最大摄氧量（mL/kg/min）
否		3200	26.38±10.68	9.88±0.63	38.80±4.85
是		451	26.48±11.66	9.89±0.67	39.79±4.26
	t 值		-0.179	-0.447	-4.157
	P 值		0.858	0.655	<0.001

表 2-10 显示了是否独生子女高原儿童青少年总体心肺耐力的比较。结果显示，高原儿童青少年非独生子女和独生子女的 20 米往返跑次数分别为（31.99±16.76）laps、（32.86±17.08）laps；最后最大跑速分别为（10.17±0.92）km/h、（10.23±0.92）km/h；最大摄氧量分别为（40.42±5.26）mL/kg/min、（41.47±4.56）mL/kg/min。在 20 米往返跑次数、最后最大跑速方面，是否独生子女间相比较，差异均无统计学意义（$P>0.05$），在最大摄氧量方面，是否独生子女间相比较，差异有统计学意义（F 值为 -5.885，P 值<0.001）。

表 2-10 是否独生子女高原儿童青少年心肺耐力的比较（合计，M±SD）

是否独生子女	统计值	N	20 米往返跑次数（laps）	最后最大跑速（km/h）	最大摄氧量（mL/kg/min）
否		6358	31.99±16.76	10.17±0.92	40.42±5.26
是		979	32.86±17.08	10.23±0.92	41.47±4.56
	t 值		-1.502	-1.83	-5.885
	P 值		0.133	0.067	<0.001

图 2-4 显示了是否独生子女高原儿童青少年心肺耐力的男女比较。总体上，高原男生 20 米往返跑次数、最后最大跑速、最大摄氧量成绩均高于女生，且无论是否独生子女，男生与女生相比较，在 20 米往返跑次数、最后最大跑速、最大摄氧量成绩上均存在显著差异（P 值均<0.01）。

（2）父亲不同文化程度间儿童青少年心肺耐力比较

表 2-11 显示了不同父亲文化程度高原儿童青少年男生心肺耐力的比较。结果显示，高原儿童青少年男生小学及以下、初高中、大专及以上的 20 米往返跑次数分别为（38.58±19.94）laps、（41.46±20.26）laps、（34.78±17.08）laps；最后最大跑速分别为（10.51±1.08）km/h、（10.67±1.08）km/h、（10.33±0.92）km/h；最大摄氧量分别为（41.80±5.23）mL/kg/min、（42.44±

5.26）mL/kg/min、（42.95±3.79）mL/kg/min。在20米往返跑次数、最后最大跑速、最大摄氧量方面，不同父亲文化程度间相比较，差异均有统计学意义（F 值分别为12.747、11.589、8.991，P 值均<0.001）。

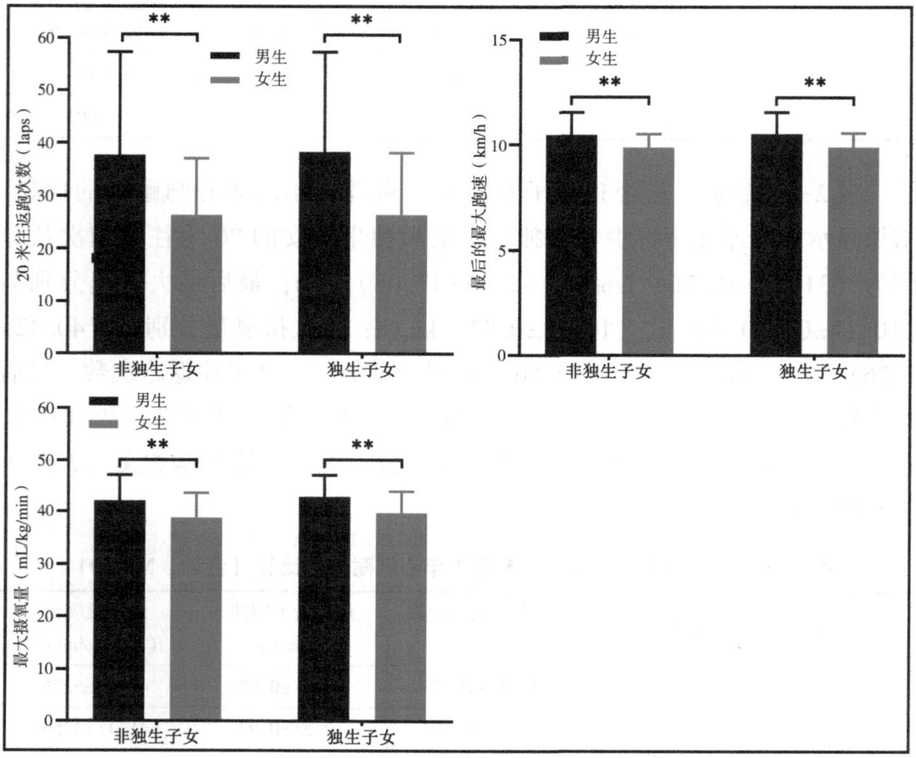

图2-4　是否独生子女高原儿童青少年心肺耐力的男女比较（$^{*}P<0.05$，$^{**}P<0.01$）

表2-11　父亲不同文化程度高原儿童青少年心肺耐力的比较（男生，M±SD）

父亲文化程度	统计值	N	20米往返跑次数（laps）	最后最大跑速（km/h）	最大摄氧量（mL/kg/min）
小学及以下		1881	38.58±19.94	10.51±1.08	41.80±5.23
初高中		744	41.46±20.26[a]	10.67±1.08[a]	42.44±5.26[a]
大专及以上		289	34.78±17.08[ab]	10.33±0.92[ab]	42.95±3.79[a]
	F 值		12.747	11.589	8.991
	P 值		<0.001	<0.001	<0.001

注：a与小学及以下组比较，b与初高中组比较；$P<0.05$。

表2-12显示了不同父亲文化程度高原儿童青少年女生心肺耐力的比较。结果显示，高原儿童青少年女生父亲文化程度为小学及以下、初高中、

大专及以上的 20 米往返跑次数分别为（26.86±10.92）laps、（28.09±11.24）laps、（24.09±8.76）laps；最后最大跑速分别为（9.91±0.65）km/h、（9.97±0.66）km/h、（9.75±0.51）km/h；最大摄氧量分别为（38.15±4.91）mL/kg/min、（39.02±4.72）mL/kg/min、（40.88±3.83）mL/kg/min。在 20 米往返跑次数、最后最大跑速、最大摄氧量方面，不同父亲文化程度间相比较，差异均有统计学意义（*F* 值分别为 12.559、11.360、38.856，*P* 值均<0.001）。

表 2-12　父亲不同文化程度高原儿童青少年心肺耐力的比较（女生，M±SD）

父亲文化程度	统计值	N	20 米往返跑次数 (laps)	最后最大跑速 (km/h)	最大摄氧量 (mL/kg/min)
小学及以下		1929	26.86±10.92	9.91±0.65	38.15±4.91
初高中		712	28.09±11.24[a]	9.97±0.66[a]	39.02±4.72[a]
大专及以上		244	24.09±8.76[ab]	9.75±0.51[ab]	40.88±3.83[ab]
	F 值		12.559	11.360	38.856
	P 值		<0.001	<0.001	<0.001

注：a 与小学及以下组比较，b 与初高中组比较；*P*<0.05。

表 2-13 显示了不同父亲文化程度高原儿童青少年男女生总体心肺耐力的比较。结果显示，高原儿童青少年总体上父亲文化程度为小学及以下、初高中、大专及以上的 20 米往返跑次数分别为（32.65±17.06）laps、（34.92±17.78）laps、（29.89±14.88）laps；最后最大跑速分别为（10.21±0.94）km/h、（10.33±0.96）km/h、（10.06±0.81）km/h；最大摄氧量分别为（39.95±5.39）mL/kg/min、（40.77±5.28）mL/kg/min、（42.00±3.94）mL/kg/min。在 20 米往返跑次数、最后最大跑速、最大摄氧量方面，不同父亲文化程度间相比较，差异均有统计学意义（*F* 值分别为 18.944、17.737、42.093，*P* 值均<0.001）。

表 2-13　父亲不同文化程度高原儿童青少年心肺耐力的比较（合计，M±SD）

父亲文化程度	统计值	N	20 米往返跑次数 (laps)	最后最大跑速 (km/h)	最大摄氧量 (mL/kg/min)
小学及以下		3810	32.65±17.06	10.21±0.94	39.95±5.39
初高中		1456	34.92±17.78[a]	10.33±0.96[a]	40.77±5.28[a]
大专及以上		533	29.89±14.88[ab]	10.06±0.81[ab]	42.00±3.94[ab]
	F 值		18.944	17.737	42.093
	P 值		<0.001	<0.001	<0.001

注：a 与小学及以下组比较，b 与初高中组比较；*P*<0.05。

图 2-5 显示了父亲不同文化程度高原儿童青少年心肺耐力的男女比较。总体上，高原男生在父亲不同文化程度上 20 米往返跑次数、最后最大跑速、最大摄氧量成绩均高于女生，且在父亲各文化程度上，男生与女生相比较，在 20 米往返跑次数、最后最大跑速、最大摄氧量成绩上均存在显著差异（P 值均<0.01）。

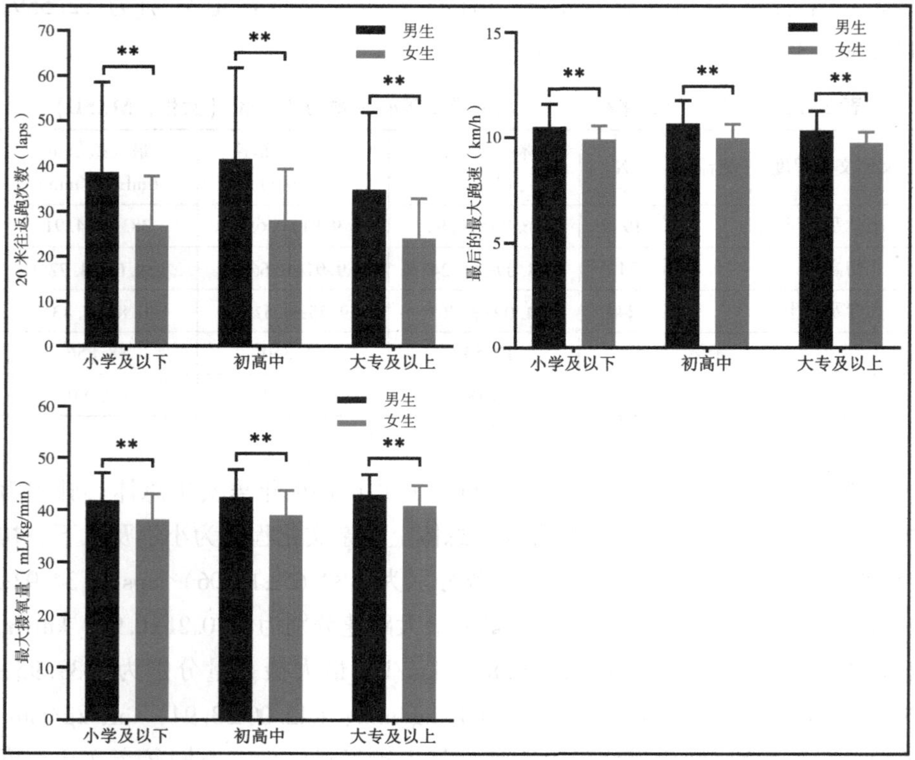

图 2-5　父亲不同文化程度高原儿童青少年心肺耐力的男女比较

（ $^{*}P<0.05$, $^{**}P<0.01$ ）

（3）母亲不同文化程度间儿童青少年心肺耐力比较

表 2-14 显示了不同母亲文化程度高原儿童青少年男生心肺耐力的比较。结果显示，高原儿童青少年男生母亲文化程度为小学及以下、初高中、大专及以上的 20 米往返跑次数分别为（39.31±20.26）laps、（39.51±18.97）laps、（34.69±17.83）laps；最后最大跑速分别为（10.55±1.09）km/h、（10.57±1.02）km/h、（10.32±0.95）km/h；最大摄氧量分别为（41.84±5.29）mL/kg/min、（42.56±4.86）mL/kg/min、（43.24±4.11）mL/kg/min。在 20 米往返跑次数、最后最大跑速、最大摄氧量方面，不同母亲文化程度

间相比较，差异均有统计学意义（*F* 值分别为 6. 821、5. 935、11. 630，*P* 值均<0. 01）。

表 2-14 母亲不同文化程度高原儿童青少年心肺耐力的比较（男生，M±SD）

母亲文化程度	统计值	N	20 米往返跑次数（laps）	最后最大跑速（km/h）	最大摄氧量（mL/kg/min）
小学及以下		1987	39. 31±20. 26	10. 55±1. 09	41. 84±5. 29
初高中		590	39. 51±18. 97	10. 57±1. 02	42. 56±4. 86[a]
大专及以上		270	34. 69±17. 83[ab]	10. 32±0. 95[ab]	43. 24±4. 11[a]
	F 值		6. 821	5. 935	11. 630
	P 值		0. 001	0. 003	<0. 001

注：a 与小学及以下组比较，b 与初高中组比较；*P*<0. 05。

表 2-15 显示了不同母亲文化程度高原儿童青少年女生心肺耐力的比较。结果显示，高原儿童青少年女生母亲文化程度为小学及以下、初高中、大专及以上的 20 米往返跑次数分别为（27. 13±10. 98）laps、（26. 90±10. 91）laps、（24. 24±9. 01）laps；最后最大跑速分别为（9. 92±0. 65）km/h、（9. 91±0. 63）km/h、（9. 76±0. 52）km/h；最大摄氧量分别为（38. 06±4. 88）mL/kg/min、（39. 41±4. 68）mL/kg/min、（41. 36±3. 51）mL/kg/min。在 20 米往返跑次数、最后最大跑速、最大摄氧量方面，不同母亲文化程度间相比较，差异均有统计学意义（*F* 值分别为 7. 199、6. 534、59. 182，*P* 值均<0. 01）。

表 2-15 母亲不同文化程度高原儿童青少年心肺耐力的比较（女生，M±SD）

母亲文化程度	统计值	N	20 米往返跑次数（laps）	最后最大跑速（km/h）	最大摄氧量（mL/kg/min）
小学及以下		2089	27. 13±10. 98	9. 92±0. 65	38. 06±4. 88
初高中		537	26. 90±10. 91	9. 91±0. 63	39. 41±4. 68[a]
大专及以上		224	24. 24±9. 01[ab]	9. 76±0. 52[ab]	41. 36±3. 51[ab]
	F 值		7. 199	6. 534	59. 182
	P 值		0. 001	0. 001	<0. 001

注：a 与小学及以下组比较，b 与初高中组比较；*P*<0. 05。

表 2-16 显示了不同母亲文化程度高原儿童青少年男女生心肺耐力的比较。结果显示，高原儿童青少年母亲文化程度为小学及以下、初高中、大专

及以上的 20 米往返跑次数分别为（33.07±17.29）laps、（33.51±16.87）laps、（29.95±15.40）laps；最后最大跑速分别为（10.23±0.95）km/h、（10.25±0.92）km/h、（10.07±0.83）km/h；最大摄氧量分别为（39.90±5.42）mL/kg/min、（41.06±5.03）mL/kg/min、（42.39±3.96）mL/kg/min。在 20 米往返跑次数、最后最大跑速、最大摄氧量方面，不同母亲文化程度间相比较，差异均有统计学意义（*F* 值分别为 8.279、7.510、62.584，*P* 值均<0.01）。

表 2-16　母亲不同文化程度高原儿童青少年心肺耐力的比较（合计，M±SD）

母亲文化程度	统计值	N	20 米往返跑次数（laps）	最后最大跑速（km/h）	最大摄氧量（mL/kg/min）
小学及以下		4076	33.07±17.29	10.23±0.95	39.90±5.42
初高中		1127	33.51±16.87	10.25±0.92	41.06±5.03[a]
大专及以上		494	29.95±15.40[ab]	10.07±0.83[ab]	42.39±3.96[ab]
	F 值		8.279	7.510	62.584
	P 值		<0.001	0.001	<0.001

注：a 与小学及以下组比较，b 与初高中组比较；*P*<0.05。

图 2-6 显示了母亲不同文化程度高原儿童青少年心肺耐力的男女比较。总体上，高原男生在母亲不同文化程度上 20 米往返跑次数、最后最大跑速、最大摄氧量成绩均高于女生，且在母亲不同文化程度上，男生与女生相比较，在 20 米往返跑次数、最后最大跑速、最大摄氧量成绩上均存在显著差异（*P* 值均<0.01）。

（4）父母是否支持体育锻炼儿童青少年心肺耐力比较

表 2-17 显示了父母是否支持体育锻炼高原儿童青少年男生心肺耐力的比较。结果显示，高原儿童青少年父母对体育锻炼持支持态度、中立态度、不支持态度的 20 米往返跑次数分别为（37.32±19.66）laps、（40.18±19.22）laps、（35.03±18.67）laps；最后最大跑速分别为（10.45±1.06）km/h、（10.60±1.04）km/h、（10.34±1.03）km/h；最大摄氧量分别为（42.16±5.04）mL/kg/min、（42.31±4.94）mL/kg/min、（42.20±5.33）mL/kg/min。在 20 米往返跑次数、最后最大跑速方面，不同父母支持体育锻炼态度间相比较，差异均有统计学意义（*F* 值分别为 8.788、8.105，*P* 值均<0.001）。

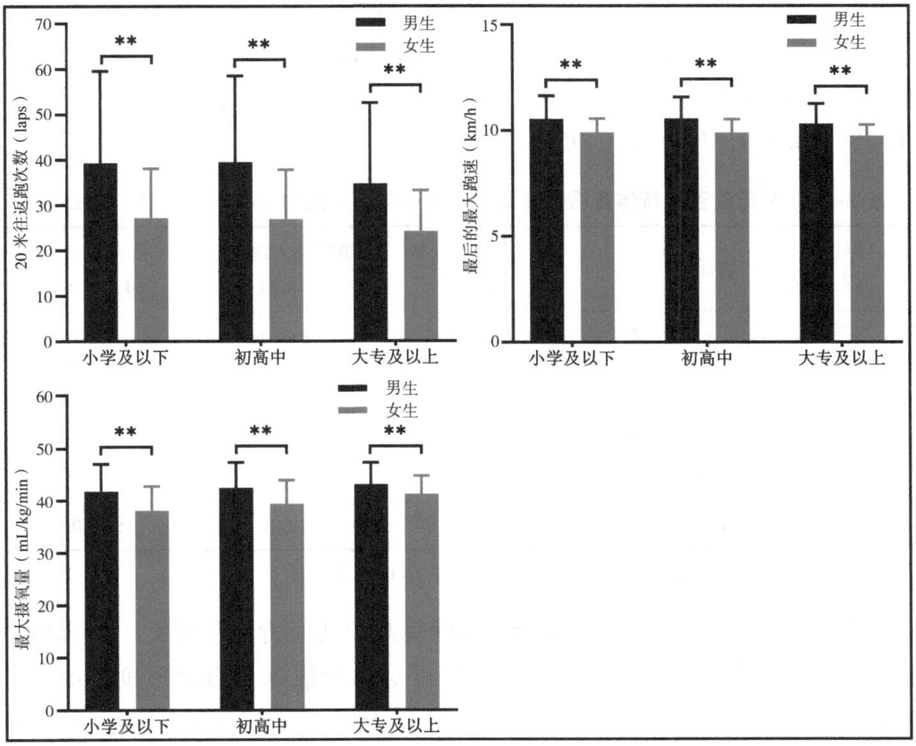

图 2-6　母亲不同文化程度高原儿童青少年心肺耐力的男女比较

（ $^{*}P<0.05$ ， $^{**}P<0.01$ ）

表 2-17　父母是否支持体育锻炼高原儿童青少年心肺耐力的比较（男生，M±SD）

父母是否支持体育锻炼	统计值	N	20 米往返跑次数（laps）	最后最大跑速（km/h）	最大摄氧量（mL/kg/min）
支持态度		2697	37. 32±19. 66	10. 45±1. 06	42. 16±5. 04
中立态度		754	40. 18±19. 22[a]	10. 60±1. 04[a]	42. 31±4. 94
不支持态度		235	35. 03±18. 67[b]	10. 34±1. 03[b]	42. 20±5. 33
	F 值		8. 788	8. 105	0. 271
	P 值		<0. 001	<0. 001	0. 762

注：a 与支持态度组比较，b 与中立态度组比较；*P*<0. 05。

表 2-18 显示了父母是否支持体育锻炼高原儿童青少年女生心肺耐力的比较。结果显示，高原儿童青少年父母对体育锻炼持支持态度、中立态度、不支持态度的 20 米往返跑次数分别为（26. 38±10. 94）laps、（27. 30±10. 50）laps、（23. 19±9. 28）laps；最后最大跑速分别为（9. 88±0. 64）km/h、（9. 93±0. 62）km/h、（9. 69±0. 56）km/h；最大摄氧量分别为（38. 98±

4.86）mL/kg/min、（38.53±4.55）mL/kg/min、（39.47±4.58）mL/kg/min。在20米往返跑次数、最后最大跑速、最大摄氧量方面，不同父母是否支持体育锻炼态度间相比较，差异均有统计学意义（*F* 值分别为10.810、10.580、3.939，*P* 值均<0.05）。

表2-18 父母是否支持体育锻炼高原儿童青少年心肺耐力的比较（女生，M±SD）

父母是否支持体育锻炼	统计值	N	20米往返跑次数（laps）	最后最大跑速（km/h）	最大摄氧量（mL/kg/min）
支持态度		2747	26.38±10.94	9.88±0.64	38.98±4.86
中立态度		717	27.30±10.50[a]	9.93±0.62[a]	38.53±4.55[a]
不支持态度		187	23.19±9.28[ab]	9.69±0.56[ab]	39.47±4.58[b]
	F 值		10.810	10.580	3.939
	P 值		<0.001	<0.001	0.020

注：a与支持态度组比较，b与中立态度组比较；*P*<0.05。

表2-19显示了父母是否支持体育锻炼高原儿童青少年男女生心肺耐力的比较。结果显示，高原儿童青少年父母对体育锻炼持支持态度、中立态度、不支持态度的20米往返跑次数分别为（31.80±16.78）laps、（33.90±16.86）laps、（29.78±16.32）laps；最后最大跑速分别为（10.16±0.92）km/h、（10.28±0.93）km/h、（10.05±0.91）km/h；最大摄氧量分别为（40.56±5.20）mL/kg/min、（40.47±5.11）mL/kg/min、（40.99±5.18）mL/kg/min。在20米往返跑次数、最后最大跑速方面，不同父母支持体育锻炼态度间相比较，差异均有统计学意义（*F* 值分别为13.388、12.919，*P* 值均<0.001）。

表2-19 父母是否支持体育锻炼高原儿童青少年心肺耐力的比较（合计，M±SD）

父母是否支持体育锻炼	统计值	N	20米往返跑次数（laps）	最后最大跑速（km/h）	最大摄氧量（mL/kg/min）
支持态度		5444	31.80±16.78	10.16±0.92	40.56±5.20
中立态度		1471	33.90±16.86[a]	10.28±0.93[a]	40.47±5.11
不支持态度		422	29.78±16.32[ab]	10.05±0.91[ab]	40.99±5.18
	F 值		13.388	12.919	1.719
	P 值		<0.001	<0.001	0.179

注：a与支持态度组比较，b与中立态度组比较；*P*<0.05。

图 2-7 显示了父母是否支持体育锻炼高原儿童青少年心肺耐力的男女比较。总体上，高原男生在不同父母是否支持体育锻炼上 20 米往返跑次数、最后最大跑速、最大摄氧量成绩均高于女生，且在不同父母是否支持体育锻炼上，男生与女生相比较，在 20 米往返跑次数、最后最大跑速、最大摄氧量成绩上均存在显著差异（P 值均<0.01）。

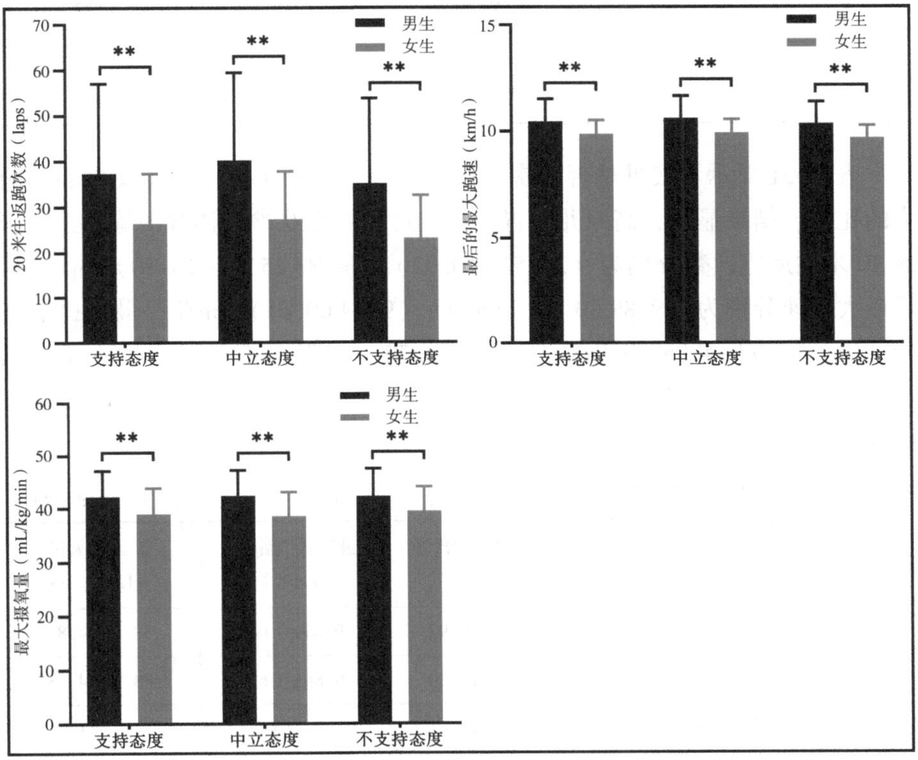

图 2-7　父母是否支持体育锻炼高原儿童青少年心肺耐力的男女比较

（* P<0.05， P<0.01）**

（5）父母是否喜欢参与体育锻炼儿童青少年心肺耐力比较

表 2-20 显示了父母是否喜欢参与体育锻炼高原儿童青少年男生心肺耐力的比较。结果显示，高原儿童青少年父母是否喜欢参与体育锻炼中是、否的 20 米往返跑次数分别为（38.02±19.59）laps、（36.89±19.41）laps；最后最大跑速分别为（10.49±1.05）km/h、（10.43±1.06）km/h；最大摄氧量分别为（42.31±5.03）mL/kg/min、（41.78±5.06）mL/kg/min。在最大摄氧量方面，父母是否喜欢参与体育锻炼间相比较，差异有统计学意义

（F 值为 2.696，P 值均<0.05）。

表 2-20　父母是否喜欢体育锻炼高原儿童青少年心肺耐力的比较（男生，M±SD）

父母是否喜欢参与体育锻炼	统计值	N	20 米往返跑次数（laps）	最后最大跑速（km/h）	最大摄氧量（mL/kg/min）
是		2830	38.02±19.59	10.49±1.05	42.31±5.03
否		856	36.89±19.41	10.43±1.06	41.78±5.06
	t 值		1.489	1.306	2.696
	P 值		0.137	0.191	0.007

表 2-21 显示了父母是否喜欢参与体育锻炼高原儿童青少年女生心肺耐力的比较。结果显示，高原儿童青少年父母是否喜欢参与体育锻炼中是、否的 20 米往返跑次数分别为（26.57±10.92）laps、（25.72±10.30）laps；最后最大跑速分别为（9.89±0.64）km/h、（9.84±0.61）km/h；最大摄氧量分别为（38.97±4.85）mL/kg/min、（38.73±4.53）mL/kg/min。在最后最大跑速方面，父母是否喜欢参与体育锻炼间相比较，差异有统计学意义（F 值为 2.068，P 值<0.05）。

表 2-21　父母是否喜欢体育锻炼高原儿童青少年心肺耐力的比较（女生，M±SD）

父母是否喜欢参与体育锻炼	统计值	N	20 米往返跑次数（laps）	最后最大跑速（km/h）	最大摄氧量（mL/kg/min）
是		2910	26.57±10.92	9.89±0.64	38.97±4.85
否		741	25.72±10.30	9.84±0.61	38.73±4.53
	t 值		1.893	2.068	1.22
	P 值		0.058	0.039	0.222

表 2-22 显示了父母是否喜欢参与体育锻炼高原儿童青少年男女生心肺耐力的比较。结果显示，高原儿童青少年父母是否喜欢参与体育锻炼中是、否的 20 米往返跑次数分别为（32.21±19.66）laps、（31.71±19.22）laps；最后最大跑速分别为（10.18±18.67）km/h、（10.16±19.55）km/h；最大摄氧量分别为（40.62±1.06）mL/kg/min、（40.37±1.04）mL/kg/min。在 20 米往返跑次数、最后最大跑速、最大摄氧量方面，父母是否喜欢参与体育锻炼间相比较，差异均无统计学意义（P 值均>0.05）。

表 2-22 父母是否喜欢体育锻炼高原儿童青少年心肺耐力的比较（合计，M±SD）

父母是否喜欢参与体育锻炼	统计值	N	20 米往返跑次数（laps）	最后最大跑速（km/h）	最大摄氧量（mL/kg/min）
是		5740	32. 21±19. 66	10. 18±18. 67	40. 62±1. 06
否		1597	31. 71±19. 22	10. 16±19. 55	40. 37±1. 04
	t 值		1. 065	1. 086	1. 717
	P 值		0. 287	0. 277	0. 086

图 2-8 显示了父母是否喜欢体育锻炼高原儿童青少年心肺耐力的男女比较。总体上，高原男生在父母是否喜欢体育锻炼上 20 米往返跑次数、最后最大跑速、最大摄氧量成绩均高于女生，且在父母是否喜欢体育锻炼上，男生与女生相比较，在 20 米往返跑次数、最后最大跑速、最大摄氧量成绩上均存在显著差异（*P* 值均<0. 01）。

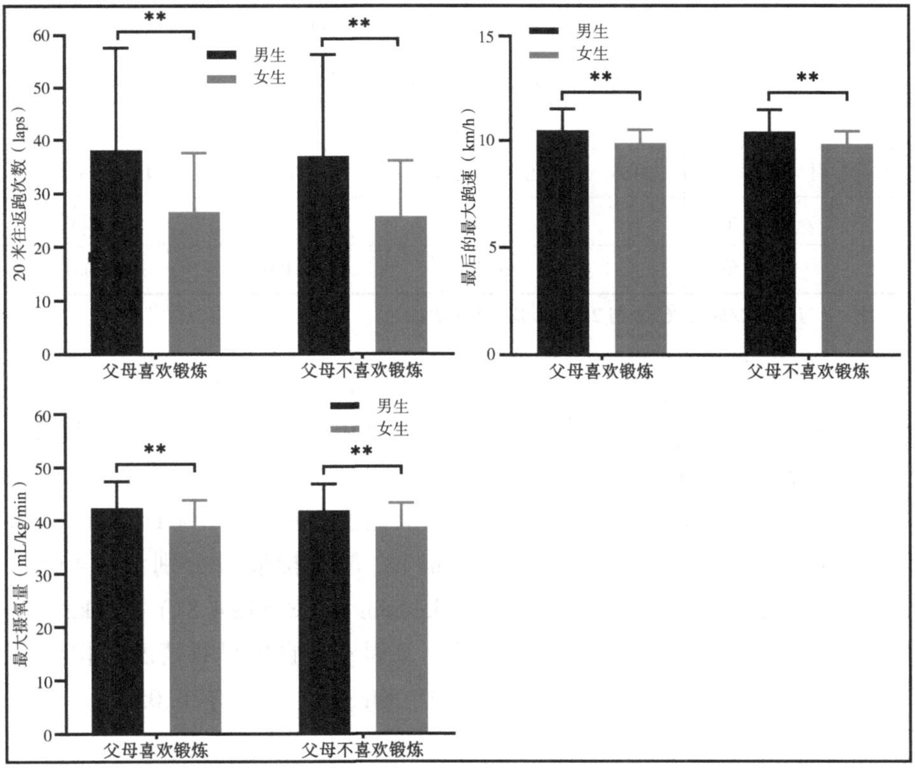

图 2-8 父母是否喜欢体育锻炼高原儿童青少年心肺耐力的男女比较

（$^{*}P<0.05$，$^{**}P<0.01$）

2.3.2.4 不同饮食行为儿童青少年心肺耐力水平

（1）每周食用早餐情况儿童青少年心肺耐力比较

表 2-23 显示了每周不同食用早餐情况高原儿童青少年男生心肺耐力的比较。结果显示，高原儿童青少年每周不同食用早餐情况为≤1 次/周、2~4 次/周、≥5 次/周的 20 米往返跑次数分别为（28.84±16.22）laps、（38.76±18.04）laps、（38.10±19.76）laps；最后最大跑速分别为（10.01±0.91）km/h、（10.53±0.98）km/h、（10.49±1.06）km/h；最大摄氧量分别为（41.54±5.62）mL/kg/min、（43.22±4.78）mL/kg/min、（42.11±5.02）mL/kg/min。在 20 米往返跑次数、最后最大跑速、最大摄氧量方面，每周不同食用早餐情况间相比较，差异均有统计学意义（*F* 值分别为 17.867、16.743、9.423，*P* 值均<0.001）。

表 2-23 每周不同食用早餐情况高原儿童青少年心肺耐力的比较（男生，M±SD）

每周食用早餐情况	统计值	N	20 米往返跑次数（laps）	最后最大跑速（km/h）	最大摄氧量（mL/kg/min）
≤1 次/周		161	28.84±16.22	10.01±0.91	41.54±5.62
2~4 次/周		360	38.76±18.04[a]	10.53±0.98[a]	43.22±4.78[a]
≥5 次/周		3165	38.10±19.76[a]	10.49±1.06[a]	42.11±5.02[b]
	F 值		17.867	16.743	9.423
	P 值		<0.001	<0.001	<0.001

注：a 与≤1 次/周比较，b 与 2~4 次/周比较；*P*<0.05。

表 2-24 显示了每周不同食用早餐情况高原儿童青少年女生心肺耐力的比较。结果显示，高原儿童青少年每周不同食用早餐情况为≤1 次/周、2~4 次/周、≥5 次/周的 20 米往返跑次数分别为（24.72±9.90）laps、（27.66±10.66）laps、（26.36±10.84）laps；最后最大跑速分别为（9.80±0.56）km/h、（9.96±0.61）km/h、（9.88±0.64）km/h；最大摄氧量分别为（40.92±4.27）mL/kg/min、（39.57±4.52）mL/kg/min、（38.79±4.81）mL/kg/min。在 20 米往返跑次数、最大摄氧量方面，每周不同食用早餐情况间相比较，差异均有统计学意义（*F* 值分别为 3.241、14.336，*P* 值均<0.05）。

表 2-24 每周不同食用早餐情况高原儿童青少年心肺耐力的比较（女生，M±SD）

每周食用早餐情况	统计值	N	20 米往返跑次数（laps）	最后最大跑速（km/h）	最大摄氧量（mL/kg/min）
≤1 次/周		124	24.72±9.90	9.80±0.56	40.92±4.27
2~4 次/周		252	27.66±10.66[a]	9.96±0.61[a]	39.57±4.52[a]
≥5 次/周		3275	26.36±10.84	9.88±0.64	38.79±4.81[ab]
	F 值		3.241	2.77	14.336
	P 值		0.039	0.063	<0.001

注：a 与≤1 次/周比较，b 与 2~4 次/周比较；$P<0.05$。

表 2-25 显示了每周不同食用早餐情况高原儿童青少年男女生心肺耐力的比较。结果显示，高原儿童青少年每周不同食用早餐情况为≤1 次/周、2~4 次/周、≥5 次/周的 20 米往返跑次数分别为（27.05±13.96）laps、（34.19±16.37）laps、（32.13±16.91）laps；最后最大跑速分别为（9.92±0.78）km/h、（10.29±0.89）km/h、（10.18±0.93）km/h；最大摄氧量分别为（41.27±5.07）mL/kg/min、（41.72±5.00）mL/kg/min、（40.42±5.19）mL/kg/min。在 20 米往返跑次数、最后最大跑速、最大摄氧量方面，每周不同食用早餐情况间相比较，差异均有统计学意义（*F* 值分别为 17.708、16.047、20.381，*P* 值均<0.001）。

表 2-25 每周不同食用早餐情况高原儿童青少年心肺耐力的比较（合计，M±SD）

每周食用早餐情况	统计值	N	20 米往返跑次数（laps）	最后最大跑速（km/h）	最大摄氧量（mL/kg/min）
≤1 次/周		285	27.05±13.96	9.92±0.78	41.27±5.07
2~4 次/周		612	34.19±16.37[a]	10.29±0.89[a]	41.72±5.00
≥5 次/周		6440	32.13±16.91[ab]	10.18±0.93[ab]	40.42±5.19[ab]
	F 值		17.708	16.047	20.381
	P 值		<0.001	<0.001	<0.001

注：a 与≤1 次/周比较，b 与 2~4 次/周比较；$P<0.05$。

图 2-9 显示了每周不同食用早餐情况高原儿童青少年心肺耐力的男女比较。总体上，高原男生在每周不同食用早餐情况上 20 米往返跑次数、最后最大跑速、最大摄氧量成绩均高于女生，且在每周不同食用早餐情况上，除最大摄氧量≤1 次/周外，男生与女生相比较在 20 米往返跑次数、最后最

大跑速、最大摄氧量成绩上均存在显著差异（P 值均<0.05 或 0.01）。

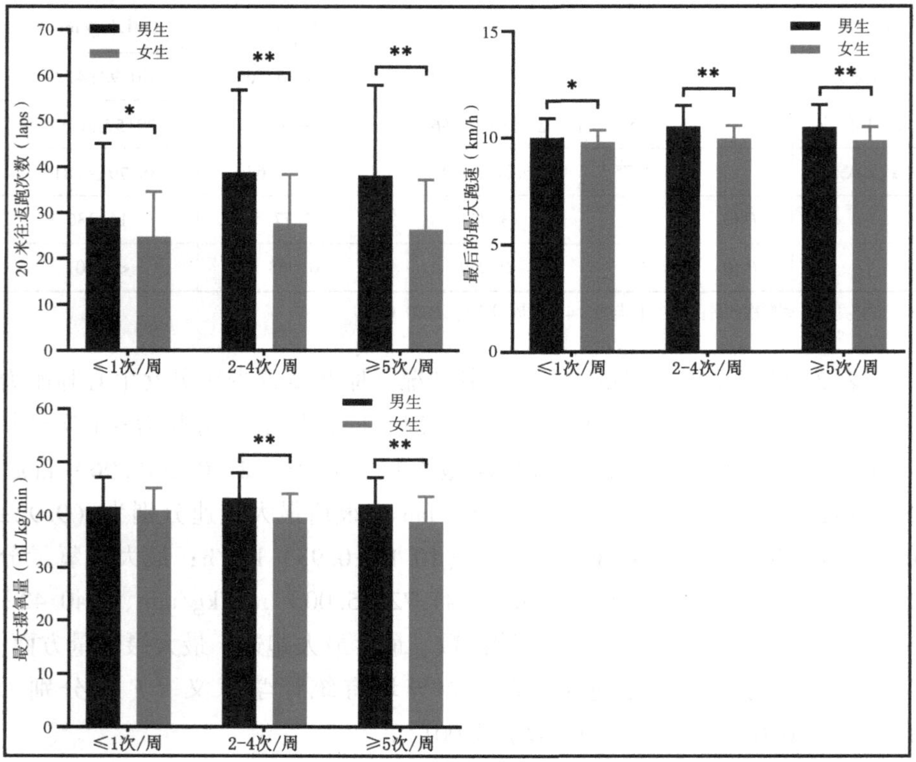

图 2-9 每周不同食用早餐情况高原儿童青少年心肺耐力的男女比较
（$^{*}P$<0.05，$^{**}P$<0.01）

（2）每周食用鸡蛋情况儿童青少年心肺耐力比较

表 2-26 显示了每周不同食用鸡蛋情况高原儿童青少年男生心肺耐力的比较。结果显示，高原儿童青少年每周不同食用鸡蛋情况为≤1 次/周、2~4 次/周、≥5 次/周的 20 米往返跑次数分别为（34.85±18.14）laps、（39.03±19.19）laps、（38.86±21.47）laps；最后最大跑速分别为（10.32±0.99）km/h、（10.55±1.03）km/h、（10.53±1.15）km/h；最大摄氧量分别为（42.18±4.77）mL/kg/min、（42.36±4.68）mL/kg/min、（41.88±5.94）mL/kg/min。在 20 米往返跑次数、最后最大跑速、最大摄氧量方面，每周不同食用鸡蛋情况间相比较，差异均有统计学意义（F 值分别为 17.187、17.019、2.640，P 值均<0.001）。

表 2-26 每周不同食用鸡蛋情况高原儿童青少年心肺耐力的比较（男生，M±SD）

每周食用鸡蛋情况	统计值	N	20 米往返跑次数（laps）	最后最大跑速（km/h）	最大摄氧量（mL/kg/min）
≤1 次/周		1085	34.85±18.14	10.32±0.99	42.18±4.77
2~4 次/周		1720	39.03±19.19[a]	10.55±1.03[a]	42.36±4.68
≥5 次/周		881	38.86±21.47[a]	10.53±1.15[a]	41.88±5.94[b]
	F 值		17.187	17.019	2.640
	P 值		<0.001	<0.001	<0.001

注：a 与≤1 次/周比较，b 与 2~4 次/周比较；$P<0.05$，每次以食用至少 1 个鸡蛋计算。

表 2-27 显示了每周不同食用鸡蛋情况高原儿童青少年女生心肺耐力的比较。结果显示，高原儿童青少年每周不同食用鸡蛋情况为≤1 次/周、2~4 次/周、≥5 次/周的 20 米往返跑次数分别为（25.68±10.73）laps、（27.30±9.99）laps、（25.53±12.54）laps；最后最大跑速分别为（9.84±0.63）km/h、（9.94±0.58）km/h、（9.82±0.75）km/h；最大摄氧量分别为（38.80±4.61）mL/kg/min、（39.36±4.45）mL/kg/min、（38.07±5.71）mL/kg/min。在 20 米往返跑次数、最后最大跑速、最大摄氧量方面，每周不同食用鸡蛋情况间相比较，差异均有统计学意义（F 值分别为 10.989、13.075、18.599，P 值均<0.001）。

表 2-27 每周不同食用鸡蛋情况高原儿童青少年心肺耐力的比较（女生，M±SD）

每周食用鸡蛋情况	统计值	N	20 米往返跑次数（laps）	最后最大跑速（km/h）	最大摄氧量（mL/kg/min）
≤1 次/周		1295	25.68±10.73	9.84±0.63	38.80±4.61
2~4 次/周		1667	27.30±9.99[a]	9.94±0.58[a]	39.36±4.45[a]
≥5 次/周		689	25.53±12.54[b]	9.82±0.75[b]	38.07±5.71[ab]
	F 值		10.989	13.075	18.599
	P 值		<0.001	<0.001	<0.001

注：a 与≤1 次/周比较，b 与 2~4 次/周比较；$P<0.05$，每次以食用至少 1 个鸡蛋计算。

表 2-28 显示了每周不同食用鸡蛋情况高原儿童青少年男女生心肺耐力的比较。结果显示，高原儿童青少年每周不同食用鸡蛋情况为≤1 次/周、2~4 次/周、≥5 次/周的 20 米往返跑次数分别为（29.86±15.28）laps、（33.26±16.44）laps、（33.01±19.27）laps；最后最大跑速分别为（10.06±0.85）km/h、（10.25±0.89）km/h、（10.22±1.05）km/h；最大摄氧量分别为（40.34±4.98）mL/kg/min、（40.88±4.81）mL/kg/min、（40.21±6.13）mL/kg/min。在 20 米往返跑次数、最后最大跑速、最大摄氧量方面，每周不同食用鸡蛋情况间相比较，差异均有统计学意义（F 值分别为 31.739、31.897、12.407，P 值均<0.001）。

表 2-28　每周不同食用鸡蛋情况高原儿童青少年心肺耐力的比较（合计，M±SD）

每周食用鸡蛋情况	统计值	N	20 米往返跑次数（laps）	最后最大跑速（km/h）	最大摄氧量（mL/kg/min）
≤1 次/周		2380	29.86±15.28	10.06±0.85	40.34±4.98
2~4 次/周		3387	33.26±16.44[a]	10.25±0.89[a]	40.88±4.81[a]
≥5 次/周		1570	33.01±19.27[a]	10.22±1.05[a]	40.21±6.13[b]
	F 值		31.739	31.897	12.407
	P 值		<0.001	<0.001	<0.001

注：a 与≤1 次/周比较，b 与 2~4 次/周比较；$P<0.05$，每次以食用至少 1 个鸡蛋计算。

图 2-10 显示了每周不同食用鸡蛋情况高原儿童青少年心肺耐力的男女比较。总体上，高原男生在每周不同食用鸡蛋情况上 20 米往返跑次数、最后最大跑速、最大摄氧量成绩均高于女生，且在每周不同食用鸡蛋情况上，男生与女生相比较在 20 米往返跑次数、最后最大跑速、最大摄氧量成绩上均存在显著差异（P 值均<0.01）。

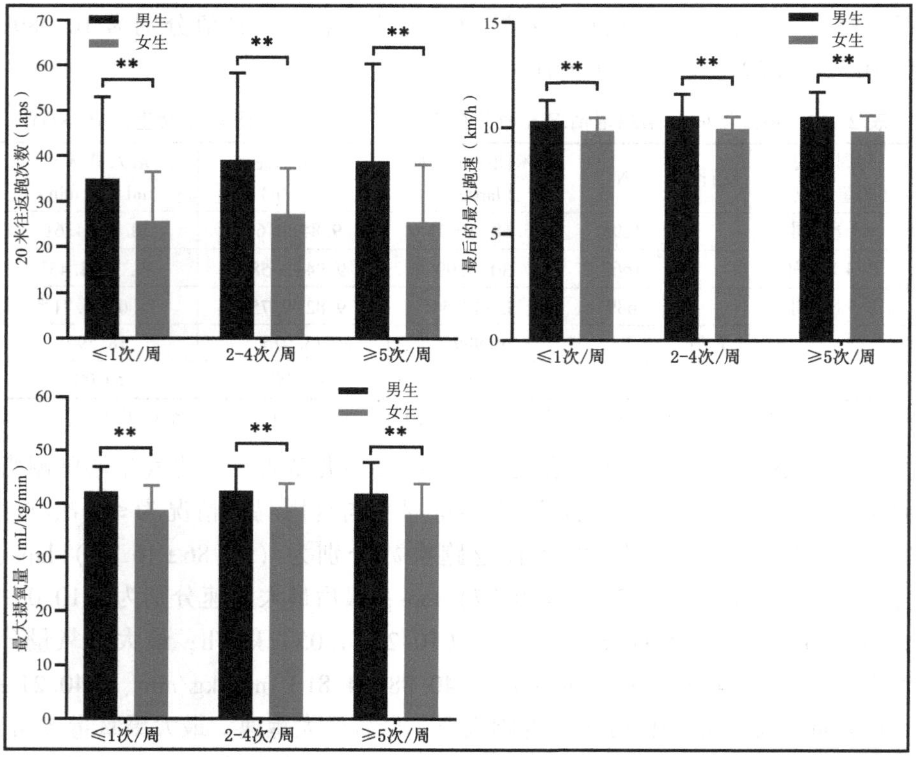

图 2-10　每周不同食用鸡蛋情况高原儿童青少年心肺耐力的男女比较

（$^{*}P<0.05$，$^{**}P<0.01$）

（3）每周饮用牛奶情况儿童青少年心肺耐力比较

表 2-13 显示，每周不同饮用牛奶情况高原儿童青少年心肺耐力的比较。

表 2-29 显示了每周不同饮用牛奶情况高原儿童青少年男生心肺耐力的比较。结果显示，高原儿童青少年每周不同饮用牛奶情况为≤1 次/周、2~4 次/周、≥5 次/周的 20 米往返跑次数分别为（37.52±18.82）laps、（38.15±19.47）laps、（37.28±20.17）laps；最后最大跑速分别为（10.47±1.02）km/h、（10.49±1.06）km/h、（10.45±1.08）km/h；最大摄氧量分别为（42.35±5.19）mL/kg/min、（41.91±4.99）mL/kg/min、（42.55±4.99）mL/kg/min。在最大摄氧量方面，每周不同饮用牛奶情况间相比较，差异有统计学意义（*F* 值为 6.095，*P* 值均<0.01）。

表 2-29　每周不同饮用牛奶情况高原儿童青少年心肺耐力的比较（男生，M±SD）

每周饮用牛奶情况	统计值	N	20 米往返跑次数（laps）	最后最大跑速（km/h）	最大摄氧量（mL/kg/min）
≤1 次/周		781	37.52±18.82	10.47±1.02	42.35±5.19
2~4 次/周		1811	38.15±19.47	10.49±1.06	41.91±4.99
≥5 次/周		1094	37.28±20.17	10.45±1.08	42.55±4.99
	F 值		0.758	0.673	6.095
	P 值		0.469	0.51	0.002

注：a 与≤1 次/周比较，b 与 2~4 次/周比较；*P*<0.05，每次以 250 毫升计算。

表 2-30 显示了每周不同饮用牛奶情况高原儿童青少年女生心肺耐力的比较。结果显示，高原儿童青少年每周不同饮用牛奶情况为≤1 次/周、2~4 次/周、≥5 次/周的 20 米往返跑次数分别为（27.00±10.86）laps、（27.18±10.40）laps、（24.46±11.22）laps；最后最大跑速分别为（9.92±0.63）km/h、（9.92±0.61）km/h、（9.77±0.68）km/h；最大摄氧量分别为（38.57±4.82）mL/kg/min、（38.83±4.63）mL/kg/min、（39.38±5.01）mL/kg/min。在 20 米往返跑次数、最后最大跑速、最大摄氧量方面，每周不同饮用牛奶情况间相比较，差异均有统计学意义（*F* 值分别为 22.375、19.781、7.298，*P* 值均<0.01）。

表 2-30　每周不同饮用牛奶情况高原儿童青少年心肺耐力的比较（女生，M±SD）

每周饮用牛奶情况	统计值	N	20 米往返跑次数（laps）	最后最大跑速（km/h）	最大摄氧量（mL/kg/min）
≤1 次/周		889	27. 00±10. 86	9. 92±0. 63	38. 57±4. 82
2~4 次/周		1765	27. 18±10. 40	9. 92±0. 61	38. 83±4. 63
≥5 次/周		997	24. 46±11. 22	9. 77±0. 68	39. 38±5. 01
	F 值		22. 375	19. 781	7. 298
	P 值		<0. 001	<0. 001	0. 001

注：a 与≤1 次/周比较，b 与 2~4 次/周比较；*P*<0. 05，每次以 250 毫升计算。

表 2-31 显示了每周不同饮用牛奶情况高原儿童青少年男女生心肺耐力的比较。结果显示，高原儿童青少年每周不同饮用牛奶情况为≤1 次/周、2~4 次/周、≥5 次/周的 20 米往返跑次数分别为（31. 92±16. 00）laps、（32. 74±16. 60）laps、（31. 17±17. 72）laps；最后最大跑速分别为（10. 18±0. 88）km/h、（10. 21±0. 91）km/h、（10. 12±0. 97）km/h；最大摄氧量分别为（40. 34±5. 34）mL/kg/min、（40. 39±5. 05）mL/kg/min、（41. 04±5. 24）mL/kg/min。在 20 米往返跑次数、最后最大跑速、最大摄氧量方面，每周不同饮用牛奶情况间相比较，差异均有统计学意义（*F* 值分别为 5. 927、5. 808、12. 476，*P* 值均<0. 01）。

表 2-31　每周不同饮用牛奶情况高原儿童青少年心肺耐力的比较（合计，M±SD）

每周饮用牛奶情况	统计值	N	20 米往返跑次数（laps）	最后最大跑速（km/h）	最大摄氧量（mL/kg/min）
≤1 次/周		1670	31. 92±16. 00	10. 18±0. 88	40. 34±5. 34
2~4 次/周		3576	32. 74±16. 60	10. 21±0. 91	40. 39±5. 05
≥5 次/周		2091	31. 17±17. 72[b]	10. 12±0. 97[b]	41. 04±5. 24[ab]
	F 值		5. 927	5. 808	12. 476
	P 值		0. 003	0. 003	<0. 001

注：a 与≤1 次/周比较，b 与 2~4 次/周比较；*P*<0. 05，每次以 250 毫升计算。

图 2-11 显示了每周不同饮用牛奶情况高原儿童青少年心肺耐力的男女比较。总体上，高原男生在每周不同饮用牛奶情况上 20 米往返跑次数、最后最大跑速、最大摄氧量成绩均高于女生，且在每周不同饮用牛奶情况上，男生与女生相比较在 20 米往返跑次数、最后最大跑速、最大摄氧量成绩上

均存在显著差异（*P* 值均<0.01）。

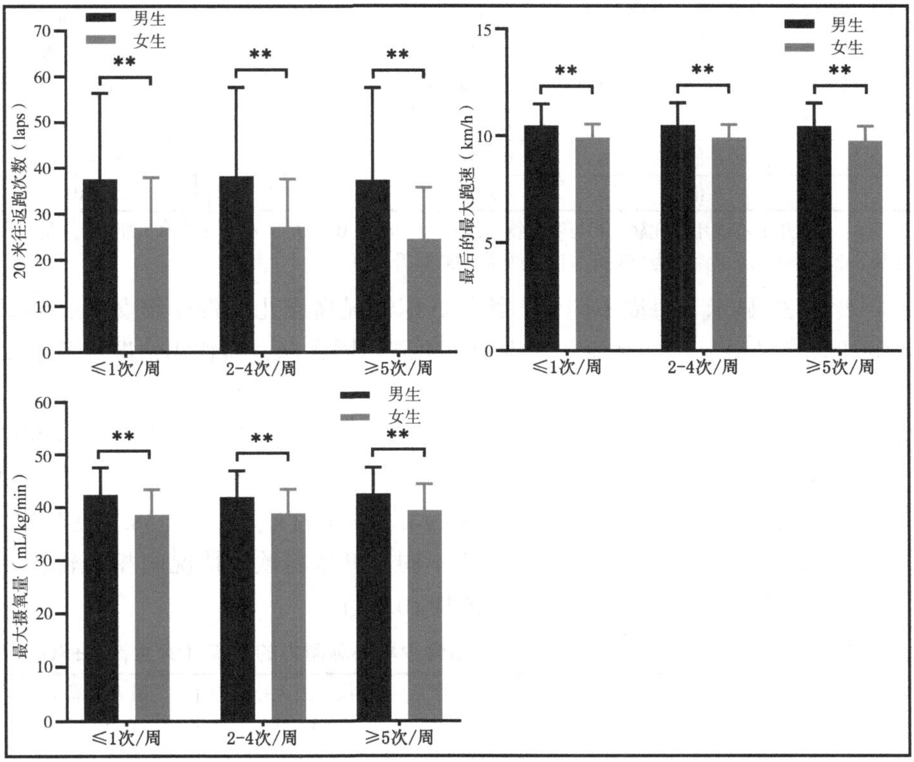

图 2-11　每周不同饮用牛奶情况高原儿童青少年心肺耐力的男女比较

（$^{*}P<0.05$，$^{**}P<0.01$）

（4）每周含糖饮料饮用情况儿童青少年心肺耐力比较

表 2-32 显示了每周不同含糖饮料饮用情况高原儿童青少年男生心肺耐力的比较。结果显示，高原儿童青少年每周不同含糖饮料饮用情况为几乎不饮用、偶尔饮用、经常饮用的 20 米往返跑次数分别为（46.59±24.07）laps、（38.16±19.62）laps、（34.81±17.11）laps；最后最大跑速分别为（10.93±1.24）km/h、（10.49±1.07）km/h、（10.33±0.94）km/h；最大摄氧量分别为（44.63±4.96）mL/kg/min、（42.20±5.01）mL/kg/min、（41.49±4.87）mL/kg/min。在 20 米往返跑次数、最后最大跑速、最大摄氧量方面，每周不同含糖饮料饮用情况间相比较，差异均有统计学意义（*F* 值分别为 63.765、57.545、67.464，*P* 值均<0.001）。

表 2-32　不同含糖饮料饮用情况高原儿童青少年心肺耐力的比较（男生，M±SD）

含糖饮料饮用情况	统计值	N	20 米往返跑次数（laps）	最后最大跑速（km/h）	最大摄氧量（mL/kg/min）
几乎不饮用		431	46. 59±24. 07	10. 93±1. 24	44. 63±4. 96
偶尔饮用		1730	38. 16±19. 62[a]	10. 49±1. 07[a]	42. 20±5. 01[a]
经常饮用		1525	34. 81±17. 11[ab]	10. 33±0. 94[ab]	41. 49±4. 87[ab]
	F 值		63. 765	57. 545	67. 464
	P 值		<0. 001	<0. 001	<0. 001

注：a 与几乎不饮用组比较，b 与偶尔饮用组比较；*P*<0. 05。几乎不饮用为≤1 瓶/周，偶尔饮用为 1-2 瓶/周，经常饮用为≥3 瓶/周，每瓶以 500 毫升计算。

表 2-33 显示了每周不同含糖饮料饮用情况高原儿童青少年女生心肺耐力的比较。结果显示，高原儿童青少年每周不同含糖饮料饮用情况为几乎不饮用、偶尔饮用、经常饮用的 20 米往返跑次数分别为（26. 75±9. 75）laps、（26. 52±10. 70）laps、（26. 12±11. 19）laps；最后最大跑速分别为（9. 90±0. 56）km/h、（9. 89±0. 63）km/h、（9. 86±0. 67）km/h；最大摄氧量分别为（39. 75±4. 82）mL/kg/min、（38. 84±4. 80）mL/kg/min、（38. 84±4. 76）mL/kg/min。在最大摄氧量方面，每周不同含糖饮料饮用情况间相比较，差异有统计学意义（*F* 值为 4. 949，*P* 值均<0. 05）。

表 2-33　不同含糖饮料饮用情况高原儿童青少年心肺耐力的比较（女生，M±SD）

含糖饮料饮用情况	统计值	N	20 米往返跑次数（laps）	最后最大跑速（km/h）	最大摄氧量（mL/kg/min）
几乎不饮用		300	26. 75±9. 75	9. 90±0. 56	39. 75±4. 82
偶尔饮用		2045	26. 52±10. 70	9. 89±0. 63	38. 84±4. 80[a]
经常饮用		1306	26. 12±11. 19	9. 86±0. 67	38. 84±4. 76[a]
	F 值		0. 715	0. 694	4. 949
	P 值		0. 489	0. 5	0. 007

注：a 与几乎不饮用组比较，b 与偶尔饮用组比较；*P*<0. 05。几乎不饮用为≤1 瓶/周，偶尔饮用为 1-2 瓶/周，经常饮用为≥3 瓶/周，每瓶以 500 毫升计算。

表 2-34 显示了每周不同含糖饮料饮用情况高原儿童青少年男女生心肺耐力的比较。结果显示，高原儿童青少年每周不同含糖饮料饮用情况为几乎不饮用、偶尔饮用、经常饮用的 20 米往返跑次数分别为（38. 45±21. 81）laps、（31. 85±16. 49）laps、（30. 80±15. 30）laps；最后最大跑速分别为（10. 51±1. 13）km/h、（10. 16±0. 91）km/h、（10. 11±0. 86）km/h；最大摄氧量分别为（42. 63±5. 46）mL/kg/min、（40. 38±5. 17）mL/kg/min、（40. 27±4. 99）mL/kg/min。在 20 米往返跑次数、最后最大跑速、最大摄氧量方面，每周不同含糖饮料饮用情况间相比较，差异均有统计学意义（*F* 值分别为 61. 991、54. 954、65. 945，*P* 值均<0. 001）。

表 2-34 不同含糖饮料饮用情况高原儿童青少年心肺耐力的比较（合计，M±SD）

含糖饮料饮用情况	统计值	N	20 米往返跑次数（laps）	最后最大跑速（km/h）	最大摄氧量（mL/kg/min）
几乎不饮用		731	38. 45±21. 81	10. 51±1. 13	42. 63±5. 46
偶尔饮用		3775	31. 85±16. 49[a]	10. 16±0. 91[a]	40. 38±5. 17[a]
经常饮用		2831	30. 80±15. 30[ab]	10. 11±0. 86[ab]	40. 27±4. 99[a]
	F 值		61. 991	54. 954	65. 945
	P 值		<0. 001	<0. 001	<0. 001

注：a 与几乎不饮用组比较，b 与偶尔饮用组比较；$P<0.05$。几乎不饮用为≤1 瓶/周，偶尔饮用为 1-2 瓶/周，经常饮用为≥3 瓶/周，每瓶以 500 毫升计算。

图 2-12 显示了每周不同含糖饮料饮用情况高原儿童青少年心肺耐力的男女比较。总体上，高原男生在每周不同含糖饮料饮用情况上 20 米往返跑次数、最后最大跑速、最大摄氧量成绩均高于女生，且在每周不同含糖饮料饮用情况上，男生与女生相比较在 20 米往返跑次数、最后最大跑速、最大摄氧量成绩上均存在显著差异（*P* 值均<0. 01）。

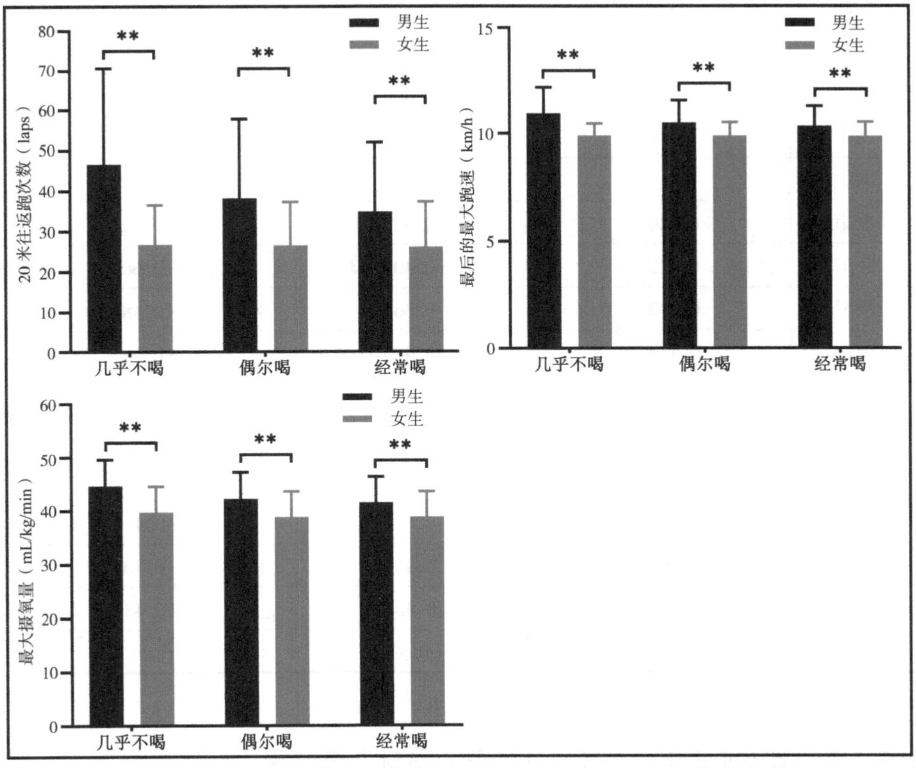

图 2-12 含糖饮料饮用情况高原儿童青少年心肺耐力的男女比较

（$^{*}P<0.05$，$^{**}P<0.01$）

2.3.3 高原儿童青少年身体成分、体力活动、睡眠时间与心肺耐力的相关性

2.3.3.1 高原儿童青少年身体成分与心肺耐力相关性分析

表2-35显示，不同性别高原儿童青少年身体成分与心肺耐力的皮尔逊相关分析。总体上：体重指数、胸围、腰围、臀围与20米往返跑次数、最后最大跑速呈正相关（$P<0.01$），与最大摄氧量呈现负相关关系（$P<0.01$）。体型指数与20米往返跑次数、最后最大跑速呈负相关（$P<0.01$），与最大摄氧量之间呈正相关关系（$P<0.01$）。高原儿童青少年男生和女生身体成分与心肺耐力各指标的相关系数值见表2-35。

表2-35 不同性别高原儿童青少年身体成分与心肺耐力的相关性（r值）

身体成分	20米往返跑次数（laps）	最后最大跑速（km/h）	最大摄氧量（mL/kg/min）
男生			
体重指数	0.355**	0.352**	-0.131**
胸围	0.540**	0.531**	-0.237**
腰围	0.377**	0.371**	-0.195**
臀围	0.505**	0.499**	-0.239**
体型指数	-0.432**	-0.431**	0.086**
女生			
体重指数	0.340**	0.325**	-0.501**
胸围	0.428**	0.403**	-0.607**
腰围	0.392**	0.367**	-0.482**
臀围	0.448**	0.426**	-0.587**
体型指数	-0.275**	-0.265**	0.398**
总体			
体重指数	0.285**	0.284**	-0.343**
胸围	0.464**	0.455**	-0.402**
腰围	0.369**	0.361**	-0.309**
臀围	0.408**	0.404**	-0.431**
体型指数	-0.331**	-0.330**	0.246**

注：* $P<0.05$，** $P<0.01$。

2.3.3.2 高原儿童青少年体力活动与心肺耐力相关性

表2-36显示，不同性别高原儿童青少年体力活动与心肺耐力的皮尔逊

相关分析。总体上：每天低强度体力活动时间与 20 米往返跑次数、最后最大跑速呈负相关（$P<0.01$）。每天高强度体力活动与 20 米往返跑次数、最后最大跑速、最大摄氧量呈正相关（$P<0.01$）。男生和女生的相关系数值见表 2-36。

表 2-36 不同性别高原儿童青少年体力活动与心肺耐力的相关性（r 值）

体力活动	20 米往返跑次数（laps）	最后最大跑速（km/h）	最大摄氧量（mL/kg/min）
男生			
每天静态活动时间	0.027	0.030	0.015
每天低强度体力活动时间	-0.051**	-0.052**	-0.073**
每天中强度体力活动时间	-0.016	-0.016	-0.066**
每天高强度体力活动时间	0.060**	0.061**	-0.016
每天户外活动时间	-0.017	-0.015	-0.054**
女生			
每天静态活动时间	0.008	0.006	-0.007
每天低强度体力活动时间	-0.072**	-0.063**	0.031
每天中强度体力活动时间	-0.084**	-0.087**	-0.028
每天高强度体力活动时间	-0.013	-0.011	0.053**
每天户外活动时间	-0.024	-0.021	0.042*
总体			
每天静态活动时间	-0.003	-0.001	-0.015
每天低强度体力活动时间	-0.031**	-0.031**	-0.009
每天中强度体力活动时间	-0.002	-0.005	-0.019
每天高强度体力活动时间	0.094**	0.091**	0.062**
每天户外活动时间	0.008	0.009	0.013

注：* $P<0.05$，** $P<0.01$。

2.3.3.3 高原儿童青少年睡眠时间与心肺耐力相关性

表 2-37 显示，不同性别高原儿童青少年睡眠时间与心肺耐力的皮尔逊相关分析。男生方面：上学日睡眠时间和周末睡眠时间与 20 米往返跑次数、最后最大跑速呈现负相关（$P<0.01$），与最大摄氧量之间呈正相关关系（$P<0.01$）。女生方面：上学日睡眠时间和周末睡眠时间与 20 米往返跑次数、最后最大跑速呈现负相关（$P<0.01$），与最大摄氧量之间呈正相关关系（$P<0.01$）。总体上：上学日睡眠时间和周末睡眠时间与 20 米往返跑

次数、最后最大跑速呈负相关（$P<0.01$），与最大摄氧量之间呈正相关关系（$P<0.01$）。

表 2-37　不同性别高原儿童青少年睡眠时间与心肺耐力的相关性（r 值）

睡眠时间	20 米往返跑次数（laps）	最后最大跑速（km/h）	最大摄氧量（mL/kg/min）
男生			
上学日睡眠时间	-0.283**	-0.279**	0.104**
周末睡眠时间	-0.175**	-0.175**	0.043**
女生			
上学日睡眠时间	-0.210**	-0.187**	0.389**
周末睡眠时间	-0.135**	-0.121**	0.285**
总体			
上学日睡眠时间	-0.197**	-0.191**	0.262**
周末睡眠时间	-0.129**	-0.126**	0.163**

注：* $P<0.05$，** $P<0.01$。

2.3.4　高原儿童青少年心肺耐力影响因素的多元线性逐步回归分析

以反映心肺耐力的 20 米往返跑次数、最后最大跑速、最大摄氧量等因素作为因变量，将单因素分析中存在统计学意义的各个变量和存在相关性的变量作为分析模型的自变量，进行多元线性逐步回归分析。对分类变量进行哑变量处理，同一因素采用“输入”法保证哑变量的同进同出，连续变量归入另一组，采用“步进”法，以此进行多元线性逐步回归分析。具体纳入模型的变量及赋值见表 2-18。

表 2-38　多元线性逐步回归分析中各自变量赋值

序号	自变量	赋值
1	年龄	连续变量
2	性别	男=0（对照），女=1
3	体重指数（BMI）	连续变量
4	胸围	连续变量
5	腰围	连续变量
6	臀围	连续变量
7	体型指数（ABSI）	连续变量
8	每天静态活动时间	连续变量

续表

序号	自变量	赋值
9	低强度体力活动时间/天	连续变量
10	中强度体力活动时间/天	连续变量
11	高强度体力活动时间/天	连续变量
12	每天户外活动时间	连续变量
13	上学日睡眠时间	连续变量
14	周末睡眠时间	连续变量
15	父亲受教育程度	1=小学及以下（哑变量对照），2=初高中，3=大专及以上
16	母亲受教育程度	1=小学及以下（哑变量对照），2=初高中，3=大专及以上
17	父母是否支持子女参与体育锻炼	1=支持态度，2=中立态度，3=不支持态度（哑变量对照）
18	父母业余锻炼情况	0=不喜欢（对照），1=喜欢
19	是否独生子女	0=非独生子女（对照），1=独生子女
20	早餐情况	1=≤1 次/周（哑变量对照），2=2~4 次/周，3=≥5 次/周
21	每周食用鸡蛋情况	1=≤1 次/周（哑变量对照），2=2~4 次/周，3=≥5 次/周
22	每周饮用牛奶情况	1=≤1 次/周（哑变量对照），2=2~4 次/周，3=≥5 次/周
23	每周含糖饮料饮用情况	1=几乎不饮用，2=偶尔饮用，3=经常饮用（哑变量对照）

注：每周食用鸡蛋情况以每次食用至少 1 个鸡蛋计算；每周饮用牛奶情况以每次饮用 250ml 计算；每周含糖饮料饮用情况中，几乎不饮用为≤1 瓶/周，偶尔饮用为 1～2 瓶/周，经常饮用为≥3 瓶/周，每瓶以 500 毫升计算。

2.3.4.1 高原儿童青少年 20 米往返跑次数影响因素分析

表 2-39 显示，高原儿童青少年 20 米往返跑次数的多元线性逐步回归分析。经逐步回归分析后显示，共有年龄、性别、是否独生子女、体重指数（BMI）、腰围、臀围、体型指数（ABSI）、每天中强度体力活动时间、每天高强度体力活动时间、父亲受教育程度、父母是否支持体育锻炼、父母业余锻炼情况、早餐情况、食用鸡蛋情况、含糖饮料饮用等 15 个变量进入回归方程。模型统计学分析结果如下：（1）模型拟合度：调整后 R^2 值=0.369，表明该模型中自变量能解释“20 米往返跑次数”的 36.9%。（2）方差分析运算结果：F 值 = 132.836，P<0.001，表明该回归模型的存在具有意义。（3）各个自变量的 VIF 值 1.074~7.897 之间，均小于 10，表明各自变量不存在多重共线性问题。（4）标准回归系数（β 值）显示，对高原儿童青少年 20 米往返跑次数影响主要的因素为 ABSI（β 值 = -0.462），其次为 BMI（β 值=-0.415），最低的为是否独生子女-独生子女（β 值=0.025）。

表 2-39　高原儿童青少年 20 米往返跑次数的多元线性逐步回归分析

常数项与自变量	B 值	标准误	β 值	t 值	P 值	B 值 95% CI	
						下限	上限
（常量）	81.349	5.914		13.755	<0.001	69.755	92.944
年龄	2.304	0.114	0.343	20.143	<0.001	2.080	2.528
性别-女生	-9.081	0.429	-0.265	-21.179	<0.001	-9.922	-8.241
是否独生子女-独生子女	1.258	0.558	0.025	2.252	0.024	0.163	2.353
体重指数（BMI）	-2.554	0.187	-0.415	-13.674	<0.001	-2.920	-2.188
腰围	0.794	0.061	0.387	12.987	<0.001	0.674	0.914
臀围	-0.356	0.042	-0.187	-8.482	<0.001	-0.438	-0.273
体型指数（ABSI）	-608.848	39.783	-0.462	-15.304	<0.001	-686.838	-530.858
每天中强度体力活动时间	-0.098	0.013	-0.114	-7.660	<0.001	-0.123	-0.073
每天高强度体力活动时间	0.069	0.012	0.083	5.567	<0.001	0.044	0.093
父亲受教育程度-初高中	1.200	0.508	0.030	2.363	0.018	0.204	2.195
父亲受教育程度-大专及以上	-0.578	0.964	-0.010	-0.599	0.549	-2.468	1.313
父母是否支持体育锻炼-支持态度	1.293	0.879	0.033	1.471	0.141	-0.430	3.017
父母是否支持体育锻炼-中立态度	2.076	0.939	0.049	2.210	0.027	0.235	3.918
父母业余锻炼情况-喜欢	-1.432	0.469	-0.034	-3.052	0.002	-2.352	-0.512
早餐情况-2~4 次/周	4.317	1.223	0.070	3.531	<0.001	1.920	6.714
早餐情况-≥5 次/周	1.823	1.071	0.034	1.702	0.089	-0.276	3.921
食用鸡蛋情况-2~4 次/周	1.817	0.454	0.053	4.005	<0.001	0.927	2.706
食用鸡蛋情况-≥5 次/周	-1.004	0.549	-0.025	-1.829	0.068	-2.080	0.072
含糖饮料饮用-几乎不饮用	8.164	0.654	0.148	12.478	<0.001	6.881	9.446
含糖饮料饮用-偶尔饮用	2.128	0.403	0.062	5.277	<0.001	1.337	2.918

2.3.4.2　高原儿童青少年 20 米往返跑最后最大跑速的影响因素分析

表 2-40 显示，高原儿童青少年 20 米往返跑最后最大跑速的多元线性逐步回归分析。通过逐步回归分析后，共有年龄、性别、是否独生子女、体重指数（BMI）、腰围、臀围、体型指数（ABSI）、每天中强度体力活动时间、每天高强度体力活动时间、父亲受教育程度、父母是否支持体育锻炼、父母业余锻炼情况、早餐情况、食用鸡蛋情况、含糖饮料饮用等 15 个变量进入回归方程。模型统计学分析结果如下：（1）模型拟合度：调整后 R^2 值 = 0.342，表明该模型中自变量能解释“20 米往返跑最后最大速度”的 34.2%。（2）方差分析运算结果：F 值 = 118.144，P<0.001，表明该回归模

型的存在具有意义。(3) 各自变量的 VIF 值在 1.074~7.897 之间，均小于 10，说明分析中各自变量间不存在多重共线性问题。(4) 标准回归系数 (β 值) 显示，对高原儿童青少年 20 米往返跑最后最大跑速影响主要的因素为 ABSI (β 值=-0.465)，其次为 BMI (β 值=-0.407)，最低的为食用鸡蛋情况-≥5 次/周 (β 值=-0.027)。

表 2-40　高原儿童青少年 20 米往返跑最高等级的多元线性逐步回归分析

常数项与自变量	B 值	标准误	β 值	t 值	P 值	B 值 95% CI	
						下限	上限
(常量)	13.006	0.331		39.336	<0.001	12.358	13.654
年龄	0.120	0.006	0.326	18.719	<0.001	0.107	0.132
性别-女生	-0.468	0.024	-0.250	-19.517	<0.001	-0.515	-0.421
是否独生子女-独生子女	0.081	0.031	0.030	2.586	0.010	0.020	0.142
体重指数 (BMI)	-0.137	0.010	-0.407	-13.115	<0.001	-0.157	-0.116
腰围	0.043	0.003	0.381	12.504	<0.001	0.036	0.049
臀围	-0.020	0.002	-0.190	-8.455	<0.001	-0.024	-0.015
体型指数 (ABSI)	-33.530	2.224	-0.465	-15.076	<0.001	-37.890	-29.170
每天中强度体力活动时间	-0.006	0.001	-0.120	-7.886	<0.001	-0.007	-0.004
每天高强度体力活动时间	0.004	0.001	0.087	5.683	<0.001	0.003	0.005
父亲受教育程度-初高中	0.068	0.028	0.031	2.396	0.017	0.012	0.124
父亲受教育程度-大专及以上	-0.019	0.054	-0.006	-0.347	0.729	-0.124	0.087
父母是否支持体育锻炼-支持态度	0.080	0.049	0.037	1.619	0.105	-0.017	0.176
父母是否支持体育锻炼-中立态度	0.118	0.053	0.051	2.240	0.025	0.015	0.221
父母业余锻炼情况-喜欢	-0.076	0.026	-0.033	-2.898	0.004	-0.127	-0.025
早餐情况-2~4 次/周	0.226	0.068	0.066	3.302	0.001	0.092	0.360
早餐情况-≥5 次/周	0.086	0.060	0.030	1.441	0.150	-0.031	0.204
食用鸡蛋情况-2~4 次/周	0.108	0.025	0.058	4.255	<0.001	0.058	0.158
食用鸡蛋情况-≥5 次/周	-0.060	0.031	-0.027	-1.966	0.049	-0.120	0.000
含糖饮料饮用-几乎不饮用	0.411	0.037	0.136	11.240	<0.001	0.339	0.483
含糖饮料饮用-偶尔饮用	0.106	0.023	0.057	4.714	<0.001	0.062	0.150

2.3.4.3 高原儿童青少年心肺耐力 (最大摄氧量) 影响因素分析

表 2-41 显示，高原儿童青少年心肺耐力 (最大摄氧量) 的多元线性逐步回归分析。结果显示，共有年龄、性别、是否独生子女、体重指数 (BMI)、腰围、臀围、体型指数 (ABSI)、每天中强度体力活动时间、每天

高强度体力活动时间、父亲受教育程度、父母是否支持体育锻炼、父母业余锻炼情况、早餐情况、食用鸡蛋情况、含糖饮料饮用等 15 个变量进入回归方程。模型统计学分析结果如下：（1）模型拟合度：调整后 R^2 值=0.347，表明该模型中自变量能解释“最大摄氧量”的 34.7%。（2）方差分析运算结果：F 值=120.428，P<0.001，表明该回归模型的存在具有意义。（3）各个自变量的 VIF 值 1.074~7.897，均小于 10，说明各自变量不存在多重共线性。（4）标准回归系数（β 值）显示，对高原儿童青少年最大摄氧量影响主要的因素为年龄（β 值=-0.492），其次为 ABSI（β 值=-0.450），最低的为食用鸡蛋情况≥5 次/周（β 值=-0.029）。

表 2-41 高原儿童青少年心肺耐力（最大摄氧量）的多元线性逐步回归分析

常数项与自变量	*B* 值	标准误	β 值	*t* 值	*P* 值	*B* 值 95% *CI*	
						下限	上限
（常量）	79.678	1.866		42.700	<0.001	76.020	83.336
年龄	-1.024	0.036	-0.492	-28.373	<0.001	-1.095	-0.953
性别-女生	-2.665	0.135	-0.251	-19.696	<0.001	-2.930	-2.399
是否独生子女-独生子女	0.468	0.176	0.031	2.656	0.008	0.122	0.813
体重指数（BMI）	-0.761	0.059	-0.399	-12.909	<0.001	-0.876	-0.645
腰围	0.238	0.019	0.374	12.325	<0.001	0.200	0.276
臀围	-0.111	0.013	-0.188	-8.373	<0.001	-0.137	-0.085
体型指数（ABSI）	-183.815	12.552	-0.450	-14.644	<0.001	-208.422	-159.209
每天中强度体力活动时间	-0.032	0.004	-0.120	-7.900	<0.001	-0.040	-0.024
每天高强度体力活动时间	0.023	0.004	0.089	5.842	<0.001	0.015	0.030
父亲受教育程度-初高中	0.374	0.160	0.031	2.338	0.019	0.060	0.688
父亲受教育程度-大专及以上	-0.049	0.304	-0.003	-0.163	0.871	-0.646	0.547
父母是否支持体育锻炼-支持态度	0.424	0.277	0.035	1.529	0.126	-0.120	0.968
父母是否支持体育锻炼-中立态度	0.634	0.296	0.048	2.138	0.033	0.053	1.215
父母业余锻炼情况-喜欢	-0.421	0.148	-0.032	-2.844	0.004	-0.711	-0.131
早餐情况-2~4 次/周	1.231	0.386	0.064	3.191	0.001	0.475	1.987
早餐情况-≥5 次/周	0.506	0.338	0.031	1.497	0.135	-0.157	1.168
食用鸡蛋情况-2~4 次/周	0.616	0.143	0.058	4.302	<0.001	0.335	0.896
食用鸡蛋情况-≥5 次/周	-0.370	0.173	-0.029	-2.138	0.033	-0.710	-0.031
含糖饮料饮用-几乎不饮用	2.384	0.206	0.139	11.548	<0.001	1.979	2.788
含糖饮料饮用-偶尔饮用	0.617	0.127	0.058	4.853	<0.001	0.368	0.867

2.4 分析与讨论

2.4.1 高原儿童青少年心肺耐力水平与平原地区对比分析

本研究结果显示，高海拔地区儿童青少年在 7～16 岁年龄段心肺耐力低于平原地区平均水平，而到了 17 岁、18 岁高原青少年心肺耐力水平显著升高，高于平原地区平均水平，导致这一结果的原因可能是多方面的，重点受到遗传和环境等因素的综合影响。首先，高原儿童青少年青春期前期及青春期心肺耐力低于平原地区平均水平，可能因为高原儿童青少年长期生活在高原低氧的环境下，身体心肺系统还没有发育完善，在运动时身体心肺系统携氧、运输氧的能力相对较低，不能满足运动过程中身体对氧的消耗，从而导致心肺耐力水平较低。席焕久等[200] 研究显示，生活在高海拔地区的高原儿童青少年与低海拔和平原地区相比，其青春期启动较晚，表明身体各项指标发育与低海拔和平原地区相比较为迟缓。其次，高海拔环境下氧分压较低，缺氧的环境进一步带来身体摄入的氧气量降低，对心肺耐力产生一定负面影响。

然而，值得注意的是本研究中高原青少年在青春期后心肺耐力水平显著升高，并高于平原地区平均水平。产生这一结果的原因可能包括以下三点：第一，到了青春期后高原儿童青少年的心肺系统发育趋于完善，身体吸入的氧气量增加，加之身体肺部氧的交换能力、携氧能力、运输氧的能力增加，从而提高了身体运动中氧的供应，提高了心肺耐力水平。第二，青春期后身体骨骼、肌肉等发育较为完善，也在一定程度上提高了身体的运动能力，提高了心肺耐力水平。第三，高原青少年作为世界高海拔地区生活的典型群体，具有悠久的高原居住历史，长期以来受遗传等因素的综合影响，高原居民形成了高海拔环境的典型体质特征。Weitz 等[201] 研究显示，高原居民与平原地区生活的人们相比，高原居民表现的胸廓更深、更宽，而平原地区则表现的胸廓较窄也较浅，这可能是高海拔地区居民适应低氧的重要形态表现。当然，除了以上原因外，高海拔地区居民与平原地区儿童青少年心肺耐力存在差异的原因还包括遗传基因、氧的利用率、呼吸系统代偿性等多方面，在今后的研究中还需进一步深入研究和分析。

2.4.2 不同人口统计学因素对高原儿童青少年心肺耐力的影响分析

2.4.2.1 不同性别对高原儿童青少年心肺耐力的影响分析

本研究结果显示，高原儿童青少年心肺耐力男生在20米往返跑次数、最后最大跑速、最高等级和最大摄氧量方面均高于女生，这一结论与Zhang等[92] 对中国儿童青少年心肺耐力的调查结果一致。导致男生心肺耐力高于女生的原因主要表现在以下几个方面：第一，从影响心肺耐力的系统器官方面考虑，在7~18岁年龄阶段，男生的心脏、肺、骨骼肌等心肺耐力的主要器官或组织发育明显高于女生，这可能是导致男生心肺耐力高于女生的重要因素。第二，在青春期后，随着男生睾酮分泌的增加，对心肺耐力的提高起到促进作用，因为睾酮对提高体能和肌肉的强度及质量起到积极影响，从而进一步提高男生的心肺耐力水平。相反，在青春期女生随着雌激素分泌的增加，身体脂肪量上升，一定程度上增加了机体的耗氧量和体重，因而测试时需要克服更大的阻力，导致心肺耐力水平低于男生[202]。第三，除了遗传带来的男女性别差异外，还与后天的心理和性格变化存在密切联系。女生相对更为腼腆、内向、好静，体力活动量较低，而男生更喜欢剧烈运动，从而体力活动水平较高，肌肉、骨骼更为发达，也是导致心肺耐力水平较高的重要原因[203]。有关研究显示[204]，体力活动量与心肺耐力之间存在显著的正相关关系，能进一步解释男生心肺耐力高于女生。总体来看，高原儿童青少年心肺耐力男生高于女生，与多项研究结论一致[55,93,190]。

2.4.2.2 不同学段对高原儿童青少年心肺耐力的影响分析

本研究结果显示，在不同学段之间高原儿童青少年反映心肺耐力的20米往返跑次数、最后最大跑速指标随着学段的升高而上升，最大摄氧量则呈现下降趋势。因学段与年龄之间存在密切联系，因此心肺耐力学段的变化可以从心肺耐力与年龄的变化角度进行分析和讨论。本研究结果与Yang[93] 和孙毅等[86] 对我国儿童青少年的研究结论一致。最大摄氧量的降低还可能存在以下方面原因：一是，随着年龄的增长，身体体重逐渐增加，对氧的消耗量需求增大，而心肺耐力的发展与体重的增加存在不协调的问题，心肺耐力水平虽然随着年龄的升高而增长，但依然无法与体重的增加相一致，体重增长的更快，从而导致最大摄氧量水平下降[205]。二是，年龄增加带来的学业压力增大、静态体力活动或时间延长、中高强度活动时间下降，从而导致心肺耐力水平的下降。本研究线性分析结果也显示，高原儿童青少年每天高强度体力活动时间（β 值为 0.089）对最大摄氧量起到显著的正向影响，即高强度体力活动时间越长，其最大摄氧量水平越高，能进一步解释本结果。总体来看，高原儿童青少年心肺耐力随着年龄的增长呈现逐渐下降趋势，与多项研究结论一致[55,190]。

导致这一结果的原因，一方面，学段与年龄基本一致，学段越高年龄越高，因此年龄升高带来心肺耐力下降。另一方面，可能因为随着高原儿童青少年学段或年级的增高，在校学生的升学压力和学业压力逐渐增大，花费在学习上的时间不断增加，从而减少了参与体育锻炼的时间或体力活动的时间，导致身体体重增加与心肺功能的增加不协调，因此最大摄氧量呈现下降的趋势。而 20 米往返跑的次数和最后最大跑速，则是因为随着年龄增长，身体肌肉、骨骼、心脏、肺功能增强，从而带来 20 米往返跑成绩的提高。三是，随着学段升高，除了学习压力导致静坐时间较长外，也因学段增高带来儿童青少年更倾向于好静有关。总之，高原儿童青少年随着学段的增高，其心肺耐力呈现下降趋势。

2.4.2.3 不同家庭因素对高原儿童青少年心肺耐力的影响分析

本研究结果显示，独生子女家庭高原儿童青少年的最大摄氧量高于非独生子女家庭，线性回归分析显示，是否独生子女对最大摄氧量起到显著的影响（β 值为 0.031），与以往研究结论不同，如石东哲[206]研究显示，非独生子女家庭儿童青少年女生的耐力跑成绩高于独生子女家庭。然而，本研究结论与之相反，表现为高原独生子女最大摄氧量与非独生子女相比较高。导致这一结果的原因可能因为：一方面，随着人们对男女思想观念的逐步转变，独生子女家庭父母的学历层次、经济水平相对高于非独生子女家庭，父母对体育锻炼的支持和认可也将直接影响到子女的体质健康水平，尤其是心肺耐力水平。宋玉龙研究显示[207]，父母学历较高者对体育锻炼较为重视，其子女参与体育锻炼的积极性也越高，则体质健康水平较高。另一方面，随着人们健康观念和锻炼意识的增强，独生子女家庭与非独生子女家庭相比，父母对子女的健康饮食更为关注，其子女享受到的教育资源、体育资源也较非独生子女家庭多，这也可能是导致本研究最大摄氧量水平高于非独生子女的重要原因。当然，本研究为高海拔地区儿童青少年，是否受到其他环境因素、家庭观念、文化因素等方面的影响，还有待进行深入地调查和分析。

在父母文化程度方面，本研究结果显示，总体上，父母受教育程度为初高中的高原儿童青少年心肺耐力水平较高，其次为大专及以上家庭，最低的为小学及以下家庭，这一结果与多项研究一致[208,209]。薛冉[210] 研究显示，父母学历与儿童青少年体质健康水平呈现正相关关系。王思玉[211] 研究也显示，父母的体育锻炼行为与子女的体育锻炼存在密切关联，且父母学历与其锻炼存在关联。

2.4.2.4 不同饮食行为对高原儿童青少年心肺耐力的影响分析

本研究结果显示，总体上，高原儿童青少年每周食用早餐的次数在2~4次者，其20米往返跑次数、最后最大跑速、最大摄氧量成绩最高。研究显示[212]，合理食用早餐对身体保持合理的体重指数起到积极影响。值得关注的是，本研究高原儿童青少年每周食用早餐≥5次/周者其20米往返跑次数、最后最大跑速、最大摄氧量成绩低于每周食用早餐2~4次/周者。导致这一结果的原因可能因为，高原儿童食用早餐≥5次/周者其可能因营养过剩，而导致体重或体重指数的增加，从而导致心肺耐力的下降，究其具体其他原因还有待进一步分析和调查。

本研究结果显示，每周食用鸡蛋2~4次的高原儿童青少年20米往返跑次数、最后最大跑速、最大摄氧量成绩最高。可能因为适当的蛋白质摄入对保持身体的营养均衡发展起到积极作用，从而有利于身体各项素质的发展，同时对心肺耐力也起到积极作用。姜涛等[213] 研究显示，耐力性运动员成绩的改善或提高与机体内蛋白质合成增加、肌小节数量增加、线粒体体积增大等存在密切关联。由此可以推断，保证每周的蛋白质摄入对蛋白质合成增加起到积极的促进作用，从而有利于心肺耐力水平的提高。然而，本研究结果还显示，每周食用鸡蛋≥5次/周者其最大摄氧量成绩低于每周食用鸡蛋2~4次/周者。原因可能蛋白质的过度增加对机体带来一定负担有关。有关研究显示[214]，机体补充蛋白质应适量，蛋白质如果补充过多后会因受到特殊食物动力作用，机体耗氧增加，并进一步增加了心肺负担，带来不利影响，适当的蛋白质摄入对消除机体的疲劳、促进机能恢复起到积极作用，有利于心肺耐力的发展。这一研究结论进一步证实和解释了本研究结果中高原儿童青少年食用鸡蛋2~4次/周者其心肺耐力成绩最高的原因。

本研究显示，每周饮用牛奶2~4次的高原儿童青少年其20米往返跑次数、最后最大跑速、最大摄氧量成绩最高，但在多元线性逐步回归分析中，每周饮用牛奶情况则对心肺耐力各指标无显著影响。研究显示[215]，适当饮用牛奶有多方面益处：一是，有利于补充机体的各种营养成分，尤其是钙的摄入，对儿童青少年骨骼健康发展起到积极作用；二是，牛奶堪称人体的“白色血液”，适量饮用牛奶有利于睡眠和润肺；三是，牛奶的饮用对机体肌肉疲劳的恢复起到积极促进作用，从而提高身体心肺耐力水平。以上原因可能是导致本研究高原儿童青少年每周饮用牛奶 2~4 次者其 20 米往返跑次数、最后最大跑速、最大摄氧量成绩最高的重要原因，究其其他原因可能还应重点从营养学、生理生化的角度进一步研究和分析其内在机理。

本研究还显示，总体上，高原儿童青少年几乎不饮用含糖饮料者在 20 米往返跑次数、最后最大跑速、最大摄氧量指标上成绩最高，其次为偶尔饮用的儿童青少年，最低的为经常饮用的儿童青少年。原因可能存在以下几个方面：一是，含糖饮料摄入量增多是导致身体肥胖的重要危险因素，体重增加势必带来机体耗氧量增大，并且在进行心肺耐力测试时需要克服身体更大的体重阻力，从而导致儿童青少年心肺耐力水平的下降。二是，最大摄氧量为每千克体重的耗氧量，含糖饮料过度饮用增加了体重，且体重的增加与心肺功能增加不相协调，无法保障在运动中氧的供应，以此降低了心肺耐力水平[216]。

2.4.3 不同身体成分、体力活动、睡眠时间对高原儿童青少年心肺耐力的影响分析

2.4.3.1 不同身体成分对高原儿童青少年心肺耐力的影响分析

本研究结果显示，高原儿童青少年身体成分的体重指数、腰围、臀围和体型指数对心肺耐力各指标存在显著的负向影响，各身体成分指标均与心肺耐力呈现负向相关。多元线性逐步回归分析显示，体重指数、臀围、体型指数与心肺耐力呈现负向影响。干预研究显示[217]，对肥胖者身体成分的优化或改善将对提高身体心肺耐力起到积极影响，由此也可以看出身体成分与心肺耐力之间存在的密切关联。

针对 BMI 与心肺耐力的关系，国内研究来看，郑冬华等[218] 对中国和日本 9594 名儿童青少年身体质量指数和 20 米往返跑测试成绩的研究显示，无论中国还是日本儿童青少年其 BMI-Z 分与 20 米往返跑 Z 分之间存在抛物线的变化趋势，且消瘦对中国儿童青少年的影响与日本相比表现的更为显著，表明 BMI 的偏高或偏低均会对心肺耐力产生不利影响。李明等[219] 对中国 17280 名 7~18 岁的儿童青少年身体质量指数与 20 米往返跑的关系研究显示，采用 BMI 反映身体体型，其正常组心肺耐力水平最高，消瘦、超重、肥胖组儿童青少年心肺耐力则表现的较低，两者呈抛物线变化趋势。国外研究显示，Duncan 等[220] 研究显示，心肺耐力水平的下降与青少年超重、肥胖率的上升存在紧密关联，超重肥胖率越高则心肺耐力水平相对越低。一

项针对芬兰儿童青少年的研究显示[221]，体重正常者的心肺耐力水平与超重者相比较高，可能与体力活动存在差异有关。Stratton 等[222] 对英国儿童 BMI 的长期趋势研究表明，因受生活方式改变的影响，体力活动逐年降低、静态行为时间延长，从而带来 BMI 升高是导致英国儿童青少年体质健康水平下降的重要原因，并且在各项健康指标中尤其以心肺耐力的下降最为显著。生物学机制的研究显示[223]，机体脂肪的过度堆积会导致运动耐受力和有氧代谢能力的降低，从而影响心肺耐力。

在腰围与心肺耐力的关系方面，李新等[224] 对我国儿童青少年的研究显示，儿童青少年的腰围值对心肺耐力水平存在显著的预测作用，腰围值越大其心肺耐力水平越低。严宇珺等[225] 对 2015 年至 2018 年上海市儿童青少年的研究结果显示，男生和女生的腰围在三年中分别增长了 2.3 和 0.6 厘米，心肺耐力也呈现下降趋势，这也说明腰围的增加与心肺耐力之间存在的关联关系。同样，臀围指标也是反映身体肥胖度或脂肪的重要指标，与心肺耐力存在负相关关系，并且得到多项研究的证实[226,227]。还有研究显示[228]，腰围和臀围指标的增加与肺功能的下降存在关联，并且影响心肺耐力水平。

体型指数（ABSI）作为反映身体成分的一项综合指标，其对各类心血管风险的预测敏感性高于腰围、BMI 等[229] 指标。Krakauer 等[198] 对美国人的研究显示，体型指数与握力之间存在负相关关系，表明体型指数值越高其握力水平越低，与本研究中体型指数与心肺耐力的关系研究基本一致，也呈现负相关关系。体型指数近年来才受到学者的关注，其预测风险的准确性更高，逐步得到研究的证实，但针对体型指数与心肺耐力的研究还未发现，本研究则采用这一指标分析了与心肺耐力的关系，为今后研究提供了一定借鉴和参考。

2.4.3.2 不同体力活动对高原儿童青少年心肺耐力的影响分析

本研究结果显示，高原儿童青少年每天高强度体力活动与心肺耐力之间存在正向关联，中强度体力活动时间与心肺耐力则呈现负向关联。国内研究来看，李红娟等[230] 研究显示，我国儿童青少年体力活动不足是导致肥胖、体质健康水平下降的重要原因，也进一步增加了国家公共卫生负担。薛嘉川[231] 对北京儿童的研究显示，体力活动与儿童的心肺功能之间存在关联关系，体力活动水平提高与心肺功能的增强存在正相关。Malik 等[232] 对 12～15 岁青少年的研究显示，高强度锻炼对心肺呼吸系统的刺激更显著，建议采用高强度锻炼提高青少年的健康水平更具实践意义。在高强度体力活动改善心肺耐力的生理机制研究方面，Cockcroft 等[233] 研究均显示，高强度锻炼组与中强度和低强度组相比，对青少年葡萄糖、胰岛素等均起到显著降低的效果，对静息脂肪氧化有提高的趋势。总之，国内外研究均证实，高强度体力活动对改善有氧耐力、体脂量、脂肪氧化程度、内脏脂肪率、腰围等与中强度和低强度相比效果更为显著，同时高强度对降低血浆甘油三酯浓度和改善内皮功能起到显著效果，这些指标的不断改善对提高心肺耐力水平均具有积极作用。

值得关注的是，本研究高原儿童青少年每天中强度体力活动时间与心肺耐力存在负向关联，与有关研究结论不同[234]。可能因为随着高原儿童青少年中强度体力活动时间的延长，因而占据了一定的高强度体力活动时间，并且在提高心肺功能时更倾向于高强度体力活动对心肺功能的积极影响，而中低强度对心肺耐力的影响作用不够显著。张海平等[235] 研究显示，50%～70%最大吸氧量运动对 12～14 岁中学生心肺耐力起到积极作用。刘欣研究显示[236]，高强度羽毛球锻炼对大学生心肺耐力的干预效果优于中强度和低强度组，由此看出，高强度体力活动对心肺耐力的提高更为显著，进一步支持本研究结果。

2.4.3.3 不同睡眠时间对高原儿童青少年心肺耐力的影响分析

本研究结果显示，上学日、周末睡眠时间与 20 米往返跑次数、最后的最大跑速呈现负相关关系，与最大摄氧量水平呈现正相关关系。经进一步多元线性逐步回归分析结果显示，睡眠时间未进入回归模型。刘照宇研究显示[212]，睡眠充足的儿童青少年其健康水平相对较高，尤其睡眠保障在 8 小时左右者其对健康带来更大益处。支持本研究睡眠时间与最大摄氧量存在的正相关关系这一结论。然而本研究结果中睡眠时间与反映心肺耐力的 20 米往返跑次数呈现负相关关系，与以往研究结论不同。导致这一结果的原因可能因为，本研究为高原儿童青少年，高海拔缺氧环境会对儿童青少年睡眠质量或时间产生不利影响，导致睡眠时间相对较短，而心肺耐力受到多方面因素的综合影响，尤其受到体力活动、身体成分、饮食行为等方面的影响更明显，而睡眠时间也会影响这些因素，从而导致睡眠时间与 20 米往返跑成绩呈现负相关关系。针对睡眠时间对心肺耐力的影响在本研究中并未发现，高海拔地区儿童青少年心肺耐力的影响因素是多方面的，且相互间存在交互影响，在环境复杂的高海拔地区，睡眠时间这一单一指标可能无法完全代表睡眠质量对心肺耐力的影响是否存在其他原因，今后还需进行深入地调查和研究。

2.5 结论

本研究对高原儿童青少年心肺耐力与平原地区进行比较，并从不同性别、学段、家庭因素、饮食行为、身体成分、体力活动和睡眠时间等多个方面因素进行分析，了解对高原儿童青少年心肺耐力的 20 米往返跑次数、最后最大跑速、最大摄氧量状况的影响，具体结论如下：

（1）高原儿童青少年在 7～16 岁年龄段心肺耐力低于平原地区水平，17、18 岁显著高于平原地区平均水平。

（2）总体上，高原儿童青少年心肺耐力男生高于女生，且随百分位数升高性别间差异逐渐增大。

（3）不同类型家庭环境、饮食行为、身体成分、体力活动和睡眠时间等方面高原儿童青少年的心肺耐力水平存在一定差异。

（4）年龄、性别、是否独生子女、体重指数、腰围、臀围、体型指数、每天中强度和高强度体力活动时间、父亲受教育程度、父母是否支持体育锻炼、父母业余锻炼、早餐、食用鸡蛋、含糖饮料饮用情况等均对高原儿童青少年的心肺耐力起显著影响。

第3章　高原儿童青少年执行功能表现及影响因素研究

3.1 引言

执行功能是完成复杂认知时对各基础认知进行有效控制和协调的高级过程，其最终作用和目标是有效、合理、有序的协调具体行为[237]。执行功能本质上是对大脑认知的有效调节和控制的过程，以确保人的整体认知系统处于最优化和最灵活的方式完成各类复杂的认知任务。近年来，国内外多项研究显示，大脑认知功能并非单一结构，相反，它是由多维度共同组成的，主要包括抑制、刷新、转换等三个重要的子功能，全面反映大脑的执行功能[105,238]。对于儿童青少年来说，在日常生活和学习中有效合理的处理解决各类复杂问题均依赖于执行功能的正常运转，因此，执行功能的正常健康发展对儿童青少年成长具有重要作用和意义。相反，执行功能发育不良会导致学习能力下降以及认知、社会功能、情绪状态的异常发展，对儿童青少年的生活、学习和未来发展产生极其不利的影响[239]。然而，当前还没有研究系统地分析高海拔地区儿童青少年执行功能的影响因素。

青藏高原居民作为中国乃至世界高海拔人群的典型代表，针对高原儿童青少年进行执行功能影响因素的系统研究，将对生活在高海拔地区儿童青少年大脑执行功能的健康发展提供重要的借鉴和参考。因此，本研究从人口统计学因素、身体成分、体力活动、睡眠时间等多个维度全面系统地分析对执行功能的影响，为今后针对高海拔地区儿童青少年执行功能的干预和促进研究提供必要的基础资料和借鉴。

3.2 研究对象与方法

3.2.1 研究被试的选取

3.2.1.1 被试的抽取步骤

执行功能测试在拉萨和那曲地区的小学和初中、高中学校进行，学校和班级选取同研究一，执行功能的测试为 10～18 岁年龄段高原儿童青少年。最终本研究测试共收回 10～18 岁年龄段有效数据 2389 人，男生 1115 人，女生 1274 人。男女平均年龄（14.34±2.69）、（14.27±2.63）岁，差异无统计学意义（t 值为 0.663，P 值>0.05）。

3.2.1.2 被试的纳入条件

本研究被试的具体纳入条件为：（1）根据测试班级班主任和任课教师评价，结合韦氏智力量表测试，排除 IQ<90 分的高原学生。（2）根据测试人员询问和班主任的了解，排除存在肢体残疾、心血管疾病、高水平体育生。（3）要求测试者无色盲或色弱的存在，视力正常或通过矫正后视力为>0.8。（4）测试高原学生均为右利手。（5）无抑郁、焦虑等不良心理情绪。（6）学校负责人、班主任、学生自身、学生家长知情同意，被试家长签订知情同意书后再组织学生进行测试和相关调查。

根据执行功能测试纳入的具体要求，测试后经数据处理，每个任务正确率应达到 80% 以上方为有效数据，最终具体不同性别各年龄段执行功能测试有效数据见表 3-1。

表 3-1 高原儿童青少年执行功能测试各年龄段样本分布（人）

性别	抑制功能（10～18 岁）	刷新功能		转换功能（10～18 岁）
		1-back（10～18 岁）	2-back（13～18 岁）	
男生	978	1013	714	960
女生	1092	1154	847	1036
男女总计	2070	2167	1561	1996

3.2.2 测评工具

3.2.2.1 问卷调查

问卷调查同研究一。

3.2.2.2 执行功能任务的测试

本研究执行功能的测试范式采用陈爱国教授团队研究编制的执行功能测试范式任务进行测试。分别采用 Flanker 实验范式测试抑制功能，采用 1-back 和 2-back 实验范式测试记忆刷新功能，采用 More-odd Shifting 实验范式测试转换功能。三个任务均采用组块（block）设计并进行测试，测试范式得到陈爱国教授的授权同意。以上三个执行功能任务的测试有效性已经得到相关研究的证实[240]，对测试我国中小学生的执行功能均有较高的信效度，同时也得到该领域同行专家的认可。执行功能三个子功能的测试均采用计算机进行测试，程序运行通过 E-prime1.1 软件系统进行。执行功能三个子功能的具体测试方法如下：

（1）Flanker 实验范式测试抑制功能

参考 Eriksen Flanker Task 的范式进行编制[241]。在实验开始后，注视电脑屏幕中央 500ms，随后屏幕中将出现一连串的 5 个大写字母，出现时间为 1000ms，按照 Flanker 实验范式测试要求，会随机出现两种不同的情况，一种情况是一致条件，如“FFFFF”或“LLLLL”，另一种情况是不一致条件，如“FFLFF”或“LLFLL”，每个刺激出现的间隔时间为 2s，同时屏幕中央会交替出现“+”号。测试者在保证正确的前提下，快速按下“+”号位置出现的大写字母“F”或“L”，如果“+”号位置出现的大写字母是“F”，则被试快速地按下键盘上的“F”健，如果“+”号位置出现的大写字母是“L”，则被试快速地按下键盘上的“L”健。被试的反应速度越快则表示抑制功能越好。实验任务出现的一致条件和不一致条件的次数是均等的，且随机出现。测试分为测试前的练习阶段、第一阶段和第二阶段。练习阶段为 12 次的判断反应任务练习，第一阶段和第二阶段各 48 次判断反应任务。练习阶段不计入被试者测试成绩，最终被试者的抑制功能为不一致条件减一致条件反应时，差值越小抑制功能越好。一致条件、不一致条件反应时越小，也说明该功能表现越好。

（2）1-back 和 2-back 实验范式测试记忆刷新功能

1-back 和 2-back 范式参考 Smith[242] 的 back 范式进行。1-back 分别采用 A、S、P、G、T 等共计 5 个英文大写字母，每个字母会单独呈现在屏幕中央。在进行任务测试时，要求被试认真准确的记忆出现的字母，如果出现的大写字母与前一个字母一致，则快速地按下键盘上的“F”健，如出现的大写字母与前一个出现的字母不一致，则快速地按下键盘上的“J”键。正式测试前有 12 次的练习，正式测试分为 2 个阶段，每个阶段 25 次，5 个字母随机出现。每个大写字母出现的刺激间隔时间为 3s，字母在屏幕上呈现的时间为 2000ms，测试者需要在保证正确的前提下快速地按下“F”键或“J”键，结果为每次反应时间的均值，反应速度越快则表示测试者的刷新功能越好。本研究中 1-back 的测试年龄段为 10~18 岁学生。

2-back 为屏幕中央出现的大写字母与前面间隔 1 个字母出现的大写字母一致，则快速地按下键盘上的“F”健，如出现的大写字母与前面间隔 1 个字母出现的大写字母不一致，则快速地按下键盘上的“J”键。其他测试要求和方法与 1-back 一致。本研究中 2-back 的测试年龄段为 13~18 岁学生。

（3）More-odd Shifting 实验范式测试转换功能

参考 Salthouse 等[243] 的方式进行。本实验分为三个测试部分。第一部分：任务开始后，测试电脑屏幕的中央会连续出现一个随机的黑色阿拉伯数字（1、2、3、4、6、7、8、9），但不会出现“5”，各数字呈现时间为 2000ms，时间间隔为 3s，被试根据屏幕中央出现的数字与“5”进行比较，如小于 5 则快速按“D”键，如大于 5，则按“F”键。结果为每次反应的平均反应时间，即不转换反应时。第二部分：屏幕中央出现一绿色随机数字 1~9，但没有 5，如数字为奇数，则按“J”键，如为偶数，则按“K”键。结果为每次反应的平均反应时，即为不转换反应时。第三部分：为第一部分和第二部分测试的结合，如果出现数字为黑色，则判断与 5 大小，小于 5 则左手按“D”键，大于 5 则按“F”键，如出现数字为绿色，则判断奇偶数，如奇数则右手按“J”键，偶数按“K”键。在正确前提下，反应越快则转换功能表现则越好。结果为平均反应时间，即转换反应时。被试者的转换功能反应时为转换反应时减去被试者的不转换反应时，差值越短则转换功能越好。测试共 6 个阶段，采用 A、B、C、C、B、A 的顺序进行，A 为第一部分的大小判断，共 16 次，B 为第二部分的奇偶判断，共 16 次，C 为第三部分的大小/奇偶判断，共 32 次。第一和第二部分测试前进行 8 次练习，第三部分测试前进行 16 次练习，练习均不计入测试成绩。

3.2.3 数据的采集与质量控制

3.2.3.1 执行功能数据的采集与质量控制

执行功能数据的测试采集在每个学校的计算机机房进行测试。所有被试者均在轻松、安静、明亮、宽敞的计算机机房教室内进行执行功能的测试。小学 10~12 岁学生的测试采用一对一的方式进行。为了消除语言障碍，测试教师均为高原在校教师，测试前对负责测试的教师进行统一的培训，直到教师掌握测试方法后再进行一对一的指导测试。13~18 岁中学生的测试由负责测试的教师首先进行统一的讲解，采用多媒体教室进行直观的讲解和练习，直到学生熟悉掌握抑制、刷新、转换等执行功能测试任务后，再进行正式的测试，3 个任务的正式测试时间约 30~40 分钟，每个任务测试结束后可进行 1~2 分钟的休息放松。

3.2.3.2 调查问卷的测试与质量控制

问卷调查前由专门负责测试的调查人员采用提前统一编制好的指导语向被试学生说明本研究测试的目的、意义和要求，问卷当场收回。问卷要求学生根据自身实际情况进行填写，不受他人和时间限制。收回时检查问卷的填写，对错填、漏填、模糊不清的部分要求学生及时补全。

3.2.4 统计学分析

采用 SPSS25.0 软件进行分析。(1) 不同类别执行功能（抑制功能、刷新功能、转换功能）处理结果采用平均值±标准差（M±SD）的方式表示。(2) 不同类别儿童青少年执行功能比较采用 t 检验和单因素方差分析（one-way ANOVA）的方法，如显著则采用 LSD 法进行组间的多重比较。(3) 高原儿童青少年身体成分、体力活动时间、睡眠时间与被试执行功能的相关性采用 Pearson 相关分析，采用相关系数 r 值的大小表示两变量间的相关度。(4) 执行功能的影响因素分析中，因自变量影响因素较多（>8 个因素），为了排除影响因素相互间的混杂干扰，得到最优分析模型，本研究中执行功能影响因素的分析采用多元线性逐步回归分析的方法进行，并且数据同时还满足方差齐性、正态分布、自变量间无多重共线性、因变量为连续变量、自变量为 2 个及以上且相互间独立等多元线性回归分析的前提假设条件。以 $P<0.05$ 为有统计学差异。

3.3 研究结果

3.3.1 高原儿童青少年执行功能表现

3.3.1.1 不同性别高原儿童青少年执行功能表现

表 3-2 显示，不同性别高原儿童青少年抑制功能反应时的比较。从性别上可以看出，一致反应时、不一致反应时、抑制功能反应时男生与女生相

比较，差异均不具有统计学意义（t 值分别为-0.305、-0.195、1.692，P 值均>0.05）。从总体上看，高原儿童青少年一致反应时为（794.21±96.24）毫秒（ms），不一致反应时为（813.85±95.76）ms，抑制功能反应时为（19.64±6.33）ms。

表 3-2 不同性别高原儿童青少年抑制功能反应时的比较（M±SD，ms）

不同性别	N	统计值	一致反应时	不一致反应时	抑制功能反应时
男生	978		793.53±101.66	813.41±101.20	19.88±6.37
女生	1092		794.82±91.15	814.24±90.66	19.41±6.30
		t 值	-0.305	-0.195	1.692
		P 值	0.760	0.845	0.091
总体	2070		794.21±96.24	813.85±95.76	19.64±6.33

表 3-3 显示，不同性别高原儿童青少年抑制功能正确率的比较。从性别上可以看出，一致正确率、不一致正确率、抑制功能正确率男生与女生相比较，差异均无统计学意义（t 值分别为-0.760、-1.778、-1.590，P 值均>0.05）。从总体上看，高原儿童青少年一致正确率为（0.92±0.06），不一致正确率为（0.90±0.09），抑制功能正确率为（0.91±0.07）。

表 3-3 不同性别高原儿童青少年抑制功能正确率的比较（M±SD）

不同性别	N	统计值	一致正确率	不一致正确率	抑制功能正确率
男生	978		0.92±0.07	0.89±0.09	0.91±0.07
女生	1092		0.92±0.06	0.90±0.09	0.91±0.06
		t 值	-0.760	-1.778	-1.590
		P 值	0.448	0.076	0.112
总体	2070		0.92±0.06	0.90±0.09	0.91±0.07

表 3-4 显示，不同性别高原儿童青少年刷新功能反应时的比较。本研究中 1-back 功能测试年龄为 10~18 岁，2-back 为 13~18 岁，因此单独列出两个任务的测试人数。从性别上可以看出，1-back 反应时、2-back 反应时男生与女生相比较，差异均无统计学意义（t 值分别为 0.162、-0.226，P 值均>0.05）。从总体上看，高原儿童青少年 1-back 反应时为（996.63±345.85）ms，2-back 反应时为（1088.71±377.26）ms。

表 3-4　不同性别高原儿童青少年刷新功能反应时的比较（M±SD，ms）

不同性别	统计值	N	1-back 反应时	N	2-back 反应时
男生		1013	997.92±349.78	714	1086.36±367.30
女生		1154	995.50±342.51	847	1090.70±385.66
	t 值		0.162		−0.226
	P 值		0.871		0.821
总体		2167	996.63±345.85	1561	1088.71±377.26

表 3-5 显示，不同性别高原儿童青少年刷新功能正确率的比较。从性别上可以看出，1-back 正确率、2-back 正确率男生与女生间相比较，差异不具有统计学意义（t 值分别为−0.748、1.818，P 值>0.05）。从总体上看，高原儿童青少年 1-back 正确率为（0.91±0.05），2-back 正确率为（0.87±0.04）。

表 3-5　不同性别高原儿童青少年刷新功能正确率的比较（M±SD）

不同性别	统计值	N	1-back 正确率	N	2-back 正确率
男生		1013	0.91±0.06	714	0.87±0.04
女生		1154	0.91±0.05	847	0.87±0.04
	t 值		−0.748		1.818
	P 值		0.455		0.069
总体		2167	0.91±0.05	1561	0.87±0.04

表 3-6 显示，不同性别高原儿童青少年转换功能反应时的比较。从性别上可以看出，转换反应时、不转换反应时、转换功能反应时男生与女生相比较，差异均无统计学意义（t 值分别为 0.173、0.117、0.135，P 值均>0.05）。从总体上看，高原儿童青少年转换反应时为（1162.49±304.20）ms，不转换反应时为（764.24±151.98）ms，转换功能反应时为（398.25±258.36）ms。

表 3-6　不同性别高原儿童青少年转换功能反应时的比较（M±SD，ms）

不同性别	N	统计值	转换反应时	不转换反应时	转换功能反应时
男生	960		1163.72±323.17	764.66±155.92	399.06±271.35
女生	1036		1161.36±285.64	763.86±148.30	397.50±245.85
		t 值	0.173	0.117	0.135
		P 值	0.863	0.907	0.893
总体	1996		1162.49±304.20	764.24±151.98	398.25±258.36

表3-7显示，不同性别高原儿童青少年转换功能正确率的比较。从性别上可以看出，转换正确率、不转换正确率、转换功能正确率男生与女生相比较，差异均无统计学意义（t 值分别为-0.788、0.790、-0.011，P 值均>0.05）。从总体上看，高原儿童青少年转换正确率为（0.91±0.06），不转换正确率为（0.92±0.06），转换功能正确率为（0.92±0.05）。

表3-7 不同性别高原儿童青少年转换功能正确率的比较（M±SD）

不同性别	N	统计值	转换正确率	不转换正确率	转换功能正确率
男生	960		0.91±0.06	0.92±0.06	0.92±0.05
女生	1036		0.91±0.06	0.92±0.06	0.92±0.04
		t 值	-0.788	0.790	-0.011
		P 值	0.431	0.430	0.992
总体	1996		0.91±0.06	0.92±0.06	0.92±0.05

图3-1显示了不同性别高原儿童青少年执行功能各子功能反应时的比较。执行功能的抑制功能、刷新功能、转换功能方面高原男生与女生相比较，差异均无统计学意义（P 值均>0.05）。

3.3.1.2 不同学段高原儿童青少年执行功能表现

表3-8显示，小学、初中、高中男生不同学段高原儿童青少年抑制功能反应时的比较。结果显示，小学、初中、高中男生一致反应时分别为（833.79±111.47）ms、（795.89±88.95）ms、（763.89±92.49）ms，相比较差异具有统计学意义（F 值为43.576，P 值<0.001）；不一致反应时分别为（854.42±110.81）ms、（816.43±88.82）ms、（782.81±91.36）ms，相比较差异具有统计学意义（F 值为46.473，P 值<0.001）；抑制功能反应时分别为（20.63±5.96）ms、（20.54±6.07）ms、（18.92±6.72）ms，相比较差异具有统计学意义（F 值为8.305，P 值<0.001）。从学段上可以看出，一致反应时、不一致反应时、抑制功能反应时男生随着学段的提高总体呈现下降的趋势，表明男生一致反应时、不一致反应时、抑制功能反应时随着学段的增高呈提高趋势。进一步经LSD组间比较显示，小学、初中、高中男生不同组间反应时相比较，差异有统计学意义（P 值均<0.05）。

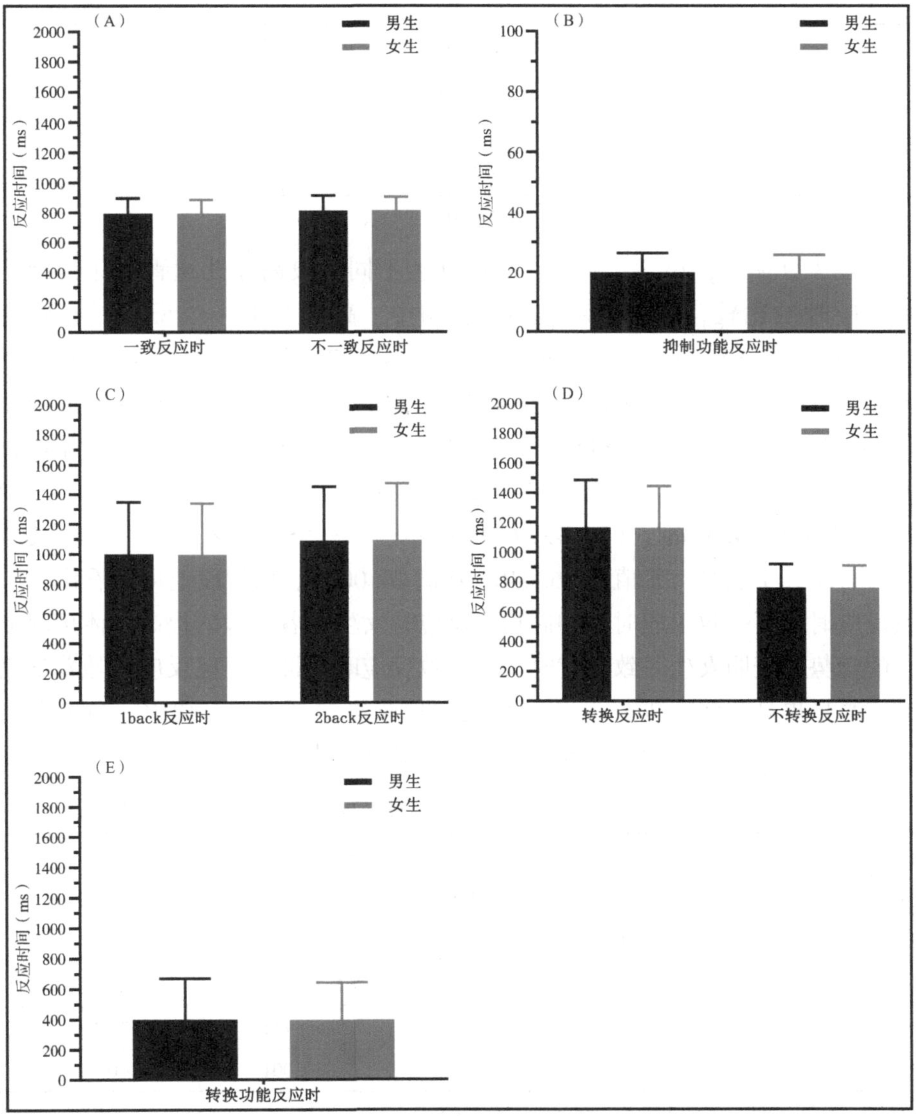

图 3-1 不同性别高原儿童青少年执行功能各子功能反应时的比较

注：(A) 为一致、不一致反应时，(B) 为抑制功能反应时，(C) 为刷新功能反应时，(D) 为转换和不转换反应时，(E) 为转换功能反应时。

表 3-8 不同学段高原儿童青少年抑制功能反应时的比较（男生，M±SD，ms）

学段	统计值	N	一致反应时	不一致反应时	抑制功能反应时
小学		287	833. 79±111. 47	854. 42±110. 81	20. 63±5. 96
初中		279	795. 89±88. 95[a]	816. 43±88. 82[a]	20. 54±6. 07

续表

学段	统计值	N	一致反应时	不一致反应时	抑制功能反应时
高中		412	763.89±92.49[ab]	782.81±91.36[ab]	18.92±6.72[ab]
	F 值		43.576	46.473	8.305
	P 值		<0.001	<0.001	<0.001

注：a 与小学组比较，b 与初中组比较，*P*<0.05。

表 3-9 显示，小学、初中、高中女生不同学段高原儿童青少年抑制功能反应时的比较。结果显示，小学、初中、高中女生一致反应时分别为（835.76±103.82）ms、（795.49±79.38）ms、（767.17±78.04）ms，相比较差异具有统计学意义（*F* 值为 59.487，*P* 值<0.001）；不一致反应时分别为（856.45±103.42）ms、（815.98±79.54）ms、（785.05±75.93）ms，相比较差异具有统计学意义（*F* 值为 65.922，*P* 值<0.001）；抑制功能反应时分别为（20.69±5.42）ms、（20.49±6.19）ms、（17.88±6.58）ms，相比较差异具有统计学意义（*F* 值为 26.046，*P* 值<0.001）。从学段上可以看出，一致反应时、不一致反应时、抑制功能反应时女生随着学段的提高总体呈现下降的趋势，表明女生一致反应时、不一致反应时、抑制功能反应时随着学段的增高呈提高趋势。进一步经 LSD 组间比较显示，小学、初中、高中女生不同组间反应时相比较，差异有统计学意义（*P* 值均<0.05）。

表 3-9　不同学段高原儿童青少年抑制功能反应时的比较（女生，M±SD，ms）

学段	统计值	N	一致反应时	不一致反应时	抑制功能反应时
小学		316	835.76±103.82	856.45±103.42	20.69±5.42
初中		301	795.49±79.38[a]	815.98±79.54[a]	20.49±6.19
高中		475	767.17±78.04[ab]	785.05±75.93[ab]	17.88±6.58[ab]
	F 值		59.487	65.922	26.046
	P 值		<0.001	<0.001	<0.001

注：a 与小学组比较，b 与初中组比较，*P*<0.05。

表 3-10 显示，小学、初中、高中总体不同学段高原儿童青少年抑制功能反应时的比较。结果显示，小学、初中、高中总体一致反应时分别为（834.82±107.45）ms、（795.68±84.05）ms、（765.65±85.02）ms，相比较差异具有统计学意义（*F* 值为 101.858，*P* 值<0.001）；不一致反应时分别为（855.48±106.92）ms、（816.19±84.06）ms、（784.01±83.41）ms，相比较差异具有统计学意义（*F* 值为 110.846，*P* 值<0.001）；抑制功能反应时分别为（20.66±5.68）ms、（20.51±6.12）ms、（18.36±6.67）ms，相

比较差异具有统计学意义（*F* 值为 32.293，*P* 值<0.001）。从学段上可以看出，一致反应时、不一致反应时、抑制功能反应时总体随着学段的提高总体呈现下降的趋势，表明总体上一致反应时、不一致反应时、抑制功能反应时随着学段的增高呈提高趋势。进一步经 LSD 组间比较显示，小学、初中、高中总体上不同组间反应时相比较，差异有统计学意义（*P* 值均<0.05）。

表 3-10　不同学段高原儿童青少年抑制功能反应时的比较（合计，M±SD，ms）

学段	统计值	N	一致反应时	不一致反应时	抑制功能反应时
小学		603	834.82±107.45	855.48±106.92	20.66±5.68
初中		580	795.68±84.05[a]	816.19±84.06[a]	20.51±6.12
高中		887	765.65±85.02[ab]	784.01±83.41[ab]	18.36±6.67[ab]
	F 值		101.858	110.846	32.293
	P 值		<0.001	<0.001	<0.001

注：a 与小学组比较，b 与初中组比较，*P*<0.05。

表 3-11 显示，小学、初中、高中男生不同学段高原儿童青少年抑制功能正确率的比较。结果显示，小学、初中、高中男生一致正确率分别为（0.90±0.07）、（0.92±0.06）、（0.93±0.06），相比较差异具有统计学意义（*F* 值为 21.943，*P* 值<0.001）；不一致正确率分别为（0.85±0.13）、（0.90±0.07）、（0.92±0.07），相比较差异具有统计学意义（*F* 值为 47.068，*P* 值<0.001）；抑制功能正确率分别为（0.88±0.08）、（0.91±0.06）、（0.93±0.06），相比较差异具有统计学意义（*F* 值为 49.673，*P* 值<0.001）。从学段上可以看出，一致正确率、不一致正确率、抑制功能正确率男生随着学段的提高总体呈现提高的趋势，表明男生一致正确率、不一致正确率、抑制功能正确率随着学段的增高呈提高趋势。进一步经 LSD 组间比较显示，小学、初中、高中男生不同组间正确率相比较，差异有统计学意义（*P* 值均<0.05）。

表 3-11　不同学段高原儿童青少年抑制功能正确率的比较（男生，M±SD）

学段	统计值	N	一致正确率	不一致正确率	抑制功能正确率
小学		287	0.90±0.07	0.85±0.13	0.88±0.08
初中		279	0.92±0.06[a]	0.90±0.07[a]	0.91±0.06[a]
高中		412	0.93±0.06[ab]	0.92±0.07[ab]	0.93±0.06[ab]
	F 值		21.943	47.068	49.673
	P 值		<0.001	<0.001	<0.001

注：a 与小学组比较，b 与初中组比较，*P*<0.05。

表3-12显示，小学、初中、高中女生不同学段高原儿童青少年抑制功能正确率的比较。结果显示，小学、初中、高中女生一致正确率分别为（0.91±0.07）、（0.92±0.07）、（0.93±0.06），相比较差异具有统计学意义（F 值为10.190，P 值<0.001）；不一致正确率分别为（0.87±0.12）、（0.91±0.07）、（0.92±0.06），相比较差异具有统计学意义（F 值为33.664，P 值<0.001）；抑制功能正确率分别为（0.89±0.08）、（0.91±0.06）、（0.92±0.05），相比较差异具有统计学意义（F 值为30.189，P 值<0.001）。从学段上可以看出，一致正确率、不一致正确率、抑制功能正确率女生随着学段的提高总体呈现提高的趋势，表明女生一致正确率、不一致正确率、抑制功能正确率随着学段的增高呈提高趋势。进一步经LSD组间比较显示，小学、初中、高中女生不同组间正确率相比较，差异有统计学意义（P 值均<0.05）。

表3-12　不同学段高原儿童青少年抑制功能正确率的比较（女生，M±SD）

学段	统计值	N	一致正确率	不一致正确率	抑制功能正确率
小学		316	0.91±0.07	0.87±0.12	0.89±0.08
初中		301	0.92±0.07	0.91±0.07[a]	0.91±0.06[a]
高中		475	0.93±0.06[ab]	0.92±0.06[ab]	0.92±0.05[ab]
	F 值		10.190	33.664	30.189
	P 值		<0.001	<0.001	<0.001

注：a与小学组比较，b与初中组比较，P<0.05。

表3-13显示，小学、初中、高中总体上不同学段高原儿童青少年抑制功能正确率的比较。结果显示，小学、初中、高中总体上一致正确率分别为（0.90±0.07）、（0.92±0.06）、（0.93±0.06），相比较差异具有统计学意义（F 值为30.408，P 值<0.001）；不一致正确率分别为（0.86±0.12）、（0.90±0.07）、（0.92±0.06），相比较差异具有统计学意义（F 值为80.209，P 值<0.001）；抑制功能正确率分别为（0.88±0.08）、（0.91±0.06）、（0.92±0.05），相比较差异具有统计学意义（F 值为78.505，P 值<0.001）。从学段上可以看出，一致正确率、不一致正确率、抑制功能正确率总体上随着学段的提高总体呈现提高的趋势，表明总体上一致正确率、不一致正确率、抑制功能正确率随着学段的增高呈提高趋势。进一步经LSD组间比较显示，小学、初中、高中总体上不同组间正确率相比较，差异有统计学意义（P 值均<0.05）。

表 3-13 不同学段高原儿童青少年抑制功能正确率的比较（合计，M±SD）

学段	统计值	N	一致正确率	不一致正确率	抑制功能正确率
小学		603	0. 90±0. 07	0. 86±0. 12	0. 88±0. 08
初中		580	0. 92±0. 06[a]	0. 90±0. 07[a]	0. 91±0. 06[a]
高中		887	0. 93±0. 06[ab]	0. 92±0. 06[ab]	0. 92±0. 05[ab]
	F 值		30. 408	80. 209	78. 505
	P 值		<0. 001	<0. 001	<0. 001

注：a 与小学组比较，b 与初中组比较，*P*<0. 05。

表 3-14 显示，小学、初中、高中男生不同学段高原儿童青少年刷新功能反应时的比较。结果显示，小学、初中、高中男生 1-back 反应时分别为（1069. 82±363. 78）ms、（1006. 66±357. 74）ms、（941. 07±324. 11）ms，相比较差异具有统计学意义（*F* 值为 12. 262，*P* 值<0. 001）；2-back 反应时初中、高中分别为（1165. 84±383. 08）ms、（1031. 68±346. 02）ms，相比较差异具有统计学意义（*t* 值为 4. 872，*P* 值<0. 001）。从学段上可以看出，1-back 反应时、2-back 反应时男生随着学段的提高总体呈现下降的趋势，表明男生 1-back 反应时、2-back 反应时随着学段的增高呈提高趋势。进一步经 LSD 组间比较显示，小学、初中、高中男生不同组间反应时相比较，差异有统计学意义（*P* 值均<0. 05）。

表 3-14 不同学段高原儿童青少年刷新功能反应时的比较（男生，M±SD，ms）

学段	统计值	N	1-back 反应时	2-back 反应时
小学		299	1069. 82±363. 78	—
初中		291	1006. 66±357. 74[a]	1165. 84±383. 08
高中		423	941. 07±324. 11[ab]	1031. 68±346. 02
	F/t 值		12. 262	4. 872
	P 值		<0. 001	<0. 001

注：a 与小学组比较，b 与初中组比较，*P*<0. 05。

表 3-15 显示，小学、初中、高中女生不同学段高原儿童青少年刷新功能反应时的比较。结果显示，小学、初中、高中女生 1-back 反应时分别为（1070. 56±367. 83）ms、（1006. 34±352. 03）ms、（941. 64±309. 21）ms，相比较差异具有统计学意义（*F* 值为 14. 014，*P* 值<0. 001）；2-back 反应时初中、高中分别为（1163. 32±361. 08）ms、（1039. 80±394. 45）ms，相比较差异具有统计学意义（*t* 值为 4. 643，*P* 值<0. 001）。从学段上可以看出，1-back 反应时、2-back 反应时女生随着学段的提高总体呈现下降的趋势，表

明女生 1-back 反应时、2-back 反应时随着学段的增高呈提高趋势。进一步经 LSD 组间比较显示，小学、初中、高中女生不同组间反应时相比较，差异有统计学意义（*P* 值均<0. 05）。

表 3-15　不同学段高原儿童青少年刷新功能反应时的比较（女生，M±SD，ms）

学段	统计值	N	1-back 反应时	2-back 反应时
小学		307	1070. 56±367. 83	—
初中		349	1006. 34±352. 03[a]	1163. 32±361. 08
高中		498	941. 64±309. 21[ab]	1039. 80±394. 45
	F/*t* 值		14. 014	4. 643
	P 值		<0. 001	<0. 001

注：[a] 与小学组比较，[b] 与初中组比较，*P*<0. 05。

表 3-16 显示，小学、初中、高中总体上不同学段高原儿童青少年刷新功能反应时的比较。结果显示，小学、初中、高中总体上 1-back 反应时分别为（1070. 20±365. 53）ms、（1006. 49±354. 36）ms、（941. 38±315. 96）ms，相比较差异具有统计学意义（*F* 值为 26. 324，*P* 值<0. 001）；2-back 反应时初中、高中分别为（1164. 46±370. 96）ms、（1036. 07±372. 81）ms，相比较差异具有统计学意义（*t* 值为 6. 706，*P* 值<0. 001）。从学段上可以看出，1-back 反应时、2-back 反应时总体上随着学段的提高总体呈现下降的趋势，表明总体上 1-back 反应时、2-back 反应时随着学段的增高呈提高趋势。进一步经 LSD 组间比较显示，小学、初中、高中总体上不同组间反应时相比较，差异有统计学意义（*P* 值均<0. 05）。

表 3-16　不同学段高原儿童青少年刷新功能反应时的比较（合计，M±SD，ms）

学段	统计值	N	1-back 反应时	2-back 反应时
小学		606	1070. 20±365. 53	—
初中		640	1006. 49±354. 36[a]	1164. 46±370. 96
高中		921	941. 38±315. 96[ab]	1036. 07±372. 81
	F/*t* 值		26. 324	6. 706
	P 值		<0. 001	<0. 001

注：a 与小学组比较，b 与初中组比较，*P*<0. 05。

表 3-17 显示，小学、初中、高中男生不同学段高原儿童青少年刷新功能正确率的比较。结果显示，小学、初中、高中男生 1-back 正确率分别为（0. 88±0. 05）、（0. 90±0. 06）、（0. 93±0. 05），相比较差异具有统计学意义

（*F* 值为 128. 862，*P* 值<0. 001）；2-back 正确率初中、高中分别为（0. 86±0. 04）、（0. 88±0. 05），相比较差异具有统计学意义（*t* 值为-4. 347，*P* 值<0. 001）。从学段上可以看出，1-back、2-back 正确率男生随着学段的提高总体呈现提高的趋势，表明男生 1-back、2-back 正确率随着学段的增高呈提高趋势。进一步经 LSD 组间比较显示，小学、初中、高中男生不同组间正确率相比较，差异有统计学意义（*P* 值均<0. 05）。

表 3-17　不同学段高原儿童青少年刷新功能正确率的比较（男生，M±SD）

学段	统计值	N	1-back 正确率	2-back 正确率
小学		299	0. 88±0. 05	—
初中		291	0. 90±0. 06[a]	0. 86±0. 04
高中		423	0. 93±0. 05[ab]	0. 88±0. 05
	F/*t* 值		128. 862	-4. 347
	P 值		<0. 001	<0. 001

注：a 与小学组比较，b 与初中组比较，*P*<0. 05。

表 3-18 显示，小学、初中、高中女生不同学段高原儿童青少年刷新功能正确率的比较。结果显示，小学、初中、高中女生 1-back 正确率分别为（0. 88±0. 05）、（0. 91±0. 05）、（0. 93±0. 04），相比较差异具有统计学意义（*F* 值为 113. 956，*P* 值<0. 001）；2-back 正确率初中、高中分别为（0. 86±0. 04）、（0. 87±0. 04），相比较差异具有统计学意义（*t* 值为-3. 465，*P* 值<0. 01）。从学段上可以看出，1-back、2-back 正确率女生随着学段的提高总体呈现提高的趋势，表明女生 1-back、2-back 正确率随着学段的增高呈提高趋势。进一步经 LSD 组间比较显示，小学、初中、高中女生不同组间正确率相比较，差异有统计学意义（*P* 值均<0. 05）。

表 3-18　不同学段高原儿童青少年刷新功能正确率的比较（女生，M±SD）

学段	统计值	N	1-back 正确率	2-back 正确率
小学		307	0. 88±0. 05	—
初中		349	0. 91±0. 05[a]	0. 86±0. 04
高中		498	0. 93±0. 04[ab]	0. 87±0. 04
	F/*t* 值		113. 956	-3. 465
	P 值		<0. 001	0. 001

注：a 与小学组比较，b 与初中组比较，*P*<0. 05。

表3-19显示，小学、初中、高中总体上不同学段高原儿童青少年刷新功能正确率的比较。结果显示，小学、初中、高中总体上1-back正确率分别为（0.88±0.05）、（0.91±0.05）、（0.93±0.04），相比较差异具有统计学意义（*F*值为239.770，*P*值<0.001）；2-back正确率初中、高中分别为（0.86±0.04）、（0.88±0.04），相比较差异具有统计学意义（*t*值为-5.510，*P*值<0.001）。从学段上可以看出，1-back、2-back正确率总体上随着学段的提高总体呈现提高的趋势，表明总体上1-back、2-back正确率随着学段的增高呈提高趋势。进一步经LSD组间比较显示，小学、初中、高中总体上不同组间正确率相比较，差异有统计学意义（*P*值均<0.05）。

表3-19　不同学段高原儿童青少年刷新功能正确率的比较（合计，M±SD）

学段	统计值	N	1-back 正确率	2-back 正确率
小学		606	0.88±0.05	—
初中		640	0.91±0.05[a]	0.86±0.04
高中		921	0.93±0.04[ab]	0.88±0.04
	*F/t*值		239.770	-5.510
	*P*值		<0.001	<0.001

注：a与小学组比较，b与初中组比较，*P*<0.05。

表3-20显示，小学、初中、高中男生不同学段高原儿童青少年转换功能反应时的比较。结果显示，小学、初中、高中男生转换反应时分别为（1272.27±347.51）ms、（1144.50±316.21）ms、（1098.11±288.04）ms，相比较差异具有统计学意义（*F*值为25.486，*P*值<0.001）；不转换反应时分别为（803.46±199.70）ms、（763.39±107.50）ms、（736.79±144.98）ms，相比较差异具有统计学意义（*F*值为15.234，*P*值<0.001）；转换功能反应时分别为（468.81±284.67）ms、（381.11±295.17）ms、（361.32±229.27）ms，相比较差异具有统计学意义（*F*值为14.007，*P*值<0.001）。从学段上可以看出，转换反应时、不转换反应时、转换功能反应时男生随着学段的提高总体呈现下降的趋势，表明男生转换反应时、不转换反应时、转换功能反应时随着学段的增高呈提高趋势。进一步经LSD组间比较显示，小学、初中、高中男生不同组间反应时相比较，差异有统计学意义（*P*值均<0.05）。

表 3-20 不同学段高原儿童青少年转换功能反应时的比较（男生，M±SD，ms）

学段	统计值	N	转换反应时	不转换反应时	转换功能反应时
小学		282	1272. 27±347. 51	803. 46±199. 70	468. 81±284. 67
初中		299	1144. 50±316. 21[a]	763. 39±107. 50[a]	381. 11±295. 17[a]
高中		379	1098. 11±288. 04[a]	736. 79±144. 98[ab]	361. 32±229. 27[a]
	F 值		25. 486	15. 234	14. 007
	P 值		<0. 001	<0. 001	<0. 001

注：a 与小学组比较，b 与初中组比较，$P<0.05$。

表 3-21 显示，小学、初中、高中女生不同学段高原儿童青少年转换功能反应时的比较。结果显示，小学、初中、高中女生转换反应时分别为（1273. 76±327. 07）ms、（1142. 35±249. 46）ms、（1100. 80±258. 00）ms，相比较差异具有统计学意义（*F* 值为 35. 116，*P* 值<0. 001）；不转换反应时分别为（805. 67±201. 78）ms、（762. 15±106. 95）ms、（737. 59±123. 80）ms，相比较差异具有统计学意义（*F* 值为 19. 052，*P* 值<0. 001）；转换功能反应时分别为（468. 09±258. 66）ms、（380. 21±242. 39）ms、（363. 21±230. 18）ms，相比较差异具有统计学意义（*F* 值为 17. 493，*P* 值<0. 001）。从学段上可以看出，转换反应时、不转换反应时、转换功能反应时女生随着学段的提高总体呈现下降的趋势，表明女生转换反应时、不转换反应时、转换功能反应时随着学段的增高呈提高趋势。进一步经 LSD 组间比较显示，小学、初中、高中女生不同组间反应时相比较，差异有统计学意义（*P* 值均<0. 05）。

表 3-21 不同学段高原儿童青少年转换功能反应时的比较（女生，M±SD，ms）

学段	统计值	N	转换反应时	不转换反应时	转换功能反应时
小学		289	1273. 76±327. 07	805. 67±201. 78	468. 09±258. 66
初中		307	1142. 35±249. 46[a]	762. 15±106. 95[a]	380. 21±242. 39[a]
高中		440	1100. 80±258. 00[ab]	737. 59±123. 80[ab]	363. 21±230. 18[a]
	F 值		35. 116	19. 052	17. 493
	P 值		<0. 001	<0. 001	<0. 001

注：a 与小学组比较，b 与初中组比较，$P<0.05$。

表 3-22 显示，小学、初中、高中总体上不同学段高原儿童青少年转换功能反应时的比较。结果显示，小学、初中、高中总体上转换反应时分别为（1273. 02±337. 02）ms、（1143. 41±284. 13）ms、（1099. 55±272. 15）ms，相比较差异具有统计学意义（*F* 值为 59. 738，*P* 值<0. 001）；不转换反应时分别为（804. 58±200. 58）ms、（762. 76±107. 14）ms、（737. 22±133. 93）ms，相比较差异具有统计学意义（*F* 值为 34. 187，*P* 值<0. 001）；转换功能反应时

分别为（468.44±271.58）ms、（380.65±269.50）ms、（362.33±229.62）ms，相比较差异具有统计学意义（*F* 值为 31.318，*P* 值<0.001）。从学段上可以看出，转换反应时、不转换反应时、转换功能反应时总体上随着学段的提高总体呈现下降的趋势，表明总体上转换反应时、不转换反应时、转换功能反应时随着学段的增高呈提高趋势。进一步经 LSD 组间比较显示，小学、初中、高中总体上不同组间反应时相比较，差异有统计学意义（*P* 值均<0.05）。

表 3-22　不同学段高原儿童青少年转换功能反应时的比较（合计，M±SD，ms）

学段	统计值	N	转换反应时	不转换反应时	转换功能反应时
小学		571	1273.02±337.02	804.58±200.58	468.44±271.58
初中		606	1143.41±284.13[a]	762.76±107.14[a]	380.65±269.50[a]
高中		819	1099.55±272.15[ab]	737.22±133.93[ab]	362.33±229.62[a]
	F 值		59.738	34.187	31.318
	P 值		<0.001	<0.001	<0.001

注：a 与小学组比较，b 与初中组比较，*P*<0.05。

表 3-23 显示，小学、初中、高中男生不同学段高原儿童青少年转换功能正确率的比较。结果显示，小学、初中、高中男生转换正确率分别为（0.88±0.07）、（0.92±0.06）、（0.92±0.05），相比较差异具有统计学意义（*F* 值为 41.845，*P* 值<0.001）；不转换正确率分别为（0.88±0.07）、（0.93±0.05）、（0.94±0.05），相比较差异具有统计学意义（*F* 值为 115.377，*P* 值<0.001）；转换功能正确率分别为（0.88±0.05）、（0.93±0.04）、（0.93±0.03），相比较差异具有统计学意义（*F* 值为 136.392，*P* 值<0.001）。从学段上可以看出，转换正确率、不转换正确率、转换功能正确率男生随着学段的提高总体呈现提高的趋势，表明男生转换正确率、不转换正确率、转换功能正确率随着学段的增高呈提高趋势。进一步经 LSD 组间比较显示，小学、初中、高中男生不同组间正确率相比较，差异有统计学意义（*P* 值均<0.05）。

表 3-23　不同学段高原儿童青少年转换功能正确率的比较（男生，M±SD）

学段	统计值	N	转换正确率	不转换正确率	转换功能正确率
小学		282	0.88±0.07	0.88±0.07	0.88±0.05
初中		299	0.92±0.06[a]	0.93±0.05[a]	0.93±0.04[a]
高中		379	0.92±0.05[a]	0.94±0.05[ab]	0.93±0.03[ab]
	F 值		41.845	115.377	136.392
	P 值		<0.001	<0.001	<0.001

注：a 与小学组比较，b 与初中组比较，*P*<0.05。

表 3-24 显示，小学、初中、高中女生不同学段高原儿童青少年转换功能正确率的比较。结果显示，小学、初中、高中女生转换正确率分别为（0.89±0.07）、（0.93±0.06）、（0.92±0.06），相比较差异具有统计学意义（*F* 值为 29.687，*P* 值<0.001）；不转换正确率分别为（0.88±0.07）、（0.92±0.06）、（0.94±0.04），相比较差异具有统计学意义（*F* 值为 113.625，*P* 值<0.001）；转换功能正确率分别为（0.89±0.05）、（0.92±0.04）、（0.93±0.04），相比较差异具有统计学意义（*F* 值为 112.021，*P* 值<0.001）。从学段上可以看出，转换正确率、不转换正确率、转换功能正确率女生随着学段的提高总体呈现提高的趋势，表明女生转换正确率、不转换正确率、转换功能正确率随着学段的增高呈提高趋势。进一步经 LSD 组间比较显示，小学、初中、高中女生不同组间正确率相比较，差异有统计学意义（*P* 值均<0.05）。

表 3-24　不同学段高原儿童青少年转换功能正确率的比较（女生，M±SD）

学段	统计值	N	转换正确率	不转换正确率	转换功能正确率
小学		289	0.89±0.07	0.88±0.07	0.89±0.05
初中		307	0.93±0.06[a]	0.92±0.06[a]	0.92±0.04[a]
高中		440	0.92±0.06[ab]	0.94±0.04[ab]	0.93±0.04[ab]
	F 值		29.687	113.625	112.021
	P 值		<0.001	<0.001	<0.001

注：a 与小学组比较，b 与初中组比较，*P*<0.05。

表 3-25 显示，小学、初中、高中总体上不同学段高原儿童青少年转换功能正确率的比较。结果显示，小学、初中、高中总体上转换正确率分别为（0.89±0.07）、（0.93±0.06）、（0.92±0.05），相比较差异具有统计学意义（*F* 值为 69.259，*P* 值<0.001）；不转换正确率分别为（0.88±0.07）、（0.92±0.05）、（0.94±0.04），相比较差异具有统计学意义（*F* 值为 224.783，*P* 值<0.001）；转换功能正确率分别为（0.88±0.05）、（0.92±0.04）、（0.93±0.04），相比较差异具有统计学意义（*F* 值为 247.881，*P* 值<0.001）。从学段上可以看出，转换正确率、不转换正确率、转换功能正确率总体上随着学段的提高总体呈现提高的趋势，表明总体上转换正确率、不转换正确率、转换功能正确率随着学段的增高呈提高趋势。进一步经 LSD 组间比较显示，小学、初中、高中总体上不同组间正确率相比较，差异有统计学意义（*P* 值均<0.05）。

表 3-25　不同学段高原儿童青少年转换功能正确率的比较（合计，M±SD）

学段	统计值	N	转换正确率	不转换正确率	转换功能正确率
小学		571	0.89±0.07	0.88±0.07	0.88±0.05
初中		606	0.93±0.06[a]	0.92±0.05[a]	0.92±0.04[a]
高中		819	0.92±0.05[a]	0.94±0.04[ab]	0.93±0.04[ab]
	F 值		69.259	224.783	247.881
	P 值		<0.001	<0.001	<0.001

注：a 与小学组比较，b 与初中组比较，$P<0.05$。

图 3-2 显示了不同学段高原儿童青少年执行功能各子功能反应时的性别比较。总体上，不同学段方面抑制功能的不一致反应时高于一致反应时，高原儿童青少年刷新功能的 2-back 反应时高于 1-back 反应时，高原儿童青少年转换功能的转换反应时高于不转换反应时。各学段执行功能的抑制功能、刷新功能、转换功能方面男生与女生相比较，差异均无统计学意义（P 值均>0.05）。

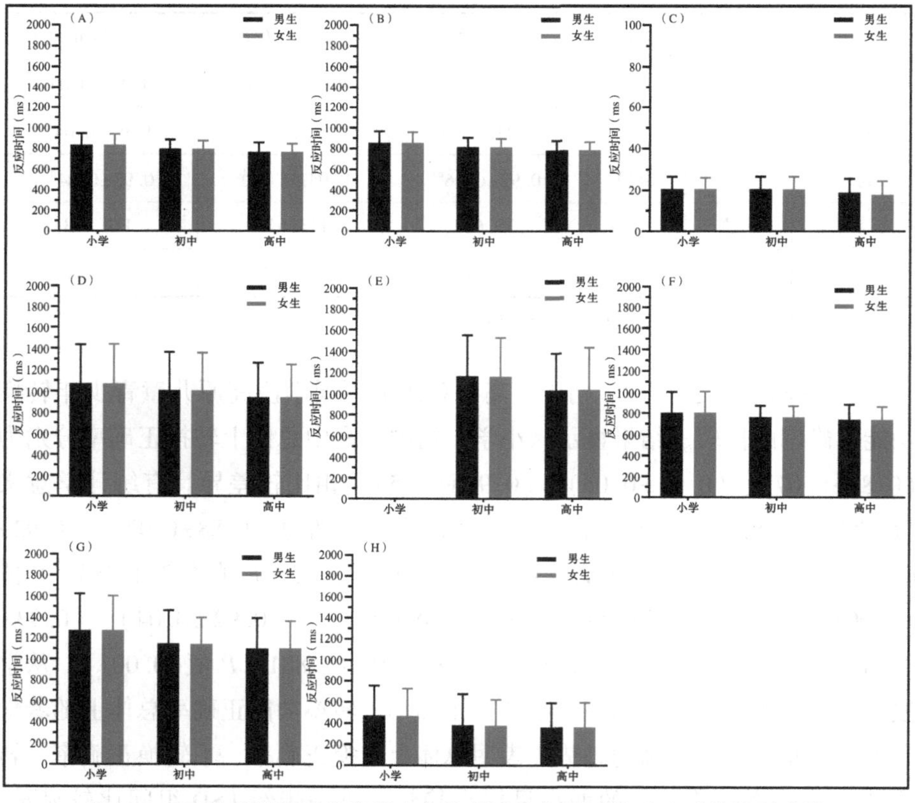

图 3-2　不同学段高原儿童青少年执行功能各子功能反应时的性别比较

注：（A）为一致反应时，（B）为不一致反应时，（C）为抑制功能反应时，（D）为 1-back 反应时，（E）为 2-back 反应时，（F）为不转换反应时，（G）为转换反应时，（H）为转换功能反应时。

3.3.1.3 不同家庭因素儿童青少年执行功能表现

（1）是否独生子女间儿童青少年执行功能比较

表 3-26 显示，是否独生子女男生高原儿童青少年抑制功能反应时的比较。结果显示，非独生子女、独生子女男生一致反应时分别为（792.49±101.35）ms、（789.66±102.02）ms，相比较差异无统计学意义（t 值为 0.336，P 值>0.05）；不一致反应时分别为（812.18±100.94）ms、（810.18±101.27）ms，相比较差异无统计学意义（t 值为 0.238，P 值>0.05）；抑制功能反应时分别为（19.69±6.41）ms、（20.52±6.18）ms，相比较差异无统计学意义（t 值为-1.581，P 值>0.05）。从是否独生子女上可以看出，一致反应时、不一致反应时、抑制功能反应时男生是否独生子女无显著差异。

表 3-26　是否独生子女高原儿童青少年抑制功能反应时的比较（男生，M±SD，ms）

是否独生子女	统计值	N	一致反应时	不一致反应时	抑制功能反应时
否		781	792.49±101.35	812.18±100.94	19.69±6.41
是		179	789.66±102.02	810.18±101.27	20.52±6.18
	t 值		0.336	0.238	-1.581
	P 值		0.737	0.812	0.114

表 3-27 显示，是否独生子女女生高原儿童青少年抑制功能反应时的比较。结果显示，非独生子女、独生子女女生一致反应时分别为（792.89±90.33）ms、（793.28±90.97）ms，相比较差异无统计学意义（t 值为-0.053，P 值>0.05）；不一致反应时分别为（812.11±89.71）ms、（813.5±90.88）ms，相比较差异无统计学意义（t 值为-0.190，P 值>0.05）；抑制功能反应时分别为（19.22±6.40）ms、（20.21±5.91）ms，相比较差异无统计学意义（t 值为-1.940，P 值>0.05）。从是否独生子女上可以看出，一致反应时、不一致反应时、抑制功能反应时女生是否独生子女无显著差异。

表 3-27　是否独生子女高原儿童青少年抑制功能反应时的比较（女生，M±SD，ms）

是否独生子女	统计值	N	一致反应时	不一致反应时	抑制功能反应时
否		887	792.89±90.33	812.11±89.71	19.22±6.40
是		183	793.28±90.97	813.5±90.88	20.21±5.91
	t 值		-0.053	-0.190	-1.940
	P 值		0.958	0.850	0.053

表 3-28 显示，是否独生子女总体上高原儿童青少年抑制功能反应时的比较。结果显示，非独生子女、独生子女总体上一致反应时分别为（792.70±95.62）ms、（791.49±96.47）ms，相比较差异无统计学意义（t 值为 0.218，P 值>0.05）；不一致反应时分别为（812.14±95.10）ms、（811.86±96.04）ms，相比较差异无统计学意义（t 值为 0.051，P 值>0.05）；抑制功能反应时分别为（19.44±6.40）ms、（20.37±6.04）ms，相比较差异无统计学意义（t 值为-2.523，P 值>0.05）。从是否独生子女上可以看出，一致反应时、不一致反应时、抑制功能反应时总体上是否独生子女无显著差异。

表 3-28　是否独生子女高原儿童青少年抑制功能反应时的比较（合计，M±SD，ms）

是否独生子女	统计值	N	一致反应时	不一致反应时	抑制功能反应时
否		1668	792.70±95.62	812.14±95.10	19.44±6.40
是		362	791.49±96.47	811.86±96.04	20.37±6.04
	t 值		0.218	0.051	−2.523
	P 值		0.827	0.959	0.012

因执行功能各子功能的正确率均要求在 80% 以上，并进行了人口学变量不同类别间正确率的比较，在其他不同因素方面，将不再对执行功能各子功能的正确率进行对比。

表 3-29 显示，是否独生子女男生高原儿童青少年刷新功能反应时的比较。结果显示，非独生子女、独生子女男生 1-back 反应时分别为（989.85±350.13）ms、（1004.74±332.32）ms，相比较差异无统计学意义（t 值为-0.520，P 值>0.05）；2-back 反应时非独生子女、独生子女分别为（1072.51±367.05）ms、（1145.03±366.27）ms，相比较差异具有统计学意义（t 值为-1.973，P 值<0.05）。从是否独生子女上可以看出，1-back 反应时、2-back 反应时男生非独生子女低于独生子女。

表 3-29　是否独生子女高原儿童青少年刷新功能反应时的比较（男生，M±SD，ms）

是否独生子女	统计值	N	1-back 反应时	N	2-back 反应时
否		813	989.85±350.13	590	1072.51±367.05
是		179	1004.74±332.32	120	1145.03±366.27
	t 值		−0.520		−1.973
	P 值		0.603		0.049

表 3-30 显示，是否独生子女女生高原儿童青少年刷新功能反应时的比较。结果显示，非独生子女、独生子女女生 1-back 反应时分别为（994. 48±340. 17）ms、（975. 88±352. 77）ms，相比较差异无统计学意义（t 值为 0. 664，P 值>0. 05）；2-back 反应时非独生子女、独生子女分别为（1083. 38±388. 49）ms、（1109. 84±366. 32）ms，相比较差异无统计学意义（t 值为 −0. 691，P 值>0. 05）。从是否独生子女上可以看出，1-back 反应时、2-back 反应时女生非独生子女低于独生子女。

表 3-30　是否独生子女高原儿童青少年刷新功能反应时的比较（女生，M±SD，ms）

是否独生子女	统计值	N	1-back 反应时	N	2-back 反应时
否		954	994. 48±340. 17	721	1083. 38±388. 49
是		177	975. 88±352. 77	118	1109. 84±366. 32
	t 值		0. 664		−0. 691
	P 值		0. 507		0. 490

表 3-31 显示，是否独生子女总体上高原儿童青少年刷新功能反应时的比较。结果显示，非独生子女、独生子女总体上 1-back 反应时分别为（992. 35±344. 69）ms、（990. 39±342. 46）ms，相比较差异无统计学意义（t 值为 0. 098，P 值>0. 05）；2-back 反应时非独生子女、独生子女分别为（1078. 49±378. 89）ms、（1127. 58±365. 94）ms，相比较差异无统计学意义（t 值为−1. 848，P 值>0. 05）。从是否独生子女上可以看出，1-back 反应时、2-back 反应时总体上非独生子女低于独生子女。

表 3-31　是否独生子女高原儿童青少年刷新功能反应时的比较（合计，M±SD，ms）

是否独生子女	统计值	N	1-back 反应时	N	2-back 反应时
否		1767	992. 35±344. 69	1311	1078. 49±378. 89
是		356	990. 39±342. 46	238	1127. 58±365. 94
	t 值		0. 098		−1. 848
	P 值		0. 922		0. 065

表 3-32 显示，是否独生子女男生高原儿童青少年转换功能反应时的比较。结果显示，非独生子女、独生子女男生转换反应时分别为（1162. 58±319. 91）ms、（1152. 27±332. 07）ms，相比较差异无统计学意义（t 值为 0. 392，P 值>0. 05）；不转换反应时分别为（765. 28±158. 23）ms、（750. 85±145. 20）ms，相比较差异无统计学意义（t 值为 1. 135，P 值>0. 05）；转换

功能反应时分别为（397.29±265.21）ms、（401.42±292.23）ms，相比较差异无统计学意义（t 值为-0.186，P 值>0.05）。从是否独生子女男生方面可以看出，转换反应时、不转换反应时、转换功能反应时无显著差异。

表 3-32　是否独生子女高原儿童青少年转换功能反应时的比较（男生，M±SD，ms）

是否独生子女	统计值	N	转换反应时	不转换反应时	转换功能反应时
否		756	1162.58±319.91	765.28±158.23	397.29±265.21
是		187	1152.27±332.07	750.85±145.20	401.42±292.23
	t 值		0.392	1.135	-0.186
	P 值		0.695	0.257	0.852

表 3-33 显示，是否独生子女女生高原儿童青少年转换功能反应时的比较。结果显示，非独生子女、独生子女女生转换反应时分别为（1150.84±281.06）ms、（1188.58±300.34）ms，相比较差异无统计学意义（t 值为-1.554，P 值>0.05）；不转换反应时分别为（763.05±147.64）ms、（758.44±156.31）ms，相比较差异无统计学意义（t 值为 0.363，P 值>0.05）；转换功能反应时分别为（387.78±241.52）ms、（430.14±260.99）ms，相比较差异具有统计学意义（t 值为-2.025，P 值<0.05）。从是否独生子女女生方面可以看出，非独生子女转换功能优于独生子女。

表 3-33　是否独生子女高原儿童青少年转换功能反应时的比较（女生，M±SD，ms）

是否独生子女	统计值	N	转换反应时	不转换反应时	转换功能反应时
否		856	1150.84±281.06	763.05±147.64	387.78±241.52
是		163	1188.58±300.34	758.44±156.31	430.14±260.99
	t 值		-1.554	0.363	-2.025
	P 值		0.121	0.717	0.043

表 3-34 显示，是否独生子女总体上高原儿童青少年转换功能反应时的比较。结果显示，非独生子女、独生子女总体上转换反应时分别为（1156.34±299.87）ms、（1169.18±317.75）ms，相比较差异无统计学意义（t 值为-0.718，P 值>0.05）；不转换反应时分别为（764.10±152.65）ms、（754.38±150.31）ms，相比较差异无统计学意义（t 值为 1.082，P 值>0.05）；转换功能反应时分别为（392.24±252.87）ms、（414.79±278.09）ms，相比较差异无统计学意义（t 值为-1.485，P 值>0.05）。从是否独生子女总体上方面可以看出，是否独生子女方面，转换反应时、不转换反应时、转换功能反

应时均无差异。

表 3-34　是否独生子女高原儿童青少年转换功能反应时的比较（合计，M±SD，ms）

是否独生子女	统计值	N	转换反应时	不转换反应时	转换功能反应时
否		1612	1156. 34±299. 87	764. 10±152. 65	392. 24±252. 87
是		350	1169. 18±317. 75	754. 38±150. 31	414. 79±278. 09
	t 值		−0. 718	1. 082	−1. 485
	P 值		0. 473	0. 279	0. 138

图 3-3 显示了是否独生子女高原儿童青少年执行功能各子功能反应时的性别比较。是否独生子女执行功能的抑制功能、刷新功能、转换功能方面男生与女生间相比较，差异均无统计学意义（*P* 值均>0. 05）。

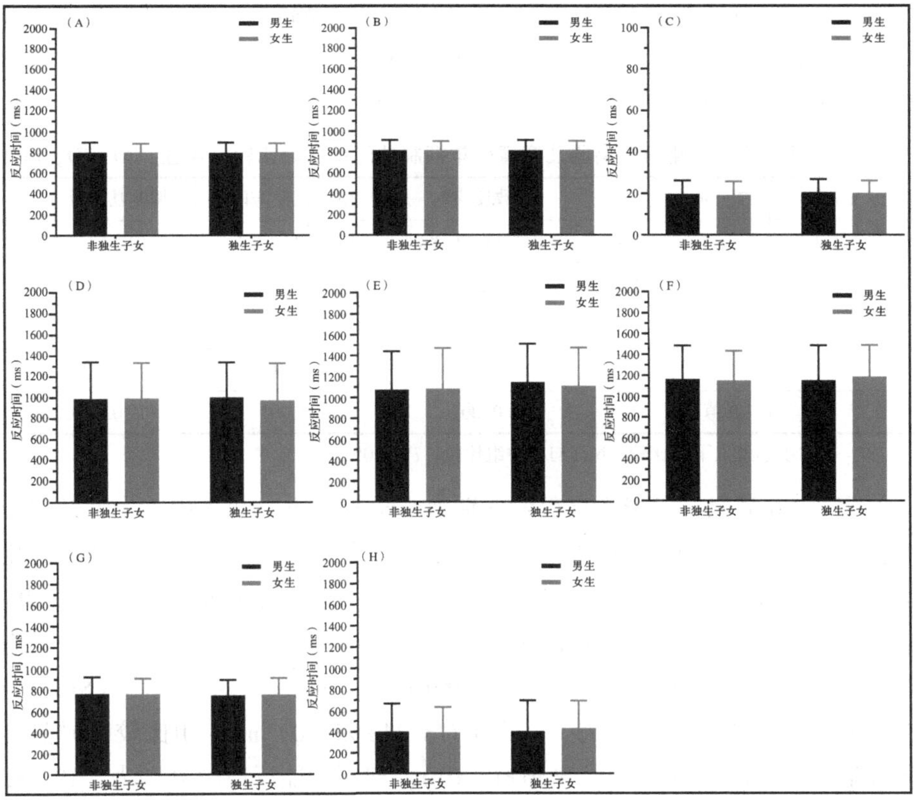

图 3-3　是否独生子女高原儿童青少年执行功能各子功能反应时的性别比较

注：（A）为一致反应时，（B）为不一致反应时，（C）为抑制功能反应时，（D）为 1-back 反应时，（E）为 2-back 反应时，（F）为不转换反应时，（G）为转换反应时，（H）为转换功能反应时。

（2）父亲不同文化程度间儿童青少年执行功能比较

表 3-35 显示，父亲文化程度分别为小学及以下、初高中、大专及以上男生高原儿童青少年抑制功能反应时的比较。结果显示，父亲文化程度分别为小学及以下、初高中、大专及以上男生一致反应时分别为（799.45±96.88）ms、（775.45±92.57）ms、（762.65±106.39）ms，相比较差异具有统计学意义（*F* 值为 8.784，*P* 值<0.001）；不一致反应时分别为（819.02±96.02）ms、（795.55±92.45）ms、（782.83±106.68）ms，相比较差异具有统计学意义（*F* 值为 8.540，*P* 值<0.001）；抑制功能反应时分别为（19.56±6.47）ms、（20.10±6.39）ms、（20.18±6.27）ms，相比较差异无统计学意义（*F* 值为 0.737，*P* 值>0.05）。从父亲文化程度上可以看出，一致反应时、不一致反应时男生随着父亲学历的提高总体呈现下降的趋势，表明男生一致反应时、不一致反应时随着父亲文化程度的提高呈提高趋势。进一步经 LSD 组间比较显示，父亲文化程度分别为小学及以下、初高中、大专及以上男生不同组间反应时相比较，差异有统计学意义（*P* 值均<0.05）。

表 3-35　父亲不同文化程度高原儿童青少年抑制功能反应时比较（男生，M±SD，ms）

父亲文化程度	统计值	N	一致反应时	不一致反应时	抑制功能反应时
小学及以下		426	799.45±96.88	819.02±96.02	19.56±6.47
初高中		199	775.45±92.57[a]	795.55±92.45[a]	20.10±6.39
大专及以上		125	762.65±106.39[a]	782.83±106.68[a]	20.18±6.27
	F 值		8.784	8.540	0.737
	P 值		<0.001	<0.001	0.479

注：a 与小学及以下组比较，b 与初高中组比较；*P*<0.05。

表 3-36 显示，父亲文化程度分别为小学及以下、初高中、大专及以上女生高原儿童青少年抑制功能反应时的比较。结果显示，父亲文化程度分别为小学及以下、初高中、大专及以上女生一致反应时分别为（794.79±85.20）ms、（777.02±87.09）ms、（758.63±96.19）ms，相比较差异具有统计学意义（*F* 值为 10.188，*P* 值<0.001）；不一致反应时分别为（813.84±84.83）ms、（795.92±85.73）ms、（778.74±95.90）ms，相比较差异具有统计学意义（*F* 值为 9.859，*P* 值<0.001）；抑制功能反应时分别为（19.05±6.58）ms、（18.90±6.28）ms、（20.10±5.70）ms，相比较差异无统计学意义（*F* 值为 1.707，*P* 值>0.05）。从父亲文化程度上可以看出，一致反应时、不一致反应时女生随着父亲学历的提高总体呈现下降的趋势，表明女生一致反应时、不一致反应时随着父亲文化程度的提高呈提高趋势。进一步经

LSD 组间比较显示，父亲文化程度分别为小学及以下、初高中、大专及以上女生不同组间反应时相比较，差异有统计学意义（P 值均<0.05）。

表 3-36 父亲不同文化程度高原儿童青少年抑制功能反应时比较（女生，M±SD，ms）

父亲文化程度	统计值	N	一致反应时	不一致反应时	抑制功能反应时
小学及以下		517	794.79±85.20	813.84±84.83	19.05±6.58
初高中		185	777.02±87.09[a]	795.92±85.73[a]	18.90±6.28
大专及以上		136	758.63±96.19[a]	778.74±95.90[a]	20.10±5.70
	F 值		10.188	9.859	1.707
	P 值		<0.001	<0.001	0.182

注：a 与小学及以下组比较，b 与初高中组比较；P<0.05。

表 3-36 显示，父亲文化程度分别为小学及以下、初高中、大专及以上总体上高原儿童青少年抑制功能反应时的比较。结果显示，父亲文化程度分别为小学及以下、初高中、大专及以上总体上一致反应时分别为（796.90±90.64）ms、（776.20±89.86）ms、（760.56±101.03）ms，相比较差异具有统计学意义（F 值为 18.676，P 值<0.001）；不一致反应时分别为（816.18±90.04）ms、（795.73±89.16）ms、（780.70±101.03）ms，相比较差异具有统计学意义（F 值为 18.109，P 值<0.001）；抑制功能反应时分别为（19.28±6.53）ms、（19.53±6.36）ms、（20.14±5.97）ms，相比较差异无统计学意义（F 值为 1.856，P 值>0.05）。从父亲文化程度上可以看出，一致反应时、不一致反应时总体上随着父亲学历的提高总体呈现下降的趋势，表明总体上一致反应时、不一致反应时随着父亲文化程度的提高呈提高趋势。进一步经 LSD 组间比较显示，父亲文化程度分别为小学及以下、初高中、大专及以上总体上不同组间反应时相比较，差异有统计学意义（P 值均<0.05）。

表 3-37 父亲不同文化程度高原儿童青少年抑制功能反应时比较（合计，M±SD，ms）

父亲文化程度	统计值	N	一致反应时	不一致反应时	抑制功能反应时
小学及以下		943	796.90±90.64	816.18±90.04	19.28±6.53
初高中		384	776.20±89.86[a]	795.73±89.16[a]	19.53±6.36
大专及以上		261	760.56±101.03[ab]	780.70±101.03[ab]	20.14±5.97
	F 值		18.676	18.109	1.856
	P 值		<0.001	<0.001	0.157

注：a 与小学及以下组比较，b 与初高中组比较；P<0.05。

3-38 显示，父亲不同文化程度高原男生儿童青少年刷新功能反应时的比较。父亲文化程度分别为小学及以下、初高中、大专及以上男生 1-back 反应时分别为（1038.04±353.38）ms、（964.49±340.37）ms、（904.08±335.45）ms，相比较差异具有统计学意义（*F* 值为 8.217，*P* 值<0.001）；2-back 反应时父亲文化程度为小学及以下、初高中、大专及以上分别为（1113.04±363.56）ms、（1080.02±379.5）ms、（989.90±397.60）ms，相比较差异具有统计学意义（*F* 值为 3.546，*P* 值<0.05）。从父亲文化程度上可以看出，1-back 反应时、2-back 反应时男生随着父亲文化程度的提高总体呈现下降的趋势，表明男生 1-back 反应时、2-back 反应时随着父亲文化程度的增高呈提高趋势。进一步经 LSD 组间比较显示，父亲文化程度分别为小学及以下、初高中、大专及以上男生不同组间反应时相比较，差异有统计学意义（*P* 值均<0.05）。

表 3-38　父亲不同文化程度高原儿童青少年刷新功能反应时的比较（男生，M±SD，ms）

父亲文化程度	统计值	N	1-back 反应时	N	2-back 反应时
小学及以下		434	1038.04±353.38	369	1113.04±363.56
初高中		202	964.49±340.37[a]	181	1080.02±379.50
大专及以上		120	904.08±335.45[a]	77	989.90±397.60[a]
	F 值		8.217		3.546
	P 值		<0.001		0.029

注：a 与小学及以下组比较，b 与初高中组比较；*P*<0.05。

表 3-39 显示，父亲不同文化程度高原女生儿童青少年刷新功能反应时的比较。父亲文化程度分别为小学及以下、初高中、大专及以上女生 1-back 反应时分别为（1007.78±334.75）ms、（983.82±363.11）ms、（840.34±292.76）ms，相比较差异具有统计学意义（*F* 值为 12.844，*P* 值<0.001）；2-back 反应时父亲文化程度为小学及以下、初高中、大专及以上分别为（1083.17±378.39）ms、（1111.52±379.42）ms、（970.37±441.13）ms，相比较差异具有统计学意义（*F* 值为 3.724，*P* 值<0.05）。从父亲文化程度上可以看出，1-back 反应时、2-back 反应时女生随着父亲文化程度的提高总体呈现下降的趋势，表明女生 1-back 反应时、2-back 反应时随着父亲文化程度的增高呈提高趋势。进一步经 LSD 组间比较显示，父亲文化程度分别为小学及以下、初高中、大专及以上女生不同组间反应时相比较，差异有统计学意义（*P* 值均<0.05）。

表 3-39 父亲不同文化程度高原儿童青少年刷新功能反应时的比较（女生，M±SD，ms）

父亲文化程度	统计值	N	1-back 反应时	N	2-back 反应时
小学及以下		544	1007. 78±334. 75	479	1083. 17±378. 39
初高中		198	983. 82±363. 11	171	1111. 52±379. 42
大专及以上		127	840. 34±292. 76[ab]	78	970. 37±441. 13[ab]
	F 值		12. 844		3. 724
	P 值		<0. 001		0. 025

注：a 与小学及以下组比较，b 与初高中组比较；*P*<0. 05。

表 3-40 显示，父亲不同文化程度总体上儿童青少年刷新功能反应时的比较。父亲文化程度分别为小学及以下、初高中、大专及以上总体上 1-back 反应时分别为（1021. 21±343. 30）ms、（974. 06±351. 50）ms、（871. 31±315. 20）ms，相比较差异具有统计学意义（*F* 值为 19. 396，*P* 值<0. 001）；2-back 反应时父亲文化程度为小学及以下、初高中、大专及以上分别为（1096. 17±372. 09）ms、（1095. 32±379. 25）ms、（980. 07±418. 82）ms，相比较差异具有统计学意义（*F* 值为 6. 395，*P* 值<0. 01）。从父亲文化程度上可以看出，1-back 反应时、2-back 反应时总体上随着父亲文化程度的提高总体呈现下降的趋势，表明总体上 1-back 反应时、2-back 反应时随着父亲文化程度的增高呈提高趋势。进一步经 LSD 组间比较显示，父亲文化程度分别为小学及以下、初高中、大专及以上总体上不同组间反应时相比较，差异有统计学意义（*P* 值均<0. 05）。

表 3-40 父亲不同文化程度高原儿童青少年刷新功能反应时的比较（合计，M±SD，ms）

父亲文化程度	统计值	N	1-back 反应时	N	2-back 反应时
小学及以下		978	1021. 21±343. 30	848	1096. 17±372. 09
初高中		400	974. 06±351. 50[a]	352	1095. 32±379. 25
大专及以上		247	871. 31±315. 20[ab]	155	980. 07±418. 82[ab]
	F 值		19. 396		6. 395
	P 值		<0. 001		0. 002

注：a 与小学及以下组比较，b 与初高中组比较；*P*<0. 05。

表 3-41 显示，父亲文化程度分别为小学及以下、初高中、大专及以上男生高原儿童青少年转换功能反应时的比较。结果显示，父亲文化程度分别为小学及以下、初高中、大专及以上男生转换反应时分别为（1189. 71±317. 63）ms、（1099. 76±302. 21）ms、（1133. 05±326. 99）ms，相比较差异具有统计学意义（*F* 值为 5. 848，*P* 值<0. 01）；不转换反应时分别为（768. 16±136. 80）ms、（744. 17±123. 04）ms、（747. 60±180. 09）ms，相比

较差异无统计学意义（F 值为 2.342，P 值>0.05）；转换功能反应时分别为（421.55±270.23）ms、（355.59±267.29）ms、（385.44±241.44）ms，相比较差异具有统计学意义（F 值为 4.310，P 值<0.05）。进一步经 LSD 组间比较显示，父亲文化程度分别为小学及以下、初高中、大专及以上男生不同组间反应时相比较，差异有统计学意义（P 值均<0.05）。

表 3-41　父亲不同文化程度高原儿童青少年转换功能反应时比较（男生，M±SD，ms）

父亲文化程度	统计值	N	转换反应时	不转换反应时	转换功能反应时
小学及以下		416	1189.71±317.63	768.16±136.80	421.55±270.23
初高中		198	1099.76±302.21[a]	744.17±123.04[a]	355.59±267.29[a]
大专及以上		118	1133.05±326.99	747.60±180.09	385.44±241.44
	F 值		5.848	2.342	4.310
	P 值		0.003	0.097	0.014

注：a 与小学及以下组比较，b 与初高中组比较；P<0.05。

表 3-42 显示，父亲文化程度分别为小学及以下、初高中、大专及以上女生高原儿童青少年转换功能反应时的比较。结果显示，父亲文化程度分别为小学及以下、初高中、大专及以上女生转换反应时分别为（1158.41±278.63）ms、（1143.58±280.65）ms、（1091.98±270.64）ms，相比较差异无统计学意义（F 值为 2.749，P 值>0.05）；不转换反应时分别为（751.78±134.49）ms、（767.21±119.09）ms、（725.60±161.28）ms，相比较差异具有统计学意义（F 值为 3.342，P 值<0.05）；转换功能反应时分别为（406.63±246.09）ms、（376.37±254.53）ms、（366.38±232.68）ms，相比较差异无统计学意义（F 值为 1.856，P 值>0.05）。从父亲文化程度上可以看出，不转换反应时女生随着父亲文化程度的提高总体呈现下降的趋势，表明女生不转换反应时随着父亲文化程度的增高呈提高趋势。进一步经 LSD 组间比较显示，父亲文化程度分别为小学及以下、初高中、大专及以上女生不同组间反应时相比较，差异有统计学意义（P 值均<0.05）。

表 3-42　父亲不同文化程度高原儿童青少年转换功能反应时比较（女生，M±SD，ms）

父亲文化程度	统计值	N	转换反应时	不转换反应时	转换功能反应时
小学及以下		499	1158.41±278.63	751.78±134.49	406.63±246.09
初高中		175	1143.58±280.65	767.21±119.09	376.37±254.53
大专及以上		119	1091.98±270.64[a]	725.60±161.28[b]	366.38±232.68
	F 值		2.749	3.342	1.856
	P 值		0.065	0.036	0.157

注：a 与小学及以下组比较，b 与初高中组比较；P<0.05。

表 3-43 显示，父亲文化程度分别为小学及以下、初高中、大专及以上总体上高原儿童青少年转换功能反应时的比较。结果显示，父亲文化程度分别为小学及以下、初高中、大专及以上总体上转换反应时分别为（1172. 64±297. 24）ms、（1120. 32±292. 72）ms、（1112. 43±300. 09）ms，相比较差异具有统计学意义（*F* 值为 6. 433，*P* 值 < 0. 01）；不转换反应时分别为（759. 23±135. 72）ms、（754. 98±121. 59）ms、（736. 55±170. 89）ms，相比较差异无统计学意义（*F* 值为 2. 521，*P* 值>0. 05）；转换功能反应时分别为（413. 41±257. 31）ms、（365. 34±261. 24）ms、（375. 87±236. 77）ms，相比较差异具有统计学意义（*F* 值为 5. 558，*P* 值<0. 01）。从父亲文化程度上可以看出，转换反应时总体上随着父亲文化程度的提高总体呈现下降的趋势，表明总体上转换反应时随着父亲文化程度的增高呈提高趋势。进一步经 LSD 组间比较显示，父亲文化程度分别为小学及以下、初高中、大专及以上总体上不同组间反应时相比较，差异有统计学意义（*P* 值均<0. 05）。

表 3-43　父亲不同文化程度高原儿童青少年转换功能反应时比较（合计，M±SD，ms）

父亲文化程度	统计值	N	转换反应时	不转换反应时	转换功能反应时
小学及以下		915	1172. 64±297. 24	759. 23±135. 72	413. 41±257. 31
初高中		373	1120. 32±292. 72[a]	754. 98±121. 59	365. 34±261. 24[a]
大专及以上		237	1112. 43±300. 09[a]	736. 55±170. 89[a]	375. 87±236. 77[a]
	F 值		6. 433	2. 521	5. 558
	P 值		0. 002	0. 081	0. 004

注：a 与小学及以下组比较，b 与初高中组比较；*P*<0. 05。

图 3-4 显示了父亲不同文化程度高原儿童青少年执行功能各子功能反应时的性别比较。父亲不同文化程度执行功能的抑制功能、刷新功能、转换功能方面男生与女生相比较，差异均无统计学意义（*P* 值均>0. 05）。

（3）母亲不同文化程度间儿童青少年执行功能比较

表 3-44 显示，母亲不同文化程度高原儿童青少年男生抑制功能反应时的比较。结果显示，母亲文化程度分别为小学及以下、初高中、大专及以上男生一致反应时分别为（804. 80±97. 73）ms、（768. 43±89. 88）ms、（745. 62±103. 17）ms，相比较差异具有统计学意义（*F* 值为 22. 615，*P* 值<0. 001）；不一致反应时分别为（824. 32±97. 65）ms、（788. 62±89. 40）ms、（766. 11±102. 6）ms，相比较差异具有统计学意义（*F* 值为 21. 961，*P* 值<0. 001）；抑制功能反应时分别为（19. 52±6. 43）ms、（20. 18±6. 12）ms、（20. 49±6. 29）ms，相比较差异无统计学意义（*F* 值为 1. 513，*P* 值>0. 05）。从母亲文化程度上可以看出，一致反应时、不一致反应时男生随着文化程度的提高

总体呈现下降的趋势，表明男生一致反应时、不一致反应时随着学段的增高呈提高趋势。进一步经 LSD 组间比较显示，母亲文化程度分别为小学及以下、初高中、大专及以上男生不同组间反应时相比较，差异有统计学意义（*P* 值均<0.05）。

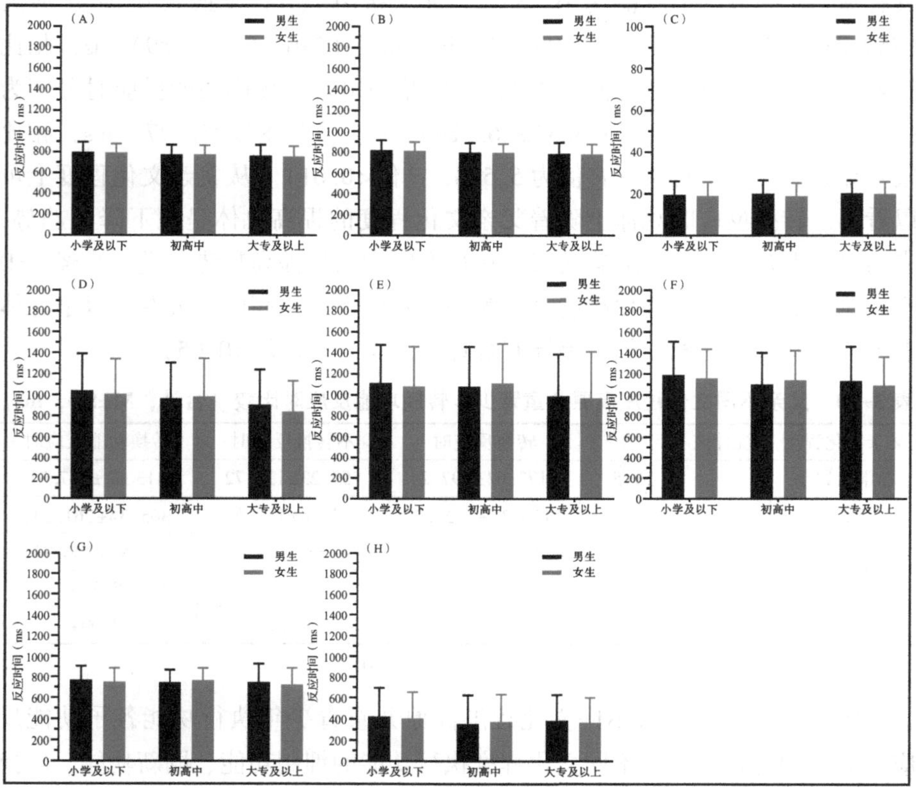

图 3-4　父亲不同文化程度高原儿童青少年执行功能各子功能反应时的性别比较

注：（A）为一致反应时，（B）为不一致反应时，（C）为抑制功能反应时，（D）为 1-back 反应时，（E）为 2-back 反应时，（F）为转换反应时，（G）为不转换反应时，（H）为转换功能反应时。

表 3-44　母亲不同文化程度高原儿童青少年抑制功能反应时比较（男生，M±SD，ms）

母亲文化程度	统计值	N	一致反应时	不一致反应时	抑制功能反应时
小学及以下		484	804.80±97.73	824.32±97.65	19.52±6.43
初高中		135	768.43±89.88^{a}	788.62±89.40^{a}	20.18±6.12
大专及以上		134	745.62±103.17^{a}	766.11±102.69^{a}	20.49±6.29
	F 值		22.615	21.961	1.513
	P 值		<0.001	<0.001	0.221

注：a 与小学及以下组比较，b 与初高中组比较；*P*<0.05。

表 3-45 显示，母亲不同文化程度高原儿童青少年女生抑制功能反应时的比较。结果显示，母亲文化程度分别为小学及以下、初高中、大专及以上女生一致反应时分别为（793.97±80.10）ms、（783.76±104.34）ms、（747.41±94.68）ms，相比较差异具有统计学意义（F 值为 15.317，P 值 <0.001）；不一致反应时分别为（812.75±79.60）ms、（803.80±103.92）ms、（767.56±93.79）ms，相比较差异具有统计学意义（F 值为 14.597，P 值 <0.001）；抑制功能反应时分别为（18.78±6.51）ms、（20.03±6.13）ms、（20.15±5.81）ms，相比较差异具有统计学意义（F 值为 3.872，P 值 <0.05）。从母亲文化程度上可以看出，一致反应时、不一致反应时女生随着文化程度的提高总体呈现下降的趋势，表明女生一致反应时、不一致反应时随着学段的增高呈提高趋势。进一步经 LSD 组间比较显示，母亲文化程度分别为小学及以下、初高中、大专及以上女生不同组间反应时相比较，差异有统计学意义（P 值均<0.05）。

表 3-45　母亲不同文化程度高原儿童青少年抑制功能反应时比较（女生，M±SD，ms）

母亲文化程度	统计值	N	一致反应时	不一致反应时	抑制功能反应时
小学及以下		577	793.97±80.10	812.75±79.60	18.78±6.51
初高中		134	783.76±104.34	803.80±103.92	20.03±6.13[a]
大专及以上		130	747.41±94.68[ab]	767.56±93.79[ab]	20.15±5.81[a]
	F 值		15.317	14.597	3.872
	P 值		<0.001	<0.001	0.021

注：a 与小学及以下组比较，b 与初高中组比较；P<0.05。

表 3-46 显示，母亲不同文化程度高原儿童青少年总体上抑制功能反应时的比较。结果显示，母亲文化程度分别为小学及以下、初高中、大专及以上总体上一致反应时分别为（798.91±88.70）ms、（776.07±97.47）ms、（746.50±98.90）ms，相比较差异具有统计学意义（F 值为 36.351，P 值 <0.001）；不一致反应时分别为（818.03±88.43）ms、（796.18±97.02）ms、（766.82±98.23）ms，相比较差异具有统计学意义（F 值为 34.833，P 值 <0.001）；抑制功能反应时分别为（19.12±6.48）ms、（20.11±6.11）ms、（20.32±6.05）ms，相比较差异具有统计学意义（F 值为 5.378，P 值 <0.05）。从母亲文化程度上可以看出，一致反应时、不一致反应时总体上随着文化程度的提高总体呈现下降的趋势，表明总体上一致反应时、不一致反应时随着学段的增高呈提高趋势。进一步经 LSD 组间比较显示，母亲文化程度分别为小学及以下、初高中、大专及以上总体上不同组间反应时相比

较，差异有统计学意义（*P* 值均<0.05）。

表 3-46　母亲不同文化程度高原儿童青少年抑制功能反应时比较（合计，M±SD，ms）

母亲文化程度	统计值	N	一致反应时	不一致反应时	抑制功能反应时
小学及以下		1061	798.91±88.70	818.03±88.43	19.12±6.48
初高中		269	776.07±97.47[a]	796.18±97.02[a]	20.11±6.11[a]
大专及以上		264	746.50±98.90[ab]	766.82±98.23[ab]	20.32±6.05[a]
	F 值		36.351	34.833	5.378
	P 值		<0.001	<0.001	0.005

注：a 与小学及以下组比较，b 与初高中组比较；*P*<0.05。

表 3-47 显示，母亲不同文化程度高原男生儿童青少年刷新功能反应时的比较。结果显示，小学及以下、初高中、大专及以上男生 1-back 反应时分别为（1023.78±344.53）ms、（1001.92±350.74）ms、（894.33±341.13）ms，相比较差异具有统计学意义（*F* 值为 7.530，*P* 值<0.01）；2-back 反应时分别为（1100.65±359.67）ms、（1080.31±386.25）ms、（988.80±387.11）ms，相比较差异具有统计学意义（*F* 值为 3.252，*P* 值<0.05）。从母亲文化程度上可以看出，1-back 反应时、2-back 反应时男生随着学历的提高总体呈现下降的趋势，表明男生 1-back 反应时、2-back 反应时随着母亲文化程度的增高呈提高趋势。进一步经 LSD 组间比较显示，小学及以下、初高中、大专及以上男生不同组间反应时相比较，差异具有统计学意义（*P* 值均<0.05）。

表 3-47　母亲不同文化程度高原儿童青少年刷新功能反应时的比较（男生，M±SD，ms）

母亲文化程度	统计值	N	1-back 反应时	N	2-back 反应时
小学及以下		482	1023.78±344.53	415	1100.65±359.67
初高中		136	1001.92±350.74	110	1080.31±386.25
大专及以上		137	894.33±341.13[ab]	85	988.80±387.11[a]
	F 值		7.530		3.252
	P 值		0.001		0.039

注：a 与小学及以下组比较，b 与初高中组比较；*P*<0.05。

表 3-48 显示，母亲不同文化程度高原女生儿童青少年刷新功能反应时的比较。结果显示，小学及以下、初高中、大专及以上女生 1-back 反应时分别为（1009.30±332.67）ms、（957.31±340.10）ms、（857.08±326.01）ms，相比较差异具有统计学意义（*F* 值为 11.367，*P* 值<0.001）；2-back 反应时分别为（1077.28±384.32）ms、（1104.17±380.32）ms、（993.76±398.04）ms，

相比较差异无统计学意义（*F* 值为 1.985，*P* 值>0.05）。从母亲文化程度上可以看出，1-back 反应时女生随着学历的提高总体呈现下降的趋势，表明女生 1-back 反应时随着母亲文化程度的增高呈提高趋势。进一步经 LSD 组间比较显示，小学及以下、初高中、大专及以上女生不同组间反应时相比较，差异具有统计学意义（*P* 值均<0.05）。

表 3-48 母亲不同文化程度高原儿童青少年刷新功能反应时的比较（女生，M±SD，ms）

母亲文化程度	统计值	N	1-back 反应时	N	2-back 反应时
小学及以下		618	1009.30±332.67	552	1077.28±384.32
初高中		136	957.31±340.10	111	1104.17±380.32
大专及以上		127	857.08±326.01[ab]	75	993.76±398.04
	F 值		11.367		1.985
	P 值		<0.001		0.138

注：a 与小学及以下组比较，b 与初高中组比较；*P*<0.05。

表 3-49 显示，母亲不同文化程度总体上儿童青少年刷新功能反应时的比较。结果显示，小学及以下、初高中、大专及以上总体上 1-back 反应时分别为（1015.65±337.84）ms、（979.61±345.54）ms、（876.41±333.83）ms，相比较差异具有统计学意义（*F* 值为 18.094，*P* 值<0.001）；2-back 反应时分别为（1087.31±373.93）ms、（1092.29±382.60）ms、（991.12±391.04）ms，相比较差异具有统计学意义（*F* 值为 4.684，*P* 值<0.05）。从母亲文化程度上可以看出，1-back 反应时、2-back 反应时总体上随着学历的提高总体呈现下降的趋势，表明总体上 1-back 反应时、2-back 反应时随着母亲文化程度的增高呈提高趋势。进一步经 LSD 组间比较显示，小学及以下、初高中、大专及以上总体上不同组间反应时相比较，差异具有统计学意义（*P* 值均<0.05）。

表 3-49 母亲不同文化程度高原儿童青少年刷新功能反应时的比较（合计，M±SD，ms）

母亲文化程度	统计值	N	1-back 反应时	N	2-back 反应时
小学及以下		1100	1015.65±337.84	967	1087.31±373.93
初高中		272	979.61±345.54	221	1092.29±382.60
大专及以上		264	876.41±333.83[ab]	160	991.12±391.04[ab]
	F 值		18.094		4.684
	P 值		<0.001		0.009

注：a 与小学及以下组比较，b 与初高中组比较；*P*<0.05。

表 3-50 显示，母亲不同文化程度高原儿童青少年男生转换功能反应时的比较。结果显示，母亲文化程度分别为小学及以下、初高中、大专及以上男生转换反应时分别为（1188.37±313.82）ms、（1157.56±309.59）ms、（1034.82±310.86）ms，相比较差异具有统计学意义（*F* 值为 12.238，*P* 值 <0.001）；不转换反应时分别为（762.00±140.88）ms、（755.65±135.30）ms、（728.16±167.42）ms，相比较差异无统计学意义（*F* 值为 2.766，*P* 值 >0.05）；转换功能反应时分别为（426.36±263.71）ms、（401.91±256.22）ms、（306.67±264.55）ms，相比较差异具有统计学意义（*F* 值为 10.540，*P* 值 <0.001）。从母亲文化程度上可以看出，转换反应时、转换功能反应时男生随着学历的提高总体呈现下降的趋势，表明男生转换反应时、转换功能反应时随着母亲文化程度的增高呈提高趋势。进一步经 LSD 组间比较显示，母亲文化程度分别为小学及以下、初高中、大专及以上男生不同组间反应时相比较，差异有统计学意义（*P* 值均<0.05）。

表 3-50　母亲不同文化程度高原儿童青少年转换功能反应时比较（男生，M±SD，ms）

母亲文化程度	统计值	N	转换反应时	不转换反应时	转换功能反应时
小学及以下		474	1188.37±313.82	762.00±140.88	426.36±263.71
初高中		130	1157.56±309.59	755.65±135.30	401.91±256.22
大专及以上		129	1034.82±310.86[ab]	728.16±167.42[a]	306.67±264.55[ab]
	F 值		12.238	2.766	10.540
	P 值		<0.001	0.064	<0.001

注：a 与小学及以下组比较，b 与初高中组比较；*P*<0.05。

表 3-51 显示，母亲不同文化程度高原儿童青少年女生转换功能反应时的比较。结果显示，母亲文化程度分别为小学及以下、初高中、大专及以上女生转换反应时分别为（1162.30±272.46）ms、（1147.76±246.44）ms、（1044.74±287.16）ms，相比较差异具有统计学意义（*F* 值为 8.708，*P* 值 <0.001）；不转换反应时分别为（755.96±128.19）ms、（759.49±117.36）ms、（715.38±170.09）ms，相比较差异具有统计学意义（*F* 值为 4.595，*P* 值 <0.05）；转换功能反应时分别为（406.34±247.72）ms、（388.27±225.41）ms、（329.36±249.29）ms，相比较差异具有统计学意义（*F* 值为 4.591，*P* 值 <0.01）。从母亲文化程度上可以看出，转换反应时、不转换反应时、转换功能反应时女生随着学历的提高总体呈现下降的趋势，表明女生转换反应时、不转换反应时、转换功能反应时随着母亲文化程度的增高呈提高趋势。进一步经 LSD 组间比较显示，母亲文化程度分别为小学及以下、初

高中、大专及以上女生不同组间反应时相比较，差异具有统计学意义（P 值均<0.05）。

表 3-51 母亲不同文化程度高原儿童青少年转换功能反应时比较（女生，M±SD，ms）

母亲文化程度	统计值	N	转换反应时	不转换反应时	转换功能反应时
小学及以下		566	1162.30±272.46	755.96±128.19	406.34±247.72
初高中		128	1147.76±246.44	759.49±117.36	388.27±225.41
大专及以上		110	1044.74±287.16[ab]	715.38±170.09[ab]	329.36±249.29[a]
	F 值		8.708	4.595	4.591
	P 值		<0.001	0.010	0.010

注：a 与小学及以下组比较，b 与初高中组比较；$P<0.05$。

表 3-52 显示，母亲不同文化程度高原儿童青少年总体上转换功能反应时的比较。结果显示，母亲文化程度分别为小学及以下、初高中、大专及以上总体上转换反应时分别为（1174.18±292.18）ms、（1152.70±279.54）ms、（1039.39±299.60）ms，相比较差异具有统计学意义（F 值为 20.827，P 值<0.001）；不转换反应时分别为（758.72±134.09）ms、（757.56±126.48）ms、（722.27±168.42）ms，相比较差异具有统计学意义（F 值为 6.878，P 值<0.01）；转换功能反应时分别为（415.47±255.20）ms、（395.14±241.05）ms、（317.11±257.35）ms，相比较差异具有统计学意义（F 值为 14.665，P 值<0.001）。从母亲文化程度上可以看出，转换反应时、不转换反应时、转换功能反应时总体上随着学历的提高总体呈现下降的趋势，表明总体上转换反应时、不转换反应时、转换功能反应时随着母亲文化程度的增高呈提高趋势。进一步经 LSD 组间比较显示，母亲文化程度分别为小学及以下、初高中、大专及以上总体上不同组间反应时相比较，差异具有统计学意义（P 值均<0.05）。

表 3-52 母亲不同文化程度高原儿童青少年转换功能反应时比较（合计，M±SD，ms）

母亲文化程度	统计值	N	转换反应时	不转换反应时	转换功能反应时
小学及以下		1040	1174.18±292.18	758.72±134.09	415.47±255.20
初高中		258	1152.70±279.54	757.56±126.48	395.14±241.05
大专及以上		239	1039.39±299.60[ab]	722.27±168.42[ab]	317.11±257.35[ab]
	F 值		20.827	6.878	14.665
	P 值		<0.001	0.001	<0.001

注：a 与小学及以下组比较，b 与初高中组比较；$P<0.05$。

图 3-5 显示了母亲不同文化程度高原儿童青少年执行功能各子功能反应时的性别比较。在母亲不同文化程度间执行功能的抑制功能、刷新功能、转换功能方面男生与女生相比较，差异均无统计学意义（P 值均>0.05）。

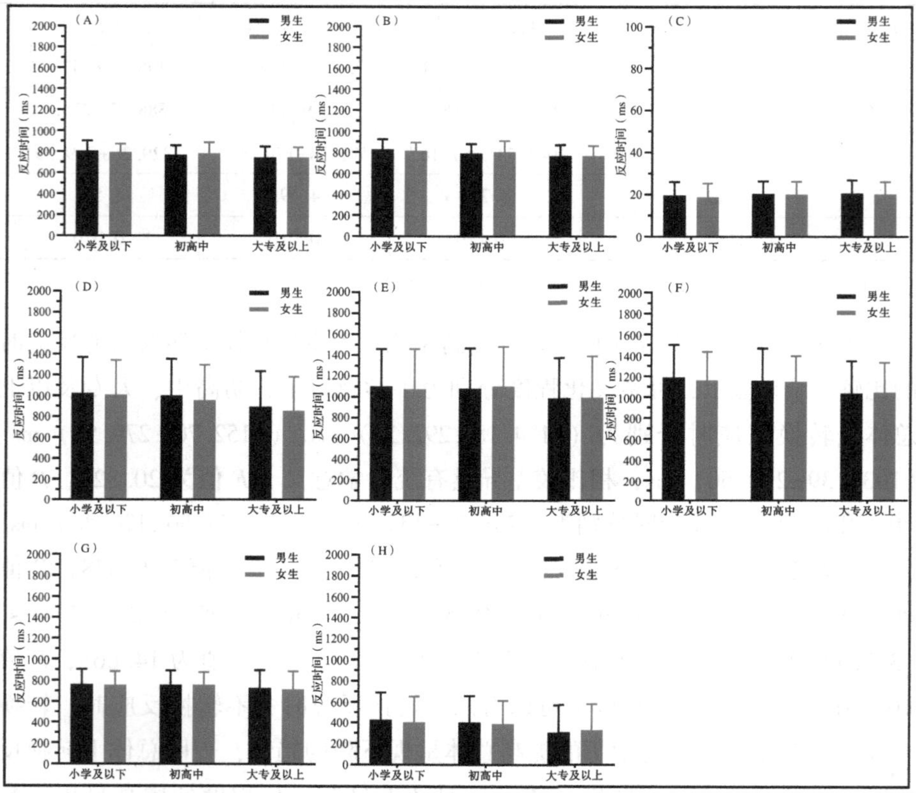

图 3-5　母亲不同文化程度高原儿童青少年执行功能各子功能反应时的性别比较

注：（A）为一致反应时，（B）为不一致反应时，（C）为抑制功能反应时，（D）为 1-back 反应时，（E）为 2-back 反应时，（F）为转换反应时，（G）为不转换反应时，（H）为转换功能反应时。

（4）父母是否支持体育锻炼儿童青少年执行功能比较

表 3-53 显示，父母是否支持体育锻炼高原儿童青少年男生抑制功能反应时的比较。结果显示，父母对体育锻炼持支持态度、中立态度、不支持态度男生一致反应时分别为（787.81±96.75）ms、（774.11±99.71）ms、（835.44±110.21）ms，相比较差异具有统计学意义（F 值为 18.988，P 值<0.001）；不一致反应时分别为（807.17±96.44）ms、（794.55±99.18）ms、（856.38±108.88）ms，相比较差异具有统计学意义（F 值为 19.854，P 值<0.001）；抑制功能反应时分别为（19.36±6.02）ms、（20.44±6.45）ms、（20.94±7.30）ms，相比较差异具有统计学意义（F 值为 5.019，P 值

<0. 05)。从父母支持体育锻炼上可以看出，支持态度和中立态度男生一致反应时、不一致反应时、抑制功能反应时最短，表明功能最好。进一步经 LSD 组间比较显示，支持态度、中立态度、不支持态度男生不同组间反应时相比较，差异有统计学意义（*P* 值均<0. 05）。

表 3-53 父母是否支持体育锻炼高原儿童青少年抑制功能反应时的比较

（男生，M±SD，ms）

父母是否支持体育锻炼	统计值	N	一致反应时	不一致反应时	抑制功能反应时
支持态度		584	787. 81±96. 75	807. 17±96. 44	19. 36±6. 02
中立态度		223	774. 11±99. 71	794. 55±99. 18	20. 44±6. 45[a]
不支持态度		157	835. 44±110. 21[ab]	856. 38±108. 88[ab]	20. 94±7. 30[a]
	F 值		18. 988	19. 854	5. 019
	P 值		<0. 001	<0. 001	0. 007

注：a 与支持态度组比较，b 与中立态度组比较；*P*<0. 05。

表 3-54 显示，父母是否支持体育锻炼高原儿童青少年女生抑制功能反应时的比较。结果显示，父母对体育锻炼持支持态度、中立态度、不支持态度女生一致反应时分别为（791. 55 ± 89. 94） ms、（775. 92 ± 77. 40） ms、（837. 14±103. 82） ms，相比较差异具有统计学意义（*F* 值为 18. 114，*P* 值<0. 001）；不一致反应时分别为（810. 53±89. 58） ms、（795. 73±76. 96） ms、（858. 30±101. 40） ms，相比较差异具有统计学意义（*F* 值为 19. 363，*P* 值<0. 001）；抑制功能反应时分别为（18. 98±6. 15） ms、（19. 81±6. 37） ms、（21. 16±7. 02） ms，相比较差异具有统计学意义（*F* 值为 6. 486，*P* 值<0. 01）。从父母支持体育锻炼上可以看出，中立态度女生一致反应时、不一致反应时、抑制功能反应时最短，表明抑制功能最好。进一步经 LSD 组间比较显示，支持态度、中立态度、不支持态度女生不同组间反应时相比较，差异有统计学意义（*P* 值均<0. 05）。

表 3-54 父母是否支持体育锻炼高原儿童青少年抑制功能反应时的比较

（女生，M±SD，ms）

父母是否支持体育锻炼	统计值	N	一致反应时	不一致反应时	抑制功能反应时
支持态度		728	791. 55±89. 94	810. 53±89. 58	18. 98±6. 15
中立态度		230	775. 92±77. 40[a]	795. 73±76. 96[a]	19. 81±6. 37
不支持态度		112	837. 14±103. 82[ab]	858. 30±101. 40[ab]	21. 16±7. 02[a]
	F 值		18. 114	19. 363	6. 486
	P 值		<0. 001	<0. 001	0. 002

注：a 与支持态度组比较，b 与中立态度组比较；*P*<0. 05。

表 3-55 显示，父母是否支持体育锻炼高原儿童青少年抑制功能反应时的比较。结果显示，父母对体育锻炼持支持态度、中立态度、不支持态度总体上一致反应时分别为（789.88±93.01）ms、（775.03±88.99）ms、（836.15±107.40）ms，相比较差异具有统计学意义（*F* 值为 37.191，*P* 值<0.001）；不一致反应时分别为（809.03±92.68）ms、（795.15±88.50）ms、（857.18±105.64）ms，相比较差异具有统计学意义（*F* 值为 39.329，*P* 值<0.001）；抑制功能反应时分别为（19.15±6.09）ms、（20.12±6.41）ms、（21.03±7.17）ms，相比较差异具有统计学意义（*F* 值为 11.785，*P* 值<0.001）。从父母支持体育锻炼上可以看出，中立态度总体上一致反应时、不一致反应时、抑制功能反应时较短，表明抑制功能最好。进一步经 LSD 组间比较显示，支持态度、中立态度、不支持态度总体上不同组间反应时相比较，差异有统计学意义（*P* 值均<0.05）。

表 3-55 父母是否支持体育锻炼高原儿童青少年抑制功能反应时的比较（合计，M±SD，ms）

父母是否支持体育锻炼	统计值	N	一致反应时	不一致反应时	抑制功能反应时
支持态度		1312	789.88±93.01	809.03±92.68	19.15±6.09
中立态度		453	775.03±88.99[a]	795.15±88.50[a]	20.12±6.41[a]
不支持态度		269	836.15±107.40[ab]	857.18±105.64[ab]	21.03±7.17[a]
	F 值		37.191	39.329	11.785
	P 值		<0.001	<0.001	<0.001

注：a 与支持态度组比较，b 与中立态度组比较；*P*<0.05。

表 3-56 显示，父母是否支持体育锻炼高原儿童青少年刷新功能反应时的比较。结果显示，父母支持体育锻炼的支持态度、中立态度、不支持态度男生 1-back 反应时分别为（951.34±320.30）ms、（973.03±324.06）ms、（1196.75±421.33）ms，相比较差异具有统计学意义（*F* 值为 33.384，*P* 值<0.001）；2-back 反应时分别为（1050.09±355.09）ms、（1096.18±374.09）ms、（1215.74±382.60）ms，相比较差异具有统计学意义（*F* 值为 8.390，*P* 值<0.001）。从父母是否支持体育锻炼上可以看出，1-back 反应时、2-back 反应时男生随着父母对体育锻炼支持的升高总体上呈现下降的趋势，表明男生 1-back 反应时、2-back 反应时随着父母对体育锻炼支持的增高呈提高趋势。进一步经 LSD 组间比较显示，支持态度、中立态度、不支持态度男生不同组间反应时相比较，差异具有统计学意义（*P* 值均<0.05）。

表 3-56　父母是否支持体育锻炼高原儿童青少年刷新功能反应时的比较

（男生，M±SD，ms）

父母是否支持体育锻炼	统计值	N	1-back 反应时	N	2-back 反应时
支持态度		616	951. 34±320. 30	430	1050. 09±355. 09
中立态度		223	973. 03±324. 06	182	1096. 18±374. 09
不支持态度		157	1196. 75±421. 33[ab]	98	1215. 74±382. 60[ab]
	F 值		33. 384		8. 390
	P 值		<0. 001		<0. 001

注：a 与支持态度组比较，b 与中立态度组比较；*P*<0. 05。

表 3-57 显示，父母是否支持体育锻炼高原女生儿童青少年刷新功能反应时的比较。结果显示，父母支持体育锻炼的支持态度、中立态度、不支持态度女生 1-back 反应时分别为（968. 12±322. 42）ms、（947. 35±320. 83）ms、（1234. 60±408. 40）ms，相比较差异具有统计学意义（*F* 值为 35. 644，*P* 值<0. 001）；2-back 反应时分别为（1061. 07±381. 80）ms、（1093. 00±371. 17）ms、（1282. 32±404. 18）ms，相比较差异具有统计学意义（*F* 值为 10. 393，*P* 值<0. 001）。从父母是否支持体育锻炼上可以看出，1-back 反应时、2-back 反应时女生随着父母对体育锻炼支持的升高总体上呈现下降的趋势，表明女生 1-back 反应时、2-back 反应时随着父母对体育锻炼支持的增高呈提高趋势。进一步经 LSD 组间比较显示，支持态度、中立态度、不支持态度女生不同组间反应时相比较，差异具有统计学意义（*P* 值均<0. 05）。

表 3-57　父母是否支持体育锻炼高原儿童青少年刷新功能反应时的比较

（女生，M±SD，ms）

父母是否支持体育锻炼	统计值	N	1-back 反应时	N	2-back 反应时
支持态度		776	968. 12±322. 42	564	1061. 07±381. 80
中立态度		237	947. 35±320. 83	206	1093. 00±371. 17
不支持态度		118	1234. 60±408. 40[ab]	69	1282. 32±404. 18[ab]
	F 值		35. 644		10. 393
	P 值		<0. 001		<0. 001

注：a 与支持态度组比较，b 与中立态度组比较；*P*<0. 05。

表 3-58 显示，父母是否支持体育锻炼高原儿童青少年刷新功能反应时的比较。结果显示，父母支持体育锻炼的支持态度、中立态度、不支持态度

总体上 1-back 反应时分别为（960. 69±321. 48）ms、（959. 80±322. 30）ms、（1212. 99±415. 50）ms，相比较差异具有统计学意义（*F* 值为 35. 644，*P* 值<0. 001）；2-back 反应时分别为（1056. 32 ± 370. 34）ms、（1094. 49 ± 372. 06）ms、（1243. 25±391. 84）ms，相比较差异具有统计学意义（*F* 值为 18. 075，*P* 值<0. 001）。从父母是否支持体育锻炼上可以看出，1-back 反应时、2-back 反应时总体上随着父母对体育锻炼支持的升高总体上呈现下降的趋势，表明总体上 1-back 反应时、2-back 反应时随着父母对体育锻炼支持的增高呈提高趋势。进一步经 LSD 组间比较显示，支持态度、中立态度、不支持态度总体上不同组间反应时相比较，差异具有统计学意义（*P* 值均<0. 05）。

表 3-58　父母是否支持体育锻炼高原儿童青少年刷新功能反应时的比较（合计，M±SD，ms）

父母是否支持体育锻炼	统计值	N	1-back 反应时	N	2-back 反应时
支持态度		1392	960. 69±321. 48	994	1056. 32±370. 34
中立态度		460	959. 80±322. 30	388	1094. 49±372. 06
不支持态度		275	1212. 99±415. 50[ab]	167	1243. 25±391. 84[ab]
	F 值		67. 921		18. 075
	P 值		<0. 001		<0. 001

注：a 与支持态度组比较，b 与中立态度组比较；*P*<0. 05。

表 3-59 显示，父母是否支持体育锻炼高原儿童青少年转换功能反应时的比较。结果显示，父母对体育锻炼持支持态度、中立态度、不支持态度男生转换反应时分别为（1142. 64 ± 322. 03）ms、（1133. 16 ± 302. 42）ms、（1282. 60±329. 18）ms，相比较差异具有统计学意义（*F* 值为 12. 304，*P* 值<0. 001）；不转换反应时分别为（761. 73±160. 64）ms、（744. 23±145. 11）ms、（795. 88±146. 66）ms，相比较差异具有统计学意义（*F* 值为 4. 908，*P* 值<0. 05）；转换功能反应时分别为（380. 91±269. 40）ms、（388. 92±265. 05）ms、（486. 72±268. 89）ms，相比较差异具有统计学意义（*F* 值为 9. 167，*P* 值<0. 001）。从父母支持体育锻炼上可以看出，支持态度和中立态度男生一致反应时、不一致反应时、抑制功能反应时相对较短，表明功能较好。进一步经 LSD 组间比较显示，支持态度、中立态度、不支持态度男生不同组间反应时相比较，差异具有统计学意义（*P* 值均<0. 05）。

表 3-59 父母是否支持体育锻炼高原儿童青少年转换功能反应时的比较（男生，M±SD，ms）

父母是否支持体育锻炼	统计值	N	转换反应时	不转换反应时	转换功能反应时
支持态度		577	1142. 64±322. 03	761. 73±160. 64	380. 91±269. 40
中立态度		225	1133. 16±302. 42	744. 23±145. 11	388. 92±265. 05
不支持态度		144	1282. 60±329. 18[ab]	795. 88±146. 66[ab]	486. 72±268. 89[ab]
	F 值		12. 304	4. 908	9. 167
	P 值		<0. 001	0. 008	<0. 001

注：a 与支持态度组比较，b 与中立态度组比较；*P*<0. 05。

表 3-60 显示，父母是否支持体育锻炼高原儿童青少年转换功能反应时的比较。结果显示，父母对体育锻炼持支持态度、中立态度、不支持态度女生转换反应时分别为（1154. 43±283. 38）ms、（1128. 12±268. 43）ms、（1236. 64±312. 63）ms，相比较差异具有统计学意义（*F* 值为 5. 224，*P* 值<0. 05）；不转换反应时分别为（761. 07±151. 70）ms、（742. 73±133. 12）ms、（813. 80±152. 98）ms，相比较差异具有统计学意义（*F* 值为 8. 162，*P* 值<0. 001）；转换功能反应时分别为（393. 36±246. 38）ms、（385. 40±236. 83）ms、（422. 84±254. 38）ms，相比较差异无统计学意义（*F* 值为 0. 844，*P* 值>0. 05）。从父母支持体育锻炼上可以看出，支持态度和中立态度女生转换反应时、不转换反应时、转换功能反应时相对较短，表明功能较好。进一步经 LSD 组间比较显示，支持态度、中立态度、不支持态度女生不同组间反应时相比较，差异具有统计学意义（*P* 值均<0. 05）。

表 3-60 父母是否支持体育锻炼高原儿童青少年转换功能反应时的比较（女生，M±SD，ms）

父母是否支持体育锻炼	统计值	N	转换反应时	不转换反应时	转换功能反应时
支持态度		693	1154. 43±283. 38	761. 07±151. 70	393. 36±246. 38
中立态度		224	1128. 12±268. 43	742. 73±133. 12	385. 40±236. 83
不支持态度		102	1236. 64±312. 63[ab]	813. 80±152. 98[ab]	422. 84±254. 38
	F 值		5. 224	8. 162	0. 844
	P 值		0. 006	<0. 001	0. 430

注：a 与支持态度组比较，b 与中立态度组比较；*P*<0. 05。

表 3-61 显示，父母是否支持体育锻炼高原儿童青少年转换功能反应时的比较。结果显示，父母对体育锻炼持支持态度、中立态度、不支持态度总体上转换反应时分别为（1149.07±301.49）ms、（1130.64±285.66）ms、（1263.54±322.57）ms，相比较差异具有统计学意义（*F* 值为 17.555，*P* 值<0.001）；不转换反应时分别为（761.37±155.76）ms、（743.48±139.10）ms、（803.31±149.26）ms，相比较差异具有统计学意义（*F* 值为 12.530，*P* 值<0.001）；转换功能反应时分别为（387.70±257.07）ms、（387.16±251.09）ms、（460.23±264.33）ms，相比较差异具有统计学意义（*F* 值为 8.628，*P* 值<0.001）。从父母支持体育锻炼上可以看出，支持态度和中立态度总体上转换反应时、不转换反应时、转换功能反应时相对较短，表明功能较好。进一步经 LSD 组间比较显示，支持态度、中立态度、不支持态度总体上不同组间反应时相比较，差异具有统计学意义（*P* 值均<0.05）。

表 3-61　父母是否支持体育锻炼高原儿童青少年转换功能反应时的比较（合计，M±SD，ms）

父母是否支持体育锻炼	统计值	N	转换反应时	不转换反应时	转换功能反应时
支持态度		1270	1149.07±301.49	761.37±155.76	387.70±257.07
中立态度		449	1130.64±285.66	743.48±139.10[a]	387.16±251.09
不支持态度		246	1263.54±322.57[ab]	803.31±149.26[ab]	460.23±264.33[ab]
	F 值		17.555	12.530	8.628
	P 值		<0.001	<0.001	<0.001

注：a 与支持态度组比较，b 与中立态度组比较；*P*<0.05。

图 3-6 显示了父母是否支持体育锻炼高原儿童青少年执行功能各子功能反应时的性别比较。父母是否支持体育锻炼方面，执行功能的抑制、刷新功能、转换功能男生与女生相比较，差异均无统计学意义（*P* 值均>0.05）。父母不支持体育锻炼的高原男女生抑制功能、刷新、转换各子功能反应时均高于支持和中立态度。

（5）父母是否喜欢参与体育锻炼儿童青少年执行功能比较

表 3-62 显示，父母是否喜欢参与体育锻炼高原儿童青少年抑制功能反应时的比较。结果显示，父母喜欢参与体育锻炼和不喜欢参与体育锻炼男生一致反应时分别为（776.40±92.52）ms、（825.51±111.26）ms，相比较差异具有统计学意义（*t* 值为-7.270，*P* 值<0.001）；不一致反应时分别为（796.24±91.92）ms、（845.40±110.97）ms，相比较差异具有统计学意义（*t* 值为-7.313，*P* 值<0.001）；抑制功能反应时分别为（19.84±6.32）ms、

（19. 89±6. 47）ms，相比较差异无统计学意义（*t* 值为-0. 124，*P* 值>0. 05）。从父母是否喜欢参与体育锻炼上可以看出，父母喜欢参与体育锻炼的男生儿童青少年一致反应时、不一致反应时较低，表明男生一致反应时、不一致反应时呈提高趋势。

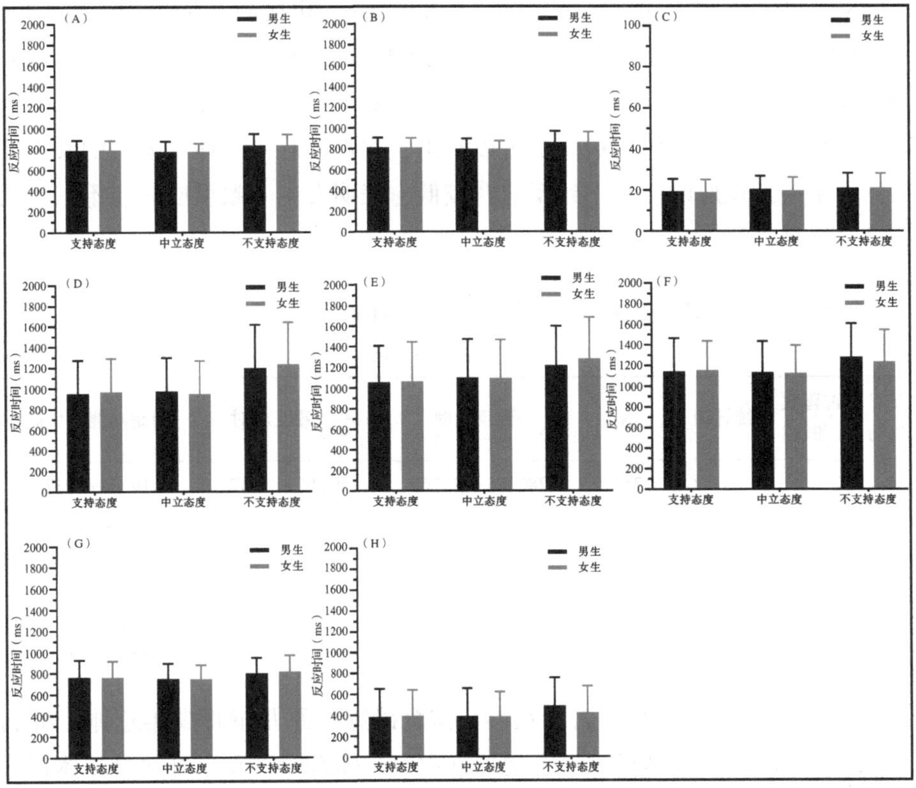

图 3-6　父母是否支持体育锻炼高原儿童青少年执行功能各子功能反应时的性别比较

注：（A）为一致反应时，（B）为不一致反应时，（C）为抑制功能反应时，（D）为 1-back 反应时，（E）为 2-back 反应时，（F）为转换反应时，（G）为不转换反应时，（H）为转换功能反应时。

表 3-62　父母是否喜欢体育锻炼高原儿童青少年抑制功能反应时的比较

（男生，M±SD，ms）

父母是否喜欢参与体育锻炼	统计值	N	一致反应时	不一致反应时	抑制功能反应时
是		641	776. 40±92. 52	796. 24±91. 92	19. 84±6. 32
否		325	825. 51±111. 26	845. 40±110. 97	19. 89±6. 47
	t 值		-7. 270	-7. 313	-0. 124
	P 值		<0. 001	<0. 001	0. 901

表 3-63 显示，父母是否喜欢参与体育锻炼高原儿童青少年女生抑制功能反应时的比较。结果显示，父母喜欢参与体育锻炼和不喜欢参与体育锻炼女生一致反应时分别为（782. 85±84. 26）ms、（819. 34±100. 20）ms，相比较差异具有统计学意义（t 值为-6. 146，P 值<0. 001）；不一致反应时分别为（802. 09±83. 57）ms、（839. 11±99. 87）ms，相比较差异具有统计学意义（t 值为-6. 275，P 值<0. 001）；抑制功能反应时分别为（19. 24±6. 37）ms、（19. 77±6. 17）ms，相比较差异无统计学意义（t 值为-1. 254，P 值>0. 05）。从父母是否喜欢参与体育锻炼上可以看出，父母喜欢参与体育锻炼的女生儿童青少年一致反应时、不一致反应时较低，表明女生一致反应时、不一致反应时呈提高趋势。

表 3-63　父母是否喜欢体育锻炼高原儿童青少年抑制功能反应时的比较（女生，M±SD，ms）

父母是否喜欢参与体育锻炼	统计值	N	一致反应时	不一致反应时	抑制功能反应时
是		753	782. 85±84. 26	802. 09±83. 57	19. 24±6. 37
否		324	819. 34±100. 20	839. 11±99. 87	19. 77±6. 17
	t 值		-6. 146	-6. 275	-1. 254
	P 值		<0. 001	<0. 001	0. 210

表 3-64 显示，父母是否喜欢参与体育锻炼高原儿童青少年总体上抑制功能反应时的比较。结果显示，父母喜欢参与体育锻炼和不喜欢参与体育锻炼总体上一致反应时分别为（779. 88±88. 18）ms、（822. 43±105. 85）ms，相比较差异具有统计学意义（t 值为-9. 510，P 值<0. 001）；不一致反应时分别为（799. 40±87. 52）ms、（842. 26±105. 54）ms，相比较差异具有统计学意义（t 值为-9. 634，P 值<0. 001）；抑制功能反应时分别为（19. 51±6. 35）ms、（19. 83±6. 32）ms，相比较差异无统计学意义（t 值为-1. 042，P 值>0. 05）。从父母是否喜欢参与体育锻炼上可以看出，父母喜欢参与体育锻炼总体上儿童青少年一致反应时、不一致反应时较低，表明总体上一致反应时、不一致反应时呈提高趋势。

表 3-64　父母是否喜欢体育锻炼高原儿童青少年抑制功能反应时的比较（合计，M±SD，ms）

父母是否喜欢参与体育锻炼	统计值	N	一致反应时	不一致反应时	抑制功能反应时
是		1394	779. 88±88. 18	799. 40±87. 52	19. 51±6. 35
否		649	822. 43±105. 85	842. 26±105. 54	19. 83±6. 32
	t 值		-9. 510	-9. 634	-1. 042
	P 值		<0. 001	<0. 001	0. 298

表 3-65 显示，父母是否喜欢参与体育锻炼高原儿童青少年男生刷新功能反应时的比较。结果显示，父母喜欢参与体育锻炼和不喜欢参与体育锻炼男生 1-back 反应时分别为（955. 78±319. 49）ms、（1085. 59±396. 62）ms，相比较差异具有统计学意义（t 值为-5. 482，P 值<0. 001）；2-back 反应时分别为（1048. 37±353. 19）ms、（1159. 76±385. 91）ms，相比较差异具有统计学意义（t 值为-3. 823，P 值<0. 001）。从父母是否喜欢参与体育锻炼上可以看出，父母喜欢参与体育锻炼的男生儿童青少年 1-back 反应时、2-back 反应时较低，表明男生刷新功能呈提高趋势。

表 3-65　父母是否喜欢体育锻炼高原儿童青少年刷新功能反应时的比较（男生，M±SD，ms）

父母是否喜欢参与体育锻炼	统计值	N	1-back 反应时	N	2-back 反应时
是		689	955. 78±319. 49	478	1048. 37±353. 19
否		307	1085. 59±396. 62	232	1159. 76±385. 91
	t 值		-5. 482		-3. 823
	P 值		<0. 001		<0. 001

表 3-66 显示，父母是否喜欢参与体育锻炼高原儿童青少年女生刷新功能反应时的比较。结果显示，父母喜欢参与体育锻炼和不喜欢参与体育锻炼女生 1-back 反应时分别为（951. 15±318. 47）ms、（1087. 59±375. 85）ms，相比较差异具有统计学意义（t 值为-6. 288，P 值<0. 001）；2-back 反应时分别为（1032. 37±371. 65）ms、（1221. 31±386. 83）ms，相比较差异具有统计学意义（t 值为-6. 673，P 值<0. 001）。从父母是否喜欢参与体育锻炼上可以看出，父母喜欢参与体育锻炼的女生儿童青少年 1-back 反应时、2-back 反应时较低，表明父母喜欢参与体育锻炼的女生刷新功能较好。

表 3-66　父母是否喜欢体育锻炼高原儿童青少年刷新功能反应时的比较

（女生，M±SD，ms）

父母是否喜欢参与体育锻炼	统计值	N	1-back 反应时	N	2-back 反应时
是		787	951.15±318.47	590	1032.37±371.65
否		348	1087.59±375.85	252	1221.31±386.83
	t 值		−6.288		−6.673
	P 值		<0.001		<0.001

表 3-67 显示，父母是否喜欢参与体育锻炼高原儿童青少年总体上刷新功能反应时的比较。结果显示，父母喜欢参与体育锻炼和不喜欢参与体育锻炼总体上 1-back 反应时分别为（953.31±318.85）ms、（1086.65±385.43）ms，相比较差异具有统计学意义（*t* 值为−8.336，*P* 值<0.001）；2-back 反应时分别为（1039.53±363.42）ms、（1191.80±387.22）ms，相比较差异具有统计学意义（*t* 值为−7.490，*P* 值<0.001）。从父母是否喜欢参与体育锻炼上可以看出，父母喜欢参与体育锻炼儿童青少年 1-back 反应时、2-back 反应时较低，表明父母喜欢参与体育锻炼儿童青少年刷新功能较好。

表 3-67　父母是否喜欢体育锻炼高原儿童青少年刷新功能反应时的比较

（合计，M±SD，ms）

父母是否喜欢参与体育锻炼	统计值	N	1-back 反应时	N	2-back 反应时
是		1476	953.31±318.85	1068	1039.53±363.42
否		655	1086.65±385.43	484	1191.80±387.22
	t 值		−8.336		−7.490
	P 值		<0.001		<0.001

表 3-68 显示，父母是否喜欢参与体育锻炼高原儿童青少年男生转换功能反应时的比较。结果显示，父母喜欢参与体育锻炼和不喜欢参与体育锻炼男生转换反应时分别为（1122.86±313.75）ms、（1242.46±325.45）ms，相比较差异具有统计学意义（*t* 值为−5.452，*P* 值<0.001）；不转换反应时分别为（754.19±156.44）ms、（780.86±152.46）ms，相比较差异具有统计学意义（*t* 值为−2.489，*P* 值<0.05）；转换功能反应时分别为（368.67±262.40）ms、（461.60±276.61）ms，相比较差异具有统计学意义（*t* 值为−5.036，*P* 值<0.001）。从父母是否喜欢参与体育锻炼上可以看出，父母喜

欢参与体育锻炼的男生儿童青少年转换反应时、不转换反应时、转换功能反应时较低，表明父母喜欢参与体育锻炼的男生转换功能较好。

表 3-68 父母是否喜欢体育锻炼高原儿童青少年转换功能反应时的比较（男生，M±SD，ms）

父母是否喜欢参与体育锻炼	统计值	N	转换反应时	不转换反应时	转换功能反应时
是		635	1122.86±313.75	754.19±156.44	368.67±262.40
否		313	1242.46±325.45	780.86±152.46	461.60±276.61
	t 值		−5.452	−2.489	−5.036
	P 值		<0.001	0.013	<0.001

表 3-69 显示，父母是否喜欢参与体育锻炼高原儿童青少年女生转换功能反应时的比较。结果显示，父母喜欢参与体育锻炼和不喜欢参与体育锻炼女生转换反应时分别为（1143.78±278.69）ms、（1190.70±296.27）ms，相比较差异具有统计学意义（t 值为−2.445，P 值<0.05）；不转换反应时分别为（757.22±150.53）ms、（774.40±144.38）ms，相比较差异无统计学意义（t 值为−1.713，P 值>0.05）；转换功能反应时分别为（386.56±243.69）ms、（416.30±248.53）ms，相比较差异无统计学意义（t 值为−1.797，P 值>0.05）。

表 3-69 父母是否喜欢体育锻炼高原儿童青少年转换功能反应时的比较（女生，M±SD，ms）

父母是否喜欢参与体育锻炼	统计值	N	转换反应时	不转换反应时	转换功能反应时
是		704	1143.78±278.69	757.22±150.53	386.56±243.69
否		319	1190.70±296.27	774.40±144.38	416.30±248.53
	t 值		−2.445	−1.713	−1.797
	P 值		0.015	0.087	0.073

表 3-70 显示，父母是否喜欢参与体育锻炼高原儿童青少年转换功能反应时的比较。结果显示，父母喜欢参与体育锻炼和不喜欢参与体育锻炼总体上转换反应时分别为（1133.86±295.91）ms、（1216.34±311.89）ms，相比较差异具有统计学意义（t 值为−5.675，P 值<0.001）；不转换反应时分别为（755.78±153.31）ms、（777.60±148.36）ms，相比较差异具有统计学意义（t 值为−2.979，P 值<0.01）；转换功能反应时分别为（378.08±

252. 80）ms、（438. 73±263. 58）ms，相比较差异具有统计学意义（t 值为 −4. 904，P 值<0. 001）。从父母是否喜欢参与体育锻炼上可以看出，父母喜欢参与体育锻炼的儿童青少年转换反应时、不转换反应时、转换功能反应时较低，表明父母喜欢参与体育锻炼的儿童青少年转换功能较好。

表 3-70　父母是否喜欢体育锻炼高原儿童青少年转换功能反应时的比较（合计，M±SD，ms）

父母是否喜欢参与体育锻炼	统计值	N	转换反应时	不转换反应时	转换功能反应时
是		1339	1133. 86±295. 91	755. 78±153. 31	378. 08±252. 80
否		632	1216. 34±311. 89	777. 60±148. 36	438. 73±263. 58
	t 值		−5. 675	−2. 979	−4. 904
	P 值		<0. 001	0. 003	<0. 001

图 3-7 显示了父母是否喜欢体育锻炼高原儿童青少年执行功能各子功能反应时的性别比较。父母喜欢体育锻炼和不喜欢体育锻炼执行功能的抑制功能、刷新功能方面男生与女生相比较，差异均无统计学意义（P 值均>0. 05）。在转换功能方面，父母不喜欢体育锻炼的高原儿童青少年男生与女生转换功能相比较，差异有统计学意义（P<0. 05）。

3. 3. 1. 4　不同饮食行为儿童青少年执行功能表现

（1）每周食用早餐情况儿童青少年执行功能比较

表 3-71 显示，高原儿童青少年男生每周不同食用早餐情况抑制功能反应时的比较。结果显示，每周食用早餐≤1 次/周、2～4 次/周、≥5 次/周的男生一致反应时分别为（828. 94±115. 27）ms、（794. 66±94. 35）ms、（789. 80±100. 82）ms，相比较差异具有统计学意义（F 值为 3. 287，P 值<0. 05）；不一致反应时分别为（848. 04±113. 35）ms、（814. 74±93. 56）ms、（809. 67±100. 46）ms，相比较差异具有统计学意义（F 值为 3. 193，P 值<0. 05）；抑制功能反应时分别为（19. 10±6. 24）ms、（20. 08±5. 92）ms、（19. 87±6. 41）ms，相比较差异无统计学意义（F 值为 0. 362，P 值>0. 05）。从每周食用早餐情况上可以看出，一致反应时、不一致反应时男生随着食用早餐的提高总体呈现下降的趋势，表明男生一致反应时、不一致反应时随着食用早餐的增高呈提高趋势。进一步经 LSD 组间比较显示，≤1 次/周、2～4 次/周、≥5 次/周男生不同组间反应时相比较，差异有统计学意义（P 值均<0. 05）。

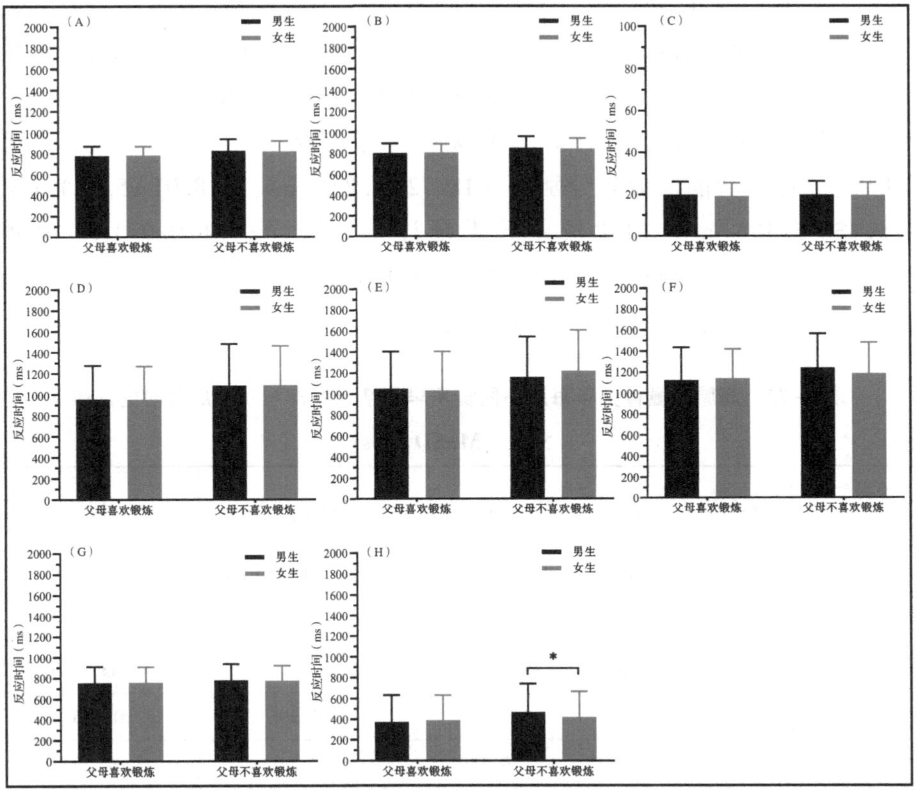

图 3-7 高原儿童青少年父母是否喜欢体育锻炼者执行功能各子功能反应时的性别比较

注：(A) 为一致反应时，(B) 为不一致反应时，(C) 为抑制功能反应时，(D) 为 1-back 反应时，(E) 为 2-back 反应时，(F) 为转换反应时，(G) 为不转换反应时，(H) 为转换功能反应时。

表 3-71 高原儿童青少年每周不同食用早餐情况者抑制功能反应时的比较
(男生，M±SD，ms)

每周食用早餐情况	统计值	N	一致反应时	不一致反应时	抑制功能反应时
≤1 次/周		46	828. 94±115. 27	848. 04±113. 35	19. 10±6. 24
2~4 次/周		56	794. 66±94. 35	814. 74±93. 56	20. 08±5. 92
≥5 次/周		858	789. 80±100. 82[a]	809. 67±100. 46[a]	19. 87±6. 41
	F 值		3. 287	3. 193	0. 362
	P 值		0. 038	0. 041	0. 697

注：a 与≤1 次/周组比较，b 与 2~4 次/周组比较；*P*<0. 05。

表 3-72 显示，高原儿童青少年女生每周不同食用早餐情况抑制功能反应时的比较。结果显示，每周食用早餐≤1 次/周、2~4 次/周、≥5 次/周

的女生一致反应时分别为（822.59±111.30）ms、（790.84±87.71）ms、（792.29±89.90）ms，相比较差异无统计学意义（F 值为 1.439，P 值>0.05）；不一致反应时分别为（841.31±110.35）ms、（809.75±88.03）ms、（811.72±89.35）ms，相比较差异无统计学意义（F 值为 1.396，P 值>0.05）；抑制功能反应时分别为（18.72±5.87）ms、（18.91±5.87）ms、（19.43±6.36）ms，相比较差异无统计学意义（F 值为 0.316，P 值>0.05）。进一步经 LSD 组间比较显示，≤1 次/周、2~4 次/周、≥5 次/周女生不同组间反应时相比较，差异无统计学意义（P 值均>0.05）。

表 3-72　高原儿童青少年每周不同食用早餐情况者抑制功能反应时的比较（女生，M±SD，ms）

每周食用早餐情况	统计值	N	一致反应时	不一致反应时	抑制功能反应时
≤1 次/周		26	822.59±111.30	841.31±110.35	18.72±5.87
2~4 次/周		51	790.84±87.71	809.75±88.03	18.91±5.87
≥5 次/周		993	792.29±89.90	811.72±89.35	19.43±6.36
	F 值		1.439	1.396	0.316
	P 值		0.238	0.248	0.729

注：a 与≤1 次/周组比较，b 与 2~4 次/周组比较；P<0.05。

表 3-73 显示，高原儿童青少年总体上每周不同食用早餐情况抑制功能反应时的比较。结果显示，每周食用早餐≤1 次/周、2~4 次/周、≥5 次/周的儿童青少年总体上一致反应时分别为（826.65±113.10）ms、（792.84±90.84）ms、（791.14±95.10）ms，相比较差异具有统计学意义（F 值为 4.785，P 值<0.05）；不一致反应时分别为（845.61±111.54）ms、（812.36±90.57）ms、（810.77±94.64）ms，相比较差异具有统计学意义（F 值为 4.653，P 值<0.05）；抑制功能反应时分别为（18.96±6.07）ms、（19.52±5.90）ms、（19.63±6.39）ms，相比较差异无统计学意义（F 值为 0.401，P 值>0.05）。从每周食用早餐情况上可以看出，一致反应时、不一致反应时总体上随着食用早餐的提高呈现下降的趋势，表明总体上一致反应时、不一致反应时随着食用早餐的增高呈提高趋势。进一步经 LSD 组间比较显示，≤1 次/周、2~4 次/周、≥5 次/周总体上不同组间反应时相比较，差异有统计学意义（P 值均<0.05）。

表 3-73　高原儿童青少年每周不同食用早餐情况者抑制功能反应时的比较（合计，M±SD，ms）

每周食用早餐情况	统计值	N	一致反应时	不一致反应时	抑制功能反应时
≤1 次/周		72	826.65±113.10	845.61±111.54	18.96±6.07
2~4 次/周		107	792.84±90.84[a]	812.36±90.57[a]	19.52±5.90
≥5 次/周		1851	791.14±95.10[a]	810.77±94.64[a]	19.63±6.39
	F 值		4.785	4.653	0.401
	P 值		0.008	0.010	0.670

注：a 与≤1 次/周组比较，b 与 2~4 次/周组比较；$P<0.05$。

表 3-74 显示，高原儿童青少年男生每周不同食用早餐情况者刷新功能反应时的比较。结果显示，每周食用早餐≤1 次/周、2~4 次/周、≥5 次/周的男生 1-back 反应时分别为（949.28±323.87）ms、（987.94±301.99）ms、（995.16±351.14）ms，相比较差异无统计学意义（*F* 值为 0.396，*P* 值>0.05）；2-back 反应时每周食用早餐≤1 次/周、2~4 次/周、≥5 次/周的儿童青少年分别为（1074.64±367.47）ms、（1106.98±385.27）ms、（1083.57±366.89）ms，相比较差异无统计学意义（*F* 值为 0.099，*P* 值>0.05）。进一步经 LSD 组间比较显示，每周食用早餐≤1 次/周、2~4 次/周、≥5 次/周的男生不同组间反应时相比较，差异无统计学意义（*P* 值均>0.05）。

表 3-74　高原儿童青少年每周不同食用早餐情况者刷新功能反应时的比较（男生，M±SD，ms）

每周食用早餐情况	统计值	N	1-back 反应时	N	2-back 反应时
≤1 次/周		47	949.28±323.87	28	1074.64±367.47
2~4 次/周		62	987.94±301.99	47	1106.98±385.27
≥5 次/周		883	995.16±351.14	635	1083.57±366.89
	F 值		0.396		0.099
	P 值		0.673		0.905

注：a 与≤1 次/周组比较，b 与 2~4 次/周组比较；$P<0.05$。

表 3-75 显示，高原儿童青少年女生每周不同食用早餐情况者刷新功能反应时的比较。结果显示，每周食用早餐≤1 次/周、2~4 次/周、≥5 次/周的女生 1-back 反应时分别为（1102.43±385.48）ms、（988.27±376.45）ms、（988.46±338.72）ms，相比较差异无统计学意义（*F* 值为 1.676，*P* 值

>0.05)；2-back 反应时每周食用早餐≤1 次/周、2~4 次/周、≥5 次/周的儿童青少年分别为（1141.97±450.81）ms、（1138.13±441.23）ms、（1083.17±380.95）ms，相比较差异无统计学意义（*F* 值为 0.578，*P* 值>0.05）。进一步经 LSD 组间比较显示，每周食用早餐≤1 次/周、2~4 次/周、≥5 次/周的女生不同组间反应时相比较，差异无统计学意义（*P* 值均>0.05）。

表 3-75　高原儿童青少年每周不同食用早餐情况者刷新功能反应时的比较（女生，M±SD，ms）

每周食用早餐情况	统计值	N	1-back 反应时	N	2-back 反应时
≤1 次/周		31	1102.43±385.48	15	1141.97±450.81
2~4 次/周		53	988.27±376.45	44	1138.13±441.23
≥5 次/周		1047	988.46±338.72	780	1083.17±380.95
	F 值		1.676		0.578
	P 值		0.188		0.561

注：a 与≤1 次/周组比较，b 与 2~4 次/周组比较；*P*<0.05。

表 3-76 显示，高原儿童青少年总体上每周不同食用早餐情况者刷新功能反应时的比较。结果显示，每周食用早餐≤1 次/周、2~4 次/周、≥5 次/周的青少年总体上 1-back 反应时分别为（1010.15±355.31）ms、（988.10±336.81）ms、（991.52±344.38）ms，相比较差异无统计学意义（*F* 值为 0.118，*P* 值>0.05）；2-back 反应时每周食用早餐≤1 次/周、2~4 次/周、≥5 次/周的儿童青少年分别为（1098.13±394.47）ms、（1122.04±411.25）ms、（1083.35±374.57）ms，相比较差异无统计学意义（*F* 值为 0.472，*P* 值>0.05）。进一步经 LSD 组间比较显示，每周食用早餐≤1 次/周、2~4 次/周、≥5 次/周的总体上不同组间反应时相比较，差异无统计学意义（*P* 值均>0.05）。

表 3-76　高原儿童青少年每周不同食用早餐情况者刷新功能反应时的比较（合计，M±SD，ms）

每周食用早餐情况	统计值	N	1-back 反应时	N	2-back 反应时
≤1 次/周		78	1010.15±355.31	43	1098.13±394.47
2~4 次/周		115	988.10±336.81	91	1122.04±411.25
≥5 次/周		1930	991.52±344.38	1415	1083.35±374.57
	F 值		0.118		0.472
	P 值		0.889		0.624

注：a 与≤1 次/周组比较，b 与 2~4 次/周组比较；*P*<0.05。

表 3-77 显示，高原儿童青少年每周不同食用早餐情况者转换功能反应时的比较。结果显示，每周食用早餐≤1 次/周、2~4 次/周、≥5 次/周的男生转换反应时分别为（1220. 18±364. 38）ms、（1124. 49±310. 28）ms、（1159. 47±320. 41）ms，相比较差异无统计学意义（*F* 值为 1. 142，*P* 值>0. 05）；不转换反应时分别为（775. 97±168. 88）ms、（796. 14±118. 43）ms、（759. 54±156. 94）ms，相比较差异无统计学意义（*F* 值为 1. 565，*P* 值>0. 05）；转换功能反应时分别为（444. 20±301. 41）ms、（328. 35±288. 66）ms、（399. 93±267. 21）ms，相比较差异无统计学意义（*F* 值为 2. 469，*P* 值>0. 05）。进一步经 LSD 组间比较显示，≤1 次/周、2~4 次/周、≥5 次/周男生不同组间反应时相比较，差异无统计学意义（*P* 值均>0. 05）。

表 3-77 高原儿童青少年每周不同食用早餐情况者转换功能反应时的比较（男生，M±SD，ms）

每周食用早餐情况	统计值	N	转换反应时	不转换反应时	转换功能反应时
≤1 次/周		47	1220. 18±364. 38	775. 97±168. 88	444. 20±301. 41
2~4 次/周		53	1124. 49±310. 28	796. 14±118. 43	328. 35±288. 66[a]
≥5 次/周		843	1159. 47±320. 41	759. 54±156. 94	399. 93±267. 21
	F 值		1. 142	1. 565	2. 469
	P 值		0. 320	0. 210	0. 085

注：a 与≤1 次/周组比较，b 与 2~4 次/周组比较；*P*<0. 05。

表 3-78 显示，高原儿童青少年每周不同食用早餐情况者女生转换功能反应时的比较。结果显示，每周食用早餐≤1 次/周、2~4 次/周、≥5 次/周的女生转换反应时分别为（1317. 38±276. 92）ms、（1145. 19±280. 13）ms、（1153. 25±283. 90）ms，相比较差异具有统计学意义（*F* 值为 4. 126，*P* 值<0. 05）；不转换反应时分别为（805. 13±119. 37）ms、（755. 38±117. 66）ms、（761. 56±151. 13）ms，相比较差异无统计学意义（*F* 值为 1. 100，*P* 值>0. 05）；转换功能反应时分别为（512. 25±215. 97）ms、（389. 81±241. 05）ms、（391. 70±245. 50）ms，相比较差异无统计学意义（*F* 值为 2. 968，*P* 值>0. 05）。进一步经 LSD 组间比较显示，≤1 次/周、2~4 次/周、≥5 次/周女生不同组间反应时相比较，差异具有统计学意义（*P* 值均<0. 05）。

表 3-78 高原儿童青少年每周不同食用早餐情况者转换功能反应时的比较（女生，M±SD，ms）

每周食用早餐情况	统计值	N	转换反应时	不转换反应时	转换功能反应时
≤1 次/周		25	1317. 38±276. 92	805. 13±119. 37	512. 25±215. 97
2~4 次/周		51	1145. 19±280. 13	755. 38±117. 66	389. 81±241. 05[a]
≥5 次/周		943	1153. 25±283. 90[ab]	761. 56±151. 13	391. 70±245. 50[a]
	F 值		4. 126	1. 100	2. 968
	P 值		0. 016	0. 333	0. 052

注：a 与≤1 次/周组比较，b 与 2~4 次/周组比较；$P<0.05$。

表 3-79 显示，高原儿童青少年每周不同食用早餐情况者转换功能反应时的比较。结果显示，每周食用早餐≤1 次/周、2~4 次/周、≥5 次/周的男女生转换反应时分别为（1253. 93±337. 81）ms、（1134. 64±294. 63）ms、（1156. 19±301. 61）ms，相比较差异具有统计学意义（*F* 值为 3. 955，*P* 值<0. 05）；不转换反应时分别为（786. 10±153. 27）ms、（776. 15±119. 25）ms、（760. 61±153. 86）ms，相比较差异无统计学意义（*F* 值为 1. 421，*P* 值>0. 05）；转换功能反应时分别为（467. 83±275. 12）ms、（358. 49±266. 89）ms、（395. 58±255. 93）ms，相比较差异具有统计学意义（*F* 值为 3. 914，*P* 值<0. 05）。进一步经 LSD 组间比较显示，≤1 次/周、2~4 次/周、≥5 次/周男女生不同组间反应时相比较，差异具有统计学意义（*P* 值均<0. 05）。

表 3-79 高原儿童青少年每周不同食用早餐情况者转换功能反应时的比较（合计，M±SD，ms）

每周食用早餐情况	统计值	N	转换反应时	不转换反应时	转换功能反应时
≤1 次/周		72	1253. 93±337. 81	786. 10±153. 27	467. 83±275. 12
2~4 次/周		104	1134. 64±294. 63[a]	776. 15±119. 25	358. 49±266. 89[a]
≥5 次/周		1786	1156. 19±301. 61[a]	760. 61±153. 86	395. 58±255. 93[a]
	F 值		3. 955	1. 421	3. 914
	P 值		0. 019	0. 242	0. 020

注：a 与≤1 次/周组比较，b 与 2~4 次/周组比较；$P<0.05$。

图 3-8 显示了高原儿童青少年不同食用早餐者执行功能各子功能反应时的性别比较。总体上，不同食用早餐抑制功能的不一致反应时高于一致反应时，刷新功能的 2-back 反应时高于 1-back 反应时，转换功能的转换反应时高于不转换反应时。不同食用早餐执行功能的抑制功能、刷新功能、转换功能方面男生与女生相比较，差异均无统计学意义（*P* 值均>0. 05）。

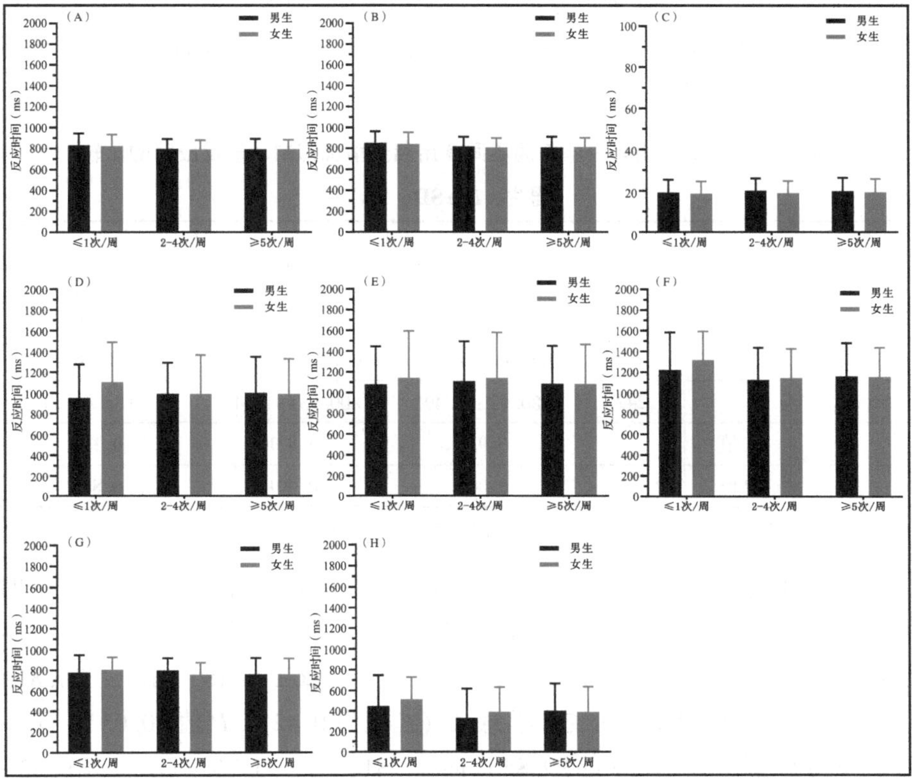

图 3-8 高原儿童青少年不同食用早餐者执行功能各子功能反应时的性别比较

注：(A) 为一致反应时，(B) 为不一致反应时，(C) 为抑制功能反应时，(D) 为 1-back 反应时，(E) 为 2-back 反应时，(F) 为转换反应时，(G) 为不转换反应时，(H) 为转换功能反应时。

(2) 每周食用鸡蛋情况儿童青少年执行功能比较

表 3-80 显示，高原儿童青少年每周不同食用鸡蛋情况抑制功能反应时的比较。结果显示，每周食用鸡蛋≤1 次/周、2~4 次/周、≥5 次/周的男生一致反应时分别为 (811.18±103.11) ms、(786.56±103.66) ms、(780.92±92.49) ms，相比较差异具有统计学意义（*F* 值为 6.936，*P* 值<0.01）；不一致反应时分别为 (830.94±102.57) ms、(806.37±103.40) ms、(800.93±91.64) ms，相比较差异具有统计学意义（*F* 值为 6.921，*P* 值<0.01）；抑制功能反应时分别为 (19.75±6.20) ms、(19.81±6.42) ms、(20.01±6.50) ms，相比较差异无统计学意义（*F* 值为 0.114，*P* 值>0.05）。从每周食用鸡蛋情况上可以看出，一致反应时、不一致反应时男生随着每周食用鸡蛋的提高总体呈现下降的趋势，表明男生一致反应时、不一致反应时随着每

周食用鸡蛋的增高呈提高趋势。进一步经 LSD 组间比较显示，每周食用鸡蛋≤1 次/周、2~4 次/周、≥5 次/周的男生不同组间反应时相比较，差异有统计学意义（*P* 值均<0.05）。

表 3-80 高原儿童青少年每周不同食用鸡蛋情况抑制功能反应时的比较（男生，M±SD，ms）

每周食用鸡蛋情况	统计值	N	一致反应时	不一致反应时	抑制功能反应时
≤1 次/周		266	811.18±103.11	830.94±102.57	19.75±6.20
2~4 次/周		452	786.56±103.66[a]	806.37±103.40[a]	19.81±6.42
≥5 次/周		242	780.92±92.49[a]	800.93±91.64[a]	20.01±6.50
	F 值		6.936	6.921	0.114
	P 值		0.001	0.001	0.893

注：a 与≤1 次/周组比较，b 与 2~4 次/周组比较；*P*<0.05，每次以食用至少 1 个鸡蛋计算。

表 3-81 显示，高原儿童青少年每周不同食用鸡蛋情况抑制功能反应时的比较。结果显示，每周食用鸡蛋≤1 次/周、2~4 次/周、≥5 次/周的女生一致反应时分别为（791.03±90.13）ms、（792.26±94.18）ms、（797.81±82.69）ms，相比较差异无统计学意义（*F* 值为 0.421，*P* 值>0.05）；不一致反应时分别为（810.35±89.84）ms、（811.88±93.76）ms、（816.82±81.46）ms，相比较差异无统计学意义（*F* 值为 0.375，*P* 值>0.05）；抑制功能反应时分别为（19.32±5.88）ms、（19.63±6.58）ms、（19.01±6.52）ms，相比较差异无统计学意义（*F* 值为 0.748，*P* 值>0.05）。进一步经 LSD 组间比较显示，每周食用鸡蛋≤1 次/周、2~4 次/周、≥5 次/周的女生不同组间反应时相比较，差异无统计学意义（*P* 值均>0.05）。

表 3-81 高原儿童青少年每周不同食用鸡蛋情况抑制功能反应时的比较（女生，M±SD，ms）

每周食用鸡蛋情况	统计值	N	一致反应时	不一致反应时	抑制功能反应时
≤1 次/周		387	791.03±90.13	810.35±89.84	19.32±5.88
2~4 次/周		462	792.26±94.18	811.88±93.76	19.63±6.58
≥5 次/周		221	797.81±82.69	816.82±81.46	19.01±6.52
	F 值		0.421	0.375	0.748
	P 值		0.657	0.687	0.474

注：a 与≤1 次/周组比较，b 与 2~4 次/周组比较；*P*<0.05，每次以食用至少 1 个鸡蛋计算。

表 3-82 显示，高原儿童青少年每周不同食用鸡蛋情况抑制功能反应时的比较。结果显示，每周食用鸡蛋≤1 次/周、2~4 次/周、≥5 次/周的男女生一致反应时分别为（799.24±96.07）ms、（789.44±98.97）ms、（788.99±88.26）ms，相比较差异无统计学意义（*F* 值为 2.400，*P* 值>0.05）；不一致反应时分别为（818.74±95.69）ms、（809.16±98.63）ms、（808.52±87.20）ms，相比较差异无统计学意义（*F* 值为 2.353，*P* 值>0.05）；抑制功能反应时分别为（19.50±6.01）ms、（19.72±6.50）ms、（19.53±6.52）ms，相比较差异无统计学意义（*F* 值为 0.267，*P* 值>0.05）。进一步经 LSD 组间比较显示，每周食用鸡蛋≤1 次/周、2~4 次/周、≥5 次/周的男女生不同组间反应时相比较，差异有统计学意义（*P* 值均<0.05）。

表 3-82 高原儿童青少年每周不同食用鸡蛋情况抑制功能反应时的比较（合计，M±SD，ms）

每周食用鸡蛋情况	统计值	N	一致反应时	不一致反应时	抑制功能反应时
≤1 次/周		653	799.24±96.07	818.74±95.69	19.50±6.01
2~4 次/周		914	789.44±98.97[a]	809.16±98.63[a]	19.72±6.50
≥5 次/周		463	788.99±88.26	808.52±87.20	19.53±6.52
	F 值		2.400	2.353	0.267
	P 值		0.091	0.095	0.766

注：a 与≤1 次/周组比较，b 与 2~4 次/周组比较；*P*<0.05，每次以食用至少 1 个鸡蛋计算。

表 3-83 显示，高原儿童青少年每周不同食用鸡蛋情况刷新功能反应时的比较。结果显示，每周食用鸡蛋≤1 次/周、2~4 次/周、≥5 次/周的男生 1-back 反应时分别为（979.11±354.25）ms、（1013.11±351.97）ms、（968.43±327.53）ms，相比较差异无统计学意义（*F* 值为 1.635，*P* 值>0.05）；2-back 反应时分别为（1136.31±355.11）ms、（1058.95±382.93）ms、（1088.32±348.19）ms，相比较差异无统计学意义（*F* 值为 2.420，*P* 值>0.05）。进一步经 LSD 组间比较显示，每周食用鸡蛋≤1 次/周、2~4 次/周、≥5 次/周的男生不同组间反应时相比较，差异具有统计学意义（*P* 值均>0.05）。

表 3-83　高原儿童青少年每周不同食用鸡蛋情况刷新功能反应时的比较（男生，M±SD，ms）

每周食用鸡蛋情况	统计值	N	1-back 反应时	N	2-back 反应时
≤1 次/周		273	979.11±354.25	158	1136.31±355.11
2~4 次/周		470	1013.11±351.97	344	1058.95±382.93[a]
≥5 次/周		249	968.43±327.53	208	1088.32±348.19
	F 值		1.635		2.420
	P 值		0.195		0.090

注：a 与≤1 次/周组比较，b 与 2~4 次/周组比较；$P<0.05$，每次以食用至少 1 个鸡蛋计算。

表 3-84 显示，高原儿童青少年女生每周不同食用鸡蛋情况刷新功能反应时的比较。结果显示，每周食用鸡蛋≤1 次/周、2~4 次/周、≥5 次/周的女生 1-back 反应时分别为（967.01±337.24）ms、（996.10±347.73）ms、（1024.24±337.50）ms，相比较差异无统计学意义（F 值为 2.235，P 值>0.05）；2-back 反应时分别为（1091.01±340.88）ms、（1066.29±425.03）ms、（1116.49±373.61）ms，相比较差异无统计学意义（F 值为 1.117，P 值>0.05）。进一步经 LSD 组间比较显示，每周食用鸡蛋≤1 次/周、2~4 次/周、≥5 次/周的女生不同组间反应时相比较，差异具有统计学意义（P 值均>0.05）。

表 3-84　高原儿童青少年每周不同食用鸡蛋情况刷新功能反应时的比较（女生，M±SD，ms）

每周食用鸡蛋情况	统计值	N	1-back 反应时	N	2-back 反应时
≤1 次/周		414	967.01±337.24	288	1091.01±340.88
2~4 次/周		471	996.10±347.73	345	1066.29±425.03
≥5 次/周		246	1024.24±337.50[a]	206	1116.49±373.61
	F 值		2.235		1.117
	P 值		0.107		0.328

注：a 与≤1 次/周组比较，b 与 2~4 次/周组比较；$P<0.05$，每次以食用至少 1 个鸡蛋计算。

表 3-85 显示，高原儿童青少年男女生每周不同食用鸡蛋情况刷新功能反应时的比较。结果显示，每周食用鸡蛋≤1 次/周、2~4 次/周、≥5 次/周的男女生 1-back 反应时分别为（971.81±343.89）ms、（1004.60±349.77）ms、（996.16±333.36）ms，相比较差异无统计学意义（F 值为 1.849，P 值>0.05）；2-back 反应时分别为（1107.06±346.27）ms、

(1062.62±404.28) ms、(1102.34±360.90) ms，相比较差异无统计学意义（*F* 值为 2.411，*P* 值>0.05）。进一步经 LSD 组间比较显示，每周食用鸡蛋≤1 次/周、2~4 次/周、≥5 次/周的男女生不同组间反应时相比较，差异无统计学意义（*P* 值均>0.05）。

表 3-85　高原儿童青少年每周不同食用鸡蛋情况刷新功能反应时的比较（合计，M±SD，ms）

每周食用鸡蛋情况	统计值	N	1-back 反应时	N	2-back 反应时
≤1 次/周		687	971.81±343.89	446	1107.06±346.27
2~4 次/周		941	1004.60±349.77	689	1062.62±404.28
≥5 次/周		495	996.16±333.36	414	1102.34±360.90
	F 值		1.849		2.411
	P 值		0.158		0.090

注：a 与≤1 次/周组比较，b 与 2~4 次/周组比较；*P*<0.05，每次以食用至少 1 个鸡蛋计算。

表 3-86 显示，高原儿童青少年每周不同食用鸡蛋情况转换功能反应时的比较。结果显示，每周食用鸡蛋≤1 次/周、2~4 次/周、≥5 次/周的男生转换反应时分别为（1182.26±330.54）ms、(1156.48±310.06) ms、(1144.10±334.76) ms，相比较差异无统计学意义（*F* 值为 0.944，*P* 值>0.05）；不转换反应时分别为（771.73±165.13）ms、(756.70±158.78) ms、(762.73±138.73) ms，相比较差异无统计学意义（*F* 值为 0.767，*P* 值>0.05）；转换功能反应时分别为（410.53±281.18）ms、(399.77±254.12) ms、(381.37±288.10) ms，相比较差异无统计学意义（*F* 值为 0.742，*P* 值>0.05）。进一步经 LSD 组间比较显示，每周食用鸡蛋≤1 次/周、2~4 次/周、≥5 次/周的男生不同组间反应时相比较，差异无统计学意义（*P* 值均>0.05）。

表 3-86　高原儿童青少年每周不同食用鸡蛋情况转换功能反应时的比较（男生，M±SD，ms）

每周食用鸡蛋情况	统计值	N	转换反应时	不转换反应时	转换功能反应时
≤1 次/周		263	1182.26±330.54	771.73±165.13	410.53±281.18
2~4 次/周		441	1156.48±310.06	756.70±158.78	399.77±254.12
≥5 次/周		239	1144.10±334.76	762.73±138.73	381.37±288.10
	F 值		0.944	0.767	0.742
	P 值		0.390	0.465	0.476

注：a 与≤1 次/周组比较，b 与 2~4 次/周组比较；*P*<0.05，每次以食用至少 1 个鸡蛋计算。

表 3-87 显示，高原儿童青少年女生每周不同食用鸡蛋情况转换功能反应时的比较。结果显示，每周食用鸡蛋≤1 次/周、2~4 次/周、≥5 次/周的女生转换反应时分别为（1158.82±293.68）ms、（1147.48±274.32）ms、（1172.93±288.94）ms，相比较差异无统计学意义（*F* 值为 0.583，*P* 值>0.05）；不转换反应时分别为（756.87±159.30）ms、（756.17±145.89）ms、（784.62±134.43）ms，相比较差异无统计学意义（*F* 值为 2.995，*P* 值>0.05）；转换功能反应时分别为（401.95±249.82）ms、（391.30±231.72）ms、（388.31±263.82）ms，相比较差异无统计学意义（*F* 值为 0.275，*P* 值>0.05）。进一步经 LSD 组间比较显示，每周食用鸡蛋≤1 次/周、2~4 次/周、≥5 次/周的女生不同组间反应时相比较，差异具有统计学意义（*P* 值均<0.05）。

表 3-87　高原儿童青少年每周不同食用鸡蛋情况转换功能反应时的比较

（女生，M±SD，ms）

每周食用鸡蛋情况	统计值	N	转换反应时	不转换反应时	转换功能反应时
≤1 次/周		371	1158.82±293.68	756.87±159.30	401.95±249.82
2~4 次/周		437	1147.48±274.32	756.17±145.89	391.30±231.72
≥5 次/周		211	1172.93±288.94	784.62±134.43[ab]	388.31±263.82
	F 值		0.583	2.995	0.275
	P 值		0.558	0.050	0.760

注：a 与≤1 次/周组比较，b 与 2~4 次/周组比较；*P*<0.05，每次以食用至少 1 个鸡蛋计算。

表 3-88 显示，高原儿童青少年男女生每周不同食用鸡蛋情况转换功能反应时的比较。结果显示，每周食用鸡蛋≤1 次/周、2~4 次/周、≥5 次/周的男女生转换反应时分别为（1168.54±309.47）ms、（1152.00±292.69）ms、（1157.62±314.10）ms，相比较差异无统计学意义（*F* 值为 0.551，*P* 值>0.05）；不转换反应时分别为（763.03±161.78）ms、（756.44±152.42）ms、（772.99±137.02）ms，相比较差异无统计学意义（*F* 值为 1.769，*P* 值>0.05）；转换功能反应时分别为（405.51±263.10）ms、（395.56±243.13）ms、（384.63±276.70）ms，相比较差异无统计学意义（*F* 值为 0.870，*P* 值>0.05）。进一步经 LSD 组间比较显示，每周食用鸡蛋≤1 次/周、2~4 次/周、≥5 次/周的男女生不同组间反应时相比较，差异具有统计学意义（*P* 值均<0.05）。

表 3-88 高原儿童青少年每周不同食用鸡蛋情况转换功能反应时的比较

（合计，M±SD，ms）

每周食用鸡蛋情况	统计值	N	转换反应时	不转换反应时	转换功能反应时
≤1 次/周		634	1168. 54±309. 47	763. 03±161. 78	405. 51±263. 10
2~4 次/周		878	1152. 00±292. 69	756. 44±152. 42	395. 56±243. 13
≥5 次/周		450	1157. 62±314. 10	772. 99±137. 02	384. 63±276. 70
	F 值		0. 551	1. 769	0. 870
	P 值		0. 576	0. 171	0. 419

注：a 与≤1 次/周组比较，b 与 2~4 次/周组比较；$P<0.05$，每次以食用至少 1 个鸡蛋计算。

图 3-9 显示了高原儿童青少年不同食用鸡蛋者执行功能各子功能反应时的性别比较。每周食用鸡蛋≤1 次和≥5 次的一致反应时男女生相比较差异具有统计学意义（$P<0.05$），每周食用鸡蛋≤1 次的儿童青少年不一致反应时男女生相比较差异具有统计学意义（$P<0.05$）。不同食用鸡蛋执行功能的刷新功能、转换功能方面男生与女生相比较，差异不具有统计学意义（P 值>0. 05）。

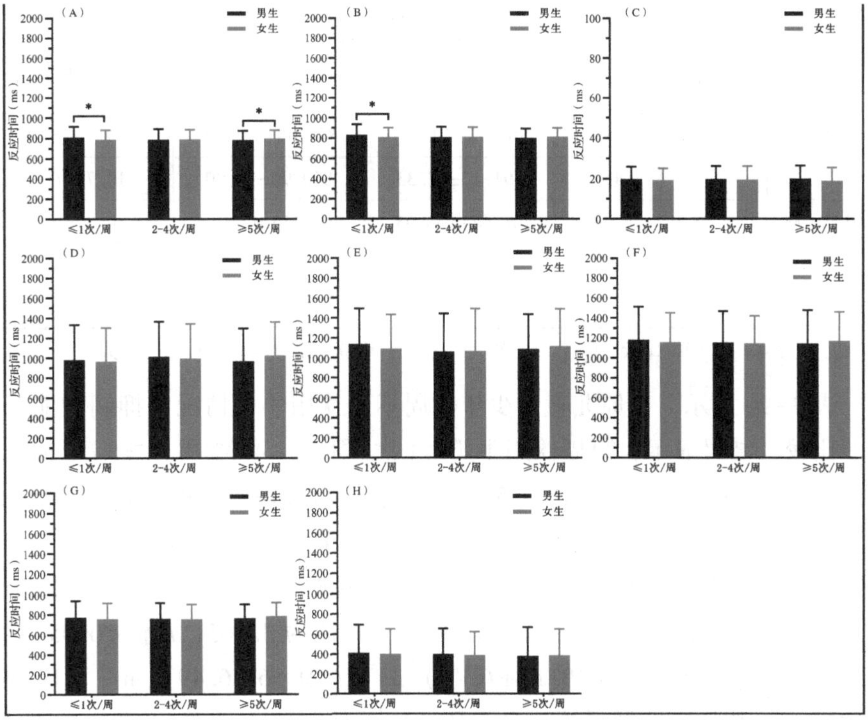

图 3-9 高原儿童青少年不同食用鸡蛋者执行功能各子功能反应时的性别比较

注：（A）为一致反应时，（B）为不一致反应时，（C）为抑制功能反应时，（D）为 1-back 反应时，（E）为 2-back 反应时，（F）为转换反应时，（G）为不转换反应时，（H）为转换功能反应时。

（3）每周饮用牛奶情况儿童青少年执行功能比较

表 3-89 显示，高原儿童青少年每周不同饮用牛奶情况者抑制功能反应时的比较。结果显示，每周饮用牛奶≤1 次/周、2~4 次/周、≥5 次/周男生一致反应时分别为（801.72±103.47）ms、（791.12±97.33）ms、（781.64±106.05）ms，相比较差异无统计学意义（F 值为 2.509，P 值>0.05）；不一致反应时分别为（821.48±103.16）ms、（810.90±97.00）ms、（801.71±105.10）ms，相比较差异无统计学意义（F 值为 2.462，P 值<0.001）；抑制功能反应时分别为（19.76±6.50）ms、（19.78±6.35）ms、（20.07±6.27）ms，相比较差异无统计学意义（F 值为 0.182，P 值>0.05）。从每周饮用牛奶情况上可以看出，一致反应时、不一致反应时、抑制功能反应时男生随着每周饮用牛奶情况的变化总体无显著变化。进一步经 LSD 组间比较显示，每周饮用牛奶≤1 次/周、2~4 次/周、≥5 次/周男生不同组间反应时相比较，差异有统计学意义（P 值均<0.05）。

表 3-89　高原儿童青少年每周不同饮用牛奶情况者抑制功能反应时的比较

（男生，M±SD，ms）

每周饮用牛奶情况	统计值	N	一致反应时	不一致反应时	抑制功能反应时
≤1 次/周		281	801.72±103.47	821.48±103.16	19.76±6.50
2~4 次/周		450	791.12±97.33	810.90±97.00	19.78±6.35
≥5 次/周		229	781.64±106.05[a]	801.71±105.10[a]	20.07±6.27
	F 值		2.509	2.462	0.182
	P 值		0.082	0.086	0.834

注：a 与≤1 次/周组比较，b 与 2~4 次/周组比较；P<0.05，每次以 250 毫升计算。

表 3-90 显示，高原儿童青少年每周不同饮用牛奶情况者抑制功能反应时的比较。结果显示，每周饮用牛奶≤1 次/周、2~4 次/周、≥5 次/周女生一致反应时分别为（791.18±85.68）ms、（787.74±89.49）ms、（805.26±96.66）ms，相比较差异具有统计学意义（F 值为 3.298，P 值<0.05）；不一致反应时分别为（810.29±84.83）ms、（807.30±89.26）ms、（824.65±95.95）ms，相比较差异具有统计学意义（F 值为 3.305，P 值<0.05）；抑制功能反应时分别为（19.11±6.40）ms、（19.56±6.49）ms、（19.39±5.90）ms，相比较差异无统计学意义（F 值为 0.481，P 值>0.05）。进一步经 LSD 组间比较显示，每周饮用牛奶≤1 次/周、2~4 次/周、≥5 次/周女生不同组间反应时相比较，差异有统计学意义（P 值均<0.05）。

表 3-90 高原儿童青少年每周不同饮用牛奶情况者抑制功能反应时的比较

(女生，M±SD，ms)

每周饮用牛奶情况	统计值	N	一致反应时	不一致反应时	抑制功能反应时
≤1 次/周		310	791. 18±85. 68	810. 29±84. 83	19. 11±6. 40
2~4 次/周		502	787. 74±89. 49	807. 30±89. 26	19. 56±6. 49
≥5 次/周		258	805. 26±96. 66^{b}	824. 65±95. 95^{b}	19. 39±5. 90
	F 值		3. 298	3. 305	0. 481
	P 值		0. 037	0. 037	0. 618

注：a 与≤1 次/周组比较，b 与 2~4 次/周组比较；*P*<0. 05，每次以 250 毫升计算。

表 3-91 显示，高原儿童青少年每周不同饮用牛奶情况者抑制功能反应时的比较。结果显示，每周饮用牛奶≤1 次/周、2~4 次/周、≥5 次/周男女生一致反应时分别为（796. 19±94. 62）ms、（789. 34±93. 24）ms、（794. 15±101. 76）ms，相比较差异无统计学意义（*F* 值为 1. 030，*P* 值<0. 05）；不一致反应时分别为（815. 61±94. 08）ms、（809. 00±92. 97）ms、（813. 86±100. 91）ms，相比较差异无统计学意义（*F* 值为 0. 988，*P* 值>0. 05）；抑制功能反应时分别为（19. 42±6. 45）ms、（19. 67±6. 42）ms、（19. 71±6. 08）ms，相比较差异无统计学意义（*F* 值为 0. 356，*P* 值>0. 05）。进一步经 LSD 组间比较显示，每周饮用牛奶≤1 次/周、2~4 次/周、≥5 次/周男女生不同组间反应时相比较，差异无统计学意义（*P* 值均>0. 05）。

表 3-91 高原儿童青少年每周不同饮用牛奶情况者抑制功能反应时的比较

(合计，M±SD，ms)

每周饮用牛奶情况	统计值	N	一致反应时	不一致反应时	抑制功能反应时
≤1 次/周		591	796. 19±94. 62	815. 61±94. 08	19. 42±6. 45
2~4 次/周		952	789. 34±93. 24	809. 00±92. 97	19. 67±6. 42
≥5 次/周		487	794. 15±101. 76	813. 86±100. 91	19. 71±6. 08
	F 值		1. 030	0. 988	0. 356
	P 值		0. 357	0. 372	0. 700

注：a 与≤1 次/周组比较，b 与 2~4 次/周组比较；*P*<0. 05，每次以 250 毫升计算。

表 3-92 显示，高原儿童青少年男生每周不同饮用牛奶情况者刷新功能反应时的比较。结果显示，每周饮用牛奶≤1 次/周、2~4 次/周、≥5 次/周男生 1-back 反应时分别为（985. 78±349. 12）ms、（1007. 95±350. 48）ms、

(971.29±336.96) ms，相比较差异无统计学意义（F 值为 0.955，P 值 >0.05）；2-back 反应时分别为（1095.75±348.28）ms、(1067.14±382.78) ms、(1109.54±356.26) ms，相比较差异无统计学意义（F 值为 0.873，P 值 >0.05）。进一步经 LSD 组间比较显示，每周饮用牛奶≤1 次/周、2~4 次/周、≥5 次/周男生不同组间反应时相比较，差异无统计学意义（P 值均>0.05）。

表 3-92　高原儿童青少年每周不同饮用牛奶情况者刷新功能反应时的比较（男生，M±SD，ms）

每周饮用牛奶情况	统计值	N	1-back 反应时	N	2-back 反应时
≤1 次/周		296	985.78±349.12	187	1095.75±348.28
2~4 次/周		458	1007.95±350.48	354	1067.14±382.78
≥5 次/周		238	971.29±336.96	169	1109.54±356.26
	F 值		0.955		0.873
	P 值		0.385		0.418

注：a 与≤1 次/周组比较，b 与 2~4 次/周组比较；P<0.05，每次以 250 毫升计算。

表 3-93 显示，高原儿童青少年女生每周不同饮用牛奶情况者刷新功能反应时的比较。结果显示，每周饮用牛奶≤1 次/周、2~4 次/周、≥5 次/周女生 1-back 反应时分别为（998.45±355.44）ms、(963.28±326.61) ms、(1038.17±350.17) ms，相比较差异具有统计学意义（F 值为 4.386，P 值 <0.05）；2-back 反应时分别为（1086.58±378.97）ms、(1069.08±396.20) ms、(1130.52±366.30) ms，相比较差异无统计学意义（F 值为 1.575，P 值 >0.05）。进一步经 LSD 组间比较显示，每周饮用牛奶≤1 次/周、2~4 次/周、≥5 次/周女生不同组间反应时相比较，差异无统计学意义（P 值均>0.05）。

表 3-93　高原儿童青少年每周不同饮用牛奶情况者刷新功能反应时的比较（女生，M±SD，ms）

每周饮用牛奶情况	统计值	N	1-back 反应时	N	2-back 反应时
≤1 次/周		337	998.45±355.44	246	1086.58±378.97
2~4 次/周		525	963.28±326.61	417	1069.08±396.20
≥5 次/周		269	1038.17±350.17[b]	176	1130.52±366.30
	F 值		4.386		1.575
	P 值		0.013		0.208

注：a 与≤1 次/周组比较，b 与 2~4 次/周组比较；P<0.05，每次以 250 毫升计算。

表 3–94 显示，高原儿童青少年男女生每周不同饮用牛奶情况者刷新功能反应时的比较。结果显示，每周饮用牛奶≤1 次/周、2~4 次/周、≥5 次/周男女生 1-back 反应时分别为（992.53±352.28）ms、（984.09±338.50）ms、（1006.77±345.31）ms，相比较差异无统计学意义（*F* 值为 0.727，*P* 值>0.05）；2-back 反应时分别为（1090.54±365.65）ms、（1068.19±389.85）ms、（1120.24±361.05）ms，相比较差异无统计学意义（*F* 值为 2.316，*P* 值>0.05）。进一步经 LSD 组间比较显示，每周饮用牛奶≤1 次/周、2~4 次/周、≥5 次/周男女生不同组间反应时相比较，差异有统计学意义（*P* 值均<0.05）。

表 3–94　高原儿童青少年每周不同饮用牛奶情况者刷新功能反应时的比较

（合计，M±SD，ms）

每周饮用牛奶情况	统计值	N	1-back 反应时	N	2-back 反应时
≤1 次/周		633	992.53±352.28	433	1090.54±365.65
2~4 次/周		983	984.09±338.50	771	1068.19±389.85
≥5 次/周		507	1006.77±345.31	345	1120.24±361.05[b]
	F 值		0.727		2.316
	P 值		0.484		0.099

注：a 与≤1 次/周组比较，b 与 2~4 次/周组比较；*P*<0.05，每次以 250 毫升计算。

表 3–95 显示，高原儿童青少年男生每周不同饮用牛奶情况者转换功能反应时的比较。结果显示，每周饮用牛奶≤1 次/周、2~4 次/周、≥5 次/周男生转换反应时分别为（1171.11±329.41）ms、（1160.80±311.85）ms、（1147.14±332.86）ms，相比较差异无统计学意义（*F* 值为 0.353，*P* 值>0.05）；不转换反应时分别为（783.03±175.96）ms、（755.88±152.63）ms、（749.35±131.57）ms，相比较差异具有统计学意义（*F* 值为 3.692，*P* 值<0.05）；转换功能反应时分别为（388.08±263.37）ms、（404.92±264.90）ms、（397.78±289.94）ms，相比较差异无统计学意义（*F* 值为 0.330，*P* 值>0.05）。从每周饮用牛奶情况上可以看出，不转换反应时男生随着每周饮用牛奶情况的升高，反应时呈现降低趋势。进一步经 LSD 组间比较显示，每周饮用牛奶≤1 次/周、2~4 次/周、≥5 次/周男生不同组间反应时相比较，差异有统计学意义（*P* 值均<0.05）。

表 3-95　高原儿童青少年每周不同饮用牛奶情况者转换功能反应时的比较（男生，M±SD，ms）

每周饮用牛奶情况	统计值	N	转换反应时	不转换反应时	转换功能反应时
≤1 次/周		283	1171. 11±329. 41	783. 03±175. 96	388. 08±263. 37
2~4 次/周		428	1160. 80±311. 85	755. 88±152. 63[a]	404. 92±264. 90
≥5 次/周		232	1147. 14±332. 86	749. 35±131. 57[a]	397. 78±289. 94
	F 值		0. 353	3. 692	0. 330
	P 值		0. 703	0. 025	0. 719

注：a 与≤1 次/周组比较，b 与 2~4 次/周组比较；$P<0.05$，每次以 250 毫升计算。

表 3-96 显示，高原儿童青少年女生每周不同饮用牛奶情况者转换功能反应时的比较。结果显示，每周饮用牛奶≤1 次/周、2~4 次/周、≥5 次/周女生转换反应时分别为（1180. 28±288. 78）ms、（1130. 91±277. 52）ms、（1180. 26±289. 37）ms，相比较差异无统计学意义（*F* 值为 3. 848，*P* 值<0. 05）；不转换反应时分别为（780. 69±160. 25）ms、（750. 61±141. 35）ms、（761. 88±146. 78）ms，相比较差异具有统计学意义（*F* 值为 3. 892，*P* 值<0. 05）；转换功能反应时分别为（399. 59±242. 51）ms、（380. 30±248. 36）ms、（418. 38±240. 49）ms，相比较差异无统计学意义（*F* 值为 1. 940，*P* 值>0. 05）。进一步经 LSD 组间比较显示，每周饮用牛奶≤1 次/周、2~4 次/周、≥5 次/周女生不同组间反应时相比较，差异有统计学意义（*P* 值均<0. 05）。

表 3-96　高原儿童青少年每周不同饮用牛奶情况者转换功能反应时的比较（女生，M±SD，ms）

每周饮用牛奶情况	统计值	N	转换反应时	不转换反应时	转换功能反应时
≤1 次/周		313	1180. 28±288. 78	780. 69±160. 25	399. 59±242. 51
2~4 次/周		483	1130. 91±277. 52[a]	750. 61±141. 35[a]	380. 30±248. 36
≥5 次/周		223	1180. 26±289. 37	761. 88±146. 78	418. 38±240. 49
	F 值		3. 848	3. 892	1. 940
	P 值		0. 022	0. 021	0. 144

注：a 与≤1 次/周组比较，b 与 2~4 次/周组比较；$P<0.05$，每次以 250 毫升计算。

表 3-97 显示，高原儿童青少年男女生每周不同饮用牛奶情况者转换功能反应时的比较。结果显示，每周饮用牛奶≤1 次/周、2~4 次/周、≥5 次/周男女生转换反应时分别为（1175. 92±308. 51）ms、（1144. 95±294. 37）ms、

(1163. 37±312. 40) ms，相比较差异无统计学意义（F 值为 1. 955，P 值 >0. 05）；不转换反应时分别为（781. 80±167. 75）ms、(753. 09±146. 7）ms、(755. 49±139. 22）ms，相比较差异具有统计学意义（F 值为 7. 054，P 值 <0. 01）；转换功能反应时分别为（394. 13±252. 48）ms、(391. 87±256. 41）ms、(407. 88±266. 76）ms，相比较差异无统计学意义（F 值为 0. 615，P 值 >0. 05）。进一步经 LSD 组间比较显示，每周饮用牛奶≤1 次/周、2~4 次/周、≥5 次/周男女生不同组间反应时相比较，差异有统计学意义（P 值均<0. 05）。

表 3-97　高原儿童青少年每周不同饮用牛奶情况者转换功能反应时的比较（合计，M±SD，ms）

每周饮用牛奶情况	统计值	N	转换反应时	不转换反应时	转换功能反应时
≤1 次/周		596	1175. 92±308. 51	781. 80±167. 75	394. 13±252. 48
2~4 次/周		911	1144. 95±294. 37	753. 09±146. 70[a]	391. 87±256. 41
≥5 次/周		455	1163. 37±312. 40	755. 49±139. 22[a]	407. 88±266. 76
	F 值		1. 955	7. 054	0. 615
	P 值		0. 142	0. 001	0. 541

注：a 与≤1 次/周组比较，b 与 2~4 次/周组比较；P<0. 05，每次以 250 毫升计算。

图 3-10 显示了高原儿童青少年不同饮用牛奶情况者执行功能及各子功能反应时的性别比较。每周饮用牛奶≥5 次的一致反应时、不一致反应时、1-back 反应时男生女生相比，差异具有统计学意义（P<0. 05），每周饮用牛奶 2~4 次的 1-back 反应时男生女生相比较差异也具有统计学意义（P<0. 05）。不同饮用牛奶执行功能的转换功能方面男生与女生相比较，差异均无统计学意义（P 值均>0. 05）。

（4）每周含糖饮料饮用情况儿童青少年执行功能比较

表 3-98 显示，不同含糖饮料饮用情况高原儿童青少年男生抑制功能反应时的比较。结果显示，含糖饮料饮用情况中几乎不饮用、偶尔饮用、经常饮用男生一致反应时分别为（751. 08±104. 48）ms、(794. 00±99. 18）ms、(807. 13±98. 34）ms，相比较差异具有统计学意义（F 值为 17. 367，P 值 <0. 001）；不一致反应时分别为（771. 53±103. 86）ms、(813. 51±98. 63）ms、(827. 11±98. 07）ms，相比较差异具有统计学意义（F 值为 17. 189，P 值 <0. 001）；抑制功能反应时分别为（20. 45±6. 64）ms、(19. 51±6. 30）ms、(19. 99±6. 33）ms，相比较差异无统计学意义（F 值为 1. 396，P 值>0. 05）。从含糖饮料饮用情况上可以看出，几乎不饮用、偶尔饮用、经常饮用男生随

着含糖饮料饮用的升高，反应时总体呈现升高的趋势，表明男生一致反应时、不一致反应时随着含糖饮料饮用的增高呈降低趋势。进一步经 LSD 组间比较显示，几乎不饮用、偶尔饮用、经常饮用男生不同组间反应时相比较，差异有统计学意义（*P* 值均<0.05）。

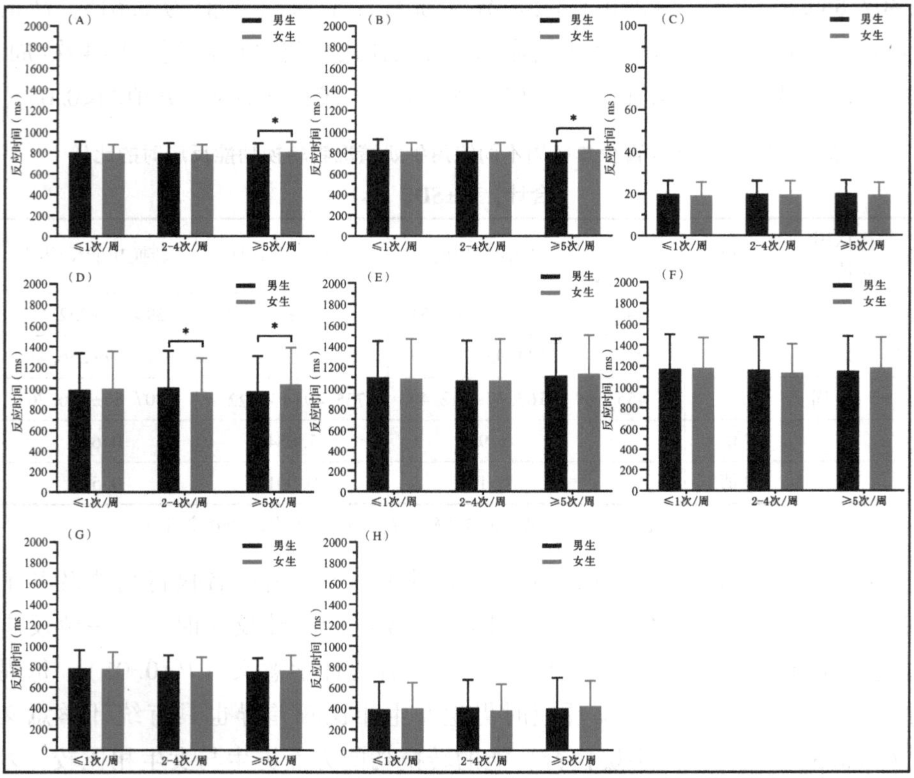

图 3-10　高原儿童青少年不同饮用牛奶情况者执行功能各子功能反应时的性别比较

注：（A）为一致反应时，（B）为不一致反应时，（C）为抑制功能反应时，（D）为 1-back 反应时，（E）为 2-back 反应时，（F）为转换反应时，（G）为不转换反应时，（H）为转换功能反应时。

表 3-98　不同含糖饮料饮用情况高原儿童青少年抑制功能反应时的比较

（男生，M±SD，ms）

含糖饮料饮用情况	统计值	N	一致反应时	不一致反应时	抑制功能反应时
几乎不饮用		156	751.08±104.48	771.53±103.86	20.45±6.64
偶尔饮用		443	794.00±99.18[a]	813.51±98.63[a]	19.51±6.30
经常饮用		361	807.13±98.34[a]	827.11±98.07[a]	19.99±6.33
	F 值		17.367	17.189	1.396
	P 值		<0.001	<0.001	0.248

表 3-99 显示，不同含糖饮料饮用情况高原儿童青少年女生抑制功能反应时的比较。结果显示，含糖饮料饮用情况中几乎不饮用、偶尔饮用、经常饮用女生一致反应时分别为（763.61±100.39）ms、（793.20±85.08）ms、（806.17±92.77）ms，相比较差异具有统计学意义（*F* 值为 11.172，*P* 值<0.001）；不一致反应时分别为（783.07±99.29）ms、（812.65±84.43）ms、（825.41±92.77）ms，相比较差异具有统计学意义（*F* 值为 11.190，*P* 值<0.001）；抑制功能反应时分别为（19.47±5.93）ms、（19.44±6.27）ms、（19.25±6.61）ms，相比较差异无统计学意义（*F* 值为 0.112，*P* 值>0.05）。从含糖饮料饮用情况上可以看出，几乎不饮用、偶尔饮用、经常饮用女生随着含糖饮料饮用的升高，反应时总体呈现升高的趋势，表明女生一致反应时、不一致反应时随着含糖饮料饮用的增高呈降低趋势。进一步经 LSD 组间比较显示，几乎不饮用、偶尔饮用、经常饮用女生不同组间反应时相比较，差异有统计学意义（*P* 值均<0.05）。

表 3-99 不同含糖饮料饮用情况高原儿童青少年抑制功能反应时的比较
（女生，M±SD，ms）

含糖饮料饮用情况	统计值	N	一致反应时	不一致反应时	抑制功能反应时
几乎不饮用		145	763.61±100.39	783.07±99.29	19.47±5.93
偶尔饮用		614	793.20±85.08[a]	812.65±84.43[a]	19.44±6.27
经常饮用		311	806.17±92.77[ab]	825.41±92.77[ab]	19.25±6.61
	F 值		11.172	11.190	0.112
	P 值		<0.001	<0.001	0.894

表 3-100 显示，不同含糖饮料饮用情况高原儿童青少年男女生抑制功能反应时的比较。结果显示，含糖饮料饮用情况中几乎不饮用、偶尔饮用、经常饮用男女生一致反应时分别为（757.12±102.55）ms、（793.54±91.21）ms、（806.68±95.73）ms，相比较差异具有统计学意义（*F* 值为 28.750，*P* 值<0.001）；不一致反应时分别为（777.09±101.68）ms、（813.01±90.60）ms、（826.33±95.59）ms，相比较差异具有统计学意义（*F* 值为 28.633，*P* 值<0.001）；抑制功能反应时分别为（19.98±6.32）ms、（19.47±6.28）ms、（19.65±6.47）ms，相比较差异无统计学意义（*F* 值为 0.756，*P* 值>0.05）。从含糖饮料饮用情况上可以看出，几乎不饮用、偶尔饮用、经常饮用男女生随着含糖饮料饮用的升高，反应时总体呈现升高的趋势，表明男女生一致反应时、不一致反应时随着含糖饮料饮用的增高呈降低

趋势。进一步经 LSD 组间比较显示，几乎不饮用、偶尔饮用、经常饮用男女生不同组间反应时相比较，差异有统计学意义（P 值均<0.05）。

表 3-100　不同含糖饮料饮用情况高原儿童青少年抑制功能反应时的比较（合计，M±SD，ms）

含糖饮料饮用情况	统计值	N	一致反应时	不一致反应时	抑制功能反应时
几乎不饮用		301	757.12±102.55	777.09±101.68	19.98±6.32
偶尔饮用		1057	793.54±91.21[a]	813.01±90.60[a]	19.47±6.28
经常饮用		672	806.68±95.73[ab]	826.33±95.59[ab]	19.65±6.47
	F 值		28.750	28.633	0.756
	P 值		<0.001	<0.001	0.469

注：a 与几乎不饮用组比较，b 与偶尔饮用组比较；P<0.05。几乎不饮用为≤1 瓶/周，偶尔饮用为 1~2 瓶/周，经常饮用为≥3 瓶/周，每瓶以 500 毫升计算。

表 3-101 显示，不同含糖饮料饮用情况高原儿童青少年男生刷新功能反应时的比较。结果显示，含糖饮料饮用情况中几乎不饮用、偶尔饮用、经常饮用男生 1-back 反应时分别为（954.51±381.57）ms、（963.66±328.94）ms、（1044.68±347.02）ms，相比较差异具有统计学意义（F 值为 6.847，P 值<0.001）；2-back 反应时分别为（974.41±390.84）ms、（1090.22±356.71）ms、（1125.74±361.45）ms，相比较差异具有统计学意义（F 值为 7.254，P 值<0.001）。从含糖饮料饮用情况上可以看出，几乎不饮用、偶尔饮用、经常饮用男生随着含糖饮料饮用的升高，1-back 反应时、2-back 反应时总体呈现升高的趋势，表明男生 1-back 反应时、2-back 反应时随着含糖饮料饮用的增高呈降低趋势。进一步经 LSD 组间比较显示，几乎不饮用、偶尔饮用、经常饮用男生不同组间反应时相比较，差异有统计学意义（P 值均<0.05）。

表 3-101　不同含糖饮料饮用情况高原儿童青少年刷新功能反应时的比较（男生，M±SD，ms）

含糖饮料饮用情况	统计值	N	1-back 反应时	N	2-back 反应时
几乎不饮用		163	954.51±381.57	119	974.41±390.84
偶尔饮用		457	963.66±328.94	312	1090.22±356.71[a]
经常饮用		372	1044.68±347.02[ab]	279	1125.74±361.45[a]
	F 值		6.847		7.254
	P 值		0.001		0.001

注：a 与几乎不饮用组比较，b 与偶尔饮用组比较；P<0.05。几乎不饮用为≤1 瓶/周，偶尔饮用为 1~2 瓶/周，经常饮用为≥3 瓶/周，每瓶以 500 毫升计算。

表 3-102 显示，不同含糖饮料饮用情况高原儿童青少年女生刷新功能反应时的比较。结果显示，含糖饮料饮用情况中几乎不饮用、偶尔饮用、经常饮用女生 1-back 反应时分别为（947. 22±361. 72）ms、（973. 32±332. 87）ms、（1049. 43±344. 29）ms，相比较差异具有统计学意义（*F* 值为 6. 965，*P* 值<0. 001）；2-back 反应时分别为（1022. 51±425. 17）ms、（1074. 31±380. 66）ms、（1141. 93±370. 33）ms，相比较差异具有统计学意义（*F* 值为 4. 307，*P* 值<0. 05）。从含糖饮料饮用情况上可以看出，几乎不饮用、偶尔饮用、经常饮用女生随着含糖饮料饮用的升高，1-back 反应时、2-back 反应时总体呈现升高的趋势，表明女生刷新功能随着含糖饮料饮用的增高呈降低趋势。进一步经 LSD 组间比较显示，几乎不饮用、偶尔饮用、经常饮用女生不同组间反应时相比较，差异有统计学意义（*P* 值均<0. 05）。

表 3-102　不同含糖饮料饮用情况高原儿童青少年刷新功能反应时的比较

（女生，M±SD，ms）

含糖饮料饮用情况	统计值	N	1-back 反应时	N	2-back 反应时
几乎不饮用		157	947. 22±361. 72	110	1022. 51±425. 17
偶尔饮用		649	973. 32±332. 87	486	1074. 31±380. 66
经常饮用		325	1049. 43±344. 29[ab]	243	1141. 93±370. 33[ab]
	F 值		6. 965		4. 307
	P 值		0. 001		0. 014

注：a 与几乎不饮用组比较，b 与偶尔饮用组比较；*P*<0. 05。几乎不饮用为≤1 瓶/周，偶尔饮用为 1~2 瓶/周，经常饮用为≥3 瓶/周，每瓶以 500 毫升计算。

表 3-103 显示，不同含糖饮料饮用情况高原儿童青少年男女生刷新功能反应时的比较。结果显示，含糖饮料饮用情况中几乎不饮用、偶尔饮用、经常饮用男女生 1-back 反应时分别为（950. 93±371. 40）ms、（969. 33±331. 14）ms、（1046. 9±345. 51）ms，相比较差异具有统计学意义（*F* 值为 13. 701，*P* 值<0. 001）；2-back 反应时分别为（997. 51±407. 50）ms、（1080. 53±371. 33）ms、（1133. 28±365. 35）ms，相比较差异具有统计学意义（*F* 值为 10. 614，*P* 值<0. 001）。从含糖饮料饮用情况上可以看出，几乎不饮用、偶尔饮用、经常饮用男女生随着含糖饮料饮用的升高，1-back 反应时、2-back 反应时总体呈现升高的趋势，表明男女生刷新功能随着含糖饮料饮用的增高呈降低趋势。进一步经 LSD 组间比较显示，几乎不饮用、偶尔饮用、经常饮用男女生不同组间反应时相比较，差异有统计学意义

（P 值均<0.05）。

表 3-103 不同含糖饮料饮用情况高原儿童青少年刷新功能反应时的比较（合计，M±SD，ms）

含糖饮料饮用情况	统计值	N	1-back 反应时	N	2-back 反应时
几乎不饮用		320	950.93±371.40	229	997.51±407.50
偶尔饮用		1106	969.33±331.14	798	1080.53±371.33[a]
经常饮用		697	1046.9±345.51[ab]	522	1133.28±365.35[ab]
	F 值		13.701		10.614
	P 值		<0.001		<0.001

注：a 与几乎不饮用组比较，b 与偶尔饮用组比较；P<0.05。几乎不饮用为≤1 瓶/周，偶尔饮用为 1~2 瓶/周，经常饮用为≥3 瓶/周，每瓶以 500 毫升计算。

表 3-104 显示，不同含糖饮料饮用情况高原儿童青少年男生转换功能反应时的比较。结果显示，含糖饮料饮用情况中几乎不饮用、偶尔饮用、经常饮用男生转换反应时分别为（1113.00±317.76）ms、（1162.16±322.67）ms、（1178.70±322.40）ms，相比较差异无统计学意义（F 值为 2.220，P 值>0.05）；不转换反应时分别为（747.76±179.30）ms、（760.76±153.86）ms、（770.67±147.06）ms，相比较差异无统计学意义（F 值为 1.193，P 值>0.05）；转换功能反应时分别为（365.24±247.49）ms、（401.40±273.26）ms、（408.03±276.38）ms，相比较差异无统计学意义（F 值为 1.386，P 值>0.05）。进一步经 LSD 组间比较显示，几乎不饮用、偶尔饮用、经常饮用男生不同组间反应时相比较，差异有统计学意义（P 值均<0.05）。

表 3-104 不同含糖饮料饮用情况高原儿童青少年转换功能反应时的比较（男生，M±SD，ms）

含糖饮料饮用情况	统计值	N	转换反应时	不转换反应时	转换功能反应时
几乎不饮用		151	1113.00±317.76	747.76±179.30	365.24±247.49
偶尔饮用		436	1162.16±322.67	760.76±153.86	401.40±273.26
经常饮用		356	1178.70±322.40[a]	770.67±147.06	408.03±276.38
	F 值		2.220	1.193	1.386
	P 值		0.109	0.304	0.251

注：a 与几乎不饮用组比较，b 与偶尔饮用组比较；P<0.05。几乎不饮用为≤1 瓶/周，偶尔饮用为 1~2 瓶/周，经常饮用为≥3 瓶/周，每瓶以 500 毫升计算。

表 3-105 显示，不同含糖饮料饮用情况高原儿童青少年女生转换功能反应时的比较。结果显示，含糖饮料饮用情况中几乎不饮用、偶尔饮用、经常饮用女生转换反应时分别为（1135.81±292.50）ms、（1140.22±277.44）ms、（1197.98±290.66）ms，相比较差异具有统计学意义（*F* 值为 4.570，*P* 值<0.05）；不转换反应时分别为（744.03±145.25）ms、（753.19±150.10）ms、（787.79±145.70）ms，相比较差异具有统计学意义（*F* 值为 6.609，*P* 值<0.01）；转换功能反应时分别为（391.78±253.52）ms、（387.03±236.38）ms、（410.19±257.53）ms，相比较差异无统计学意义（*F* 值为 0.902，*P* 值>0.05）。进一步经 LSD 组间比较显示，几乎不饮用、偶尔饮用、经常饮用女生不同组间反应时相比较，差异有统计学意义（*P* 值均<0.05）。

表 3-105　不同含糖饮料饮用情况高原儿童青少年转换功能反应时的比较（女生，M±SD，ms）

含糖饮料饮用情况	统计值	N	转换反应时	不转换反应时	转换功能反应时
几乎不饮用		133	1135.81±292.50	744.03±145.25	391.78±253.52
偶尔饮用		582	1140.22±277.44	753.19±150.10	387.03±236.38
经常饮用		304	1197.98±290.66[ab]	787.79±145.70[ab]	410.19±257.53
	F 值		4.570	6.609	0.902
	P 值		0.011	0.001	0.406

注：a 与几乎不饮用组比较，b 与偶尔饮用组比较；*P*<0.05。几乎不饮用为≤1 瓶/周，偶尔饮用为 1~2 瓶/周，经常饮用为≥3 瓶/周，每瓶以 500 毫升计算。

表 3-106 显示，不同含糖饮料饮用情况高原儿童青少年男女生转换功能反应时的比较。结果显示，含糖饮料饮用情况中几乎不饮用、偶尔饮用、经常饮用男女生转换反应时分别为（1123.68±305.87）ms、（1149.61±297.70）ms、（1187.58±308.11）ms，相比较差异具有统计学意义（*F* 值为 5.373，*P* 值<0.05）；不转换反应时分别为（746.01±163.96）ms、（756.43±151.70）ms、（778.56±146.57）ms，相比较差异具有统计学意义（*F* 值为 6.176，*P* 值<0.01）；转换功能反应时分别为（377.67±250.24）ms、（393.18±252.81）ms、（409.03±267.67）ms，相比较差异无统计学意义（*F* 值为 1.623，*P* 值>0.05）。进一步经 LSD 组间比较显示，几乎不饮用、偶尔饮用、经常饮用男女生不同组间反应时相比较，差异有统计学意义（*P* 值均<0.05）。

表 3-106　不同含糖饮料饮用情况高原儿童青少年转换功能反应时的比较

（合计，M±SD，ms）

含糖饮料饮用情况	统计值	N	转换反应时	不转换反应时	转换功能反应时
几乎不饮用		284	1123. 68±305. 87	746. 01±163. 96	377. 67±250. 24
偶尔饮用		1018	1149. 61±297. 70	756. 43±151. 70	393. 18±252. 81
经常饮用		660	1187. 58±308. 11^{ab}	778. 56±146. 57^{ab}	409. 03±267. 67
	F 值		5. 373	6. 176	1. 623
	P 值		0. 005	0. 002	0. 197

注：a 与几乎不饮用组比较，b 与偶尔饮用组比较；P<0. 05。几乎不饮用为≤1 瓶/周，偶尔饮用为 1~2 瓶/周，经常饮用为≥3 瓶/周，每瓶以 500 毫升计算。

图 3-11 显示了不同含糖饮料饮用情况高原儿童青少年执行功能各子功能反应时的性别比较。不同含糖饮料饮用情况方面抑制功能、刷新功能、转换功能及各子功能的男生与女生相比较，差异均无统计学意义（P 值均>0. 05）。

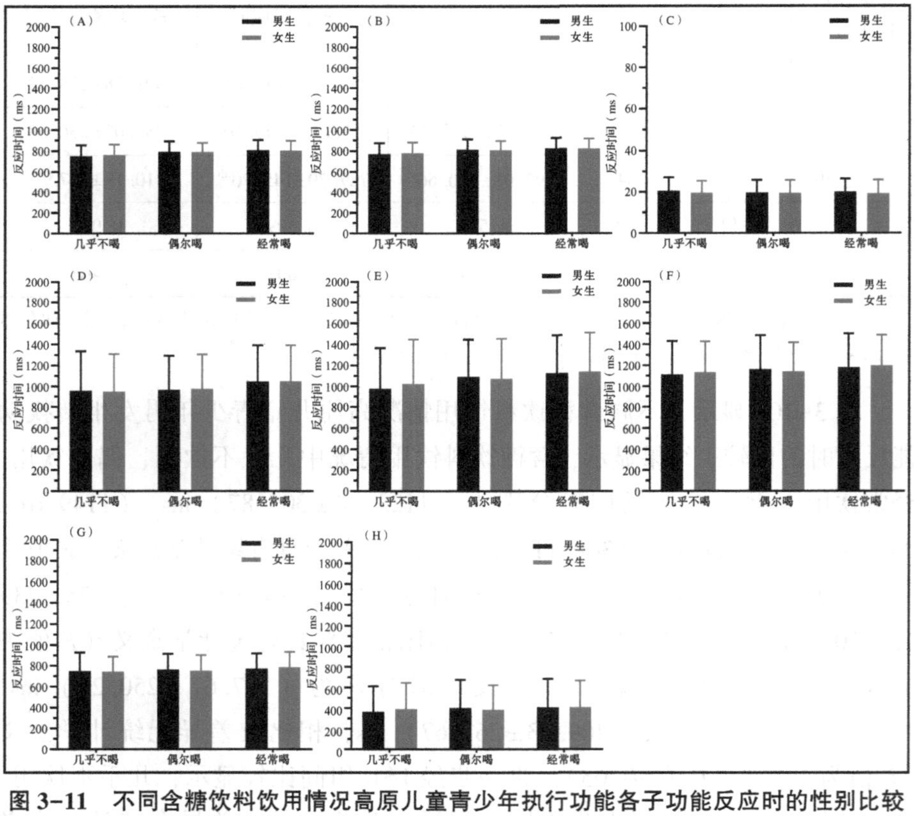

图 3-11　不同含糖饮料饮用情况高原儿童青少年执行功能各子功能反应时的性别比较

注：（A）为一致反应时，（B）为不一致反应时，（C）为抑制功能反应时，（D）为 1-back 反应时，（E）为 2-back 反应时，（F）为转换反应时，（G）为不转换反应时，（H）为转换功能反应时。

3.3.2 高原儿童青少年身体成分、体力活动、睡眠时间与执行功能的相关性

3.3.2.1 高原儿童青少年身体成分与执行功能相关性分析

表 3-107 显示，不同性别高原儿童青少年身体成分与执行功能的皮尔逊相关分析。总体上：体重指数与一致、不一致反应时、抑制功能、1-back 反应时、转换、不转换反应时呈负相关（$P<0.05$）；胸围与一致反应时、不一致反应时、抑制功能、1-back 反应时、转换反应时、不转换反应时、转换功能呈负相关（$P<0.05$）；高原儿童青少年腰围与抑制功能呈现显著的负相关关系（$P<0.01$），与一致反应时、不一致反应时、1-back 反应时、2-back 反应时、转换反应时、不转换反应时、转换功能呈正相关（$P<0.01$）；臀围与一致、不一致反应时、1-back、转换、不转换反应时呈负相关（$P<0.01$）；体型指数与一致反应时、不一致反应时、抑制功能、1-back 反应时、2-back 反应时、转换反应时、不转换反应时、转换功能呈正相关（$P<0.01$）。男生和女生的相关系数值见表 3-107。

表 3-107 不同性别高原儿童青少年身体成分与执行功能的相关性（r 值）

身体成分	一致反应时	不一致反应时	抑制功能	1-back 反应时	2-back 反应时	转换反应时	不转换反应时	转换功能
男生								
体重指数	-0.078*	-0.079*	-0.010	-0.059	-0.056	0.019	-0.014	0.030
胸围	-0.100**	-0.100**	0.000	-0.081**	0.045	-0.015	-0.060	0.016
腰围	0.236**	0.232**	-0.074*	0.137**	0.235**	0.183**	0.112**	0.153**
臀围	-0.087**	-0.087**	0.010	-0.064*	0.078*	0.000	-0.066*	0.038
体型指数	0.298**	0.303**	0.065*	0.158**	0.216**	0.188**	0.143**	0.142**
女生								
体重指数	-0.161**	-0.170**	-0.109**	-0.047	-0.031	-0.155**	-0.150**	-0.090**
胸围	-0.184**	-0.191**	-0.089**	-0.093**	0.019	-0.179**	-0.157**	-0.114**
腰围	0.099**	0.096**	-0.059*	0.157**	0.178**	0.101**	0.048	0.088**
臀围	-0.217**	-0.223**	-0.070*	-0.117**	0.026	-0.207**	-0.221**	-0.107**
体型指数	0.242**	0.250**	0.101**	0.055	0.070*	0.236**	0.207**	0.149**
合并								
体重指数	-0.119**	-0.124**	-0.067**	-0.052*	-0.040	-0.068**	-0.084**	-0.030
胸围	-0.141**	-0.145**	-0.046*	-0.087**	0.032	-0.093**	-0.107**	-0.046*
腰围	0.170**	0.167**	-0.061**	0.146**	0.203**	0.145**	0.082**	0.123**
臀围	-0.148**	-0.152**	-0.040	-0.091**	0.049	-0.101**	-0.143**	-0.035
体型指数	0.270**	0.277**	0.085**	0.109**	0.143**	0.206**	0.169**	0.143**

注：* $P<0.05$，** $P<0.01$。

3.3.2.2 高原儿童青少年体力活动与执行功能相关性

表3-108显示，不同性别高原儿童青少年体力活动与执行功能的皮尔逊相关分析。总体上：每天静态活动时间与一致反应时、不一致反应时、1-back反应时、2-back反应时、转换反应时、不转换反应时呈正相关（$P<0.01$）；每天低强度体力活动时间与一致反应时、不一致反应时、1-back反应时、转换反应时、不转换反应时、转换功能呈正相关（$P<0.05$）。每天中强度体力活动时间与一致反应时、不一致反应时、抑制功能、转换反应时、转换功能呈现负相关关系（$P<0.05$）；每天高强度体力活动时间与一致反应时、不一致反应时、1-back反应时、2-back反应时、转换反应时、不转换反应时、转换功能呈负相关（$P<0.01$）；每天户外活动时间与一致反应时、不一致反应时、1-back反应时、2-back反应时、转换反应时、不转换反应时、转换功能呈负相关（$P<0.01$）。男生和女生的相关系数值见表3-108。

表3-108 不同性别高原儿童青少年体力活动与执行功能的相关性（r值）

体力活动	一致反应时	不一致反应时	抑制功能	1-back反应时	2-back反应时	转换反应时	不转换反应时	转换功能
男生								
每天静态活动时间	0.201**	0.198**	-0.059	0.141**	0.183**	0.133**	0.138**	0.078*
每天低强度体力活动时间	0.071*	0.071*	0.005	0.052	0.027	0.064*	-0.018	0.086**
每天中强度体力活动时间	-0.139**	-0.141**	-0.021	0.018	-0.026	-0.113**	-0.079*	-0.089**
每天高强度体力活动时间	-0.155**	-0.160**	-0.068*	-0.097**	-0.203**	-0.167**	-0.138**	-0.119**
每天户外活动时间	-0.313**	-0.315**	-0.006	-0.272**	-0.404**	-0.306**	-0.351**	-0.163**
女生								
每天静态活动时间	0.037	0.035	-0.021	0.103**	0.078*	0.033	0.070*	-0.004
每天低强度体力活动时间	0.164**	0.167**	0.023	0.072*	0.072*	0.152**	0.122**	0.103**
每天中强度体力活动时间	-0.035	-0.042	-0.097**	0.010	-0.034	-0.081**	0.071*	-0.137**
每天高强度体力活动时间	-0.101**	-0.101**	-0.003	-0.018	-0.089**	-0.024	-0.037	-0.005
每天户外活动时间	-0.020	-0.024	-0.066*	-0.126**	-0.225**	0.053	0.011	0.055
合并								
每天静态活动时间	0.116**	0.114**	-0.041	0.119**	0.122**	0.082**	0.102**	0.036
每天低强度体力活动时间	0.112**	0.114**	0.016	0.061**	0.048	0.104**	0.048*	0.094**
每天中强度体力活动时间	-0.091**	-0.095**	-0.054*	0.014	-0.031	-0.097**	-0.007	-0.111**
每天高强度体力活动时间	-0.130**	-0.132**	-0.029	-0.058**	-0.143**	-0.103**	-0.091**	-0.068**
每天户外活动时间	-0.191**	-0.193**	-0.017	-0.197**	-0.293**	-0.162**	-0.196**	-0.075**

注：* $P<0.05$，** $P<0.01$。

3.3.2.3 高原儿童青少年睡眠时间与执行功能相关性

表 3-109 显示，不同性别高原儿童青少年睡眠时间与执行功能的皮尔逊相关分析。男生方面：高原儿童青少年上学日睡眠时间和周末睡眠时间与一致反应时、不一致反应时、1-back 反应时、2-back 反应时、转换反应时、不转换反应时、转换功能呈正相关（$P<0.05$）。女生方面：上学日睡眠时间和周末睡眠时间与一致反应时、不一致反应时、抑制功能、1-back 反应时、2-back 反应时、转换反应时、不转换反应时、转换功能呈正相关（$P<0.05$）。总体上：上学日睡眠时间和周末睡眠时间与一致反应时、不一致反应时、抑制功能、1-back 反应时、2-back 反应时、转换反应时、不转换反应时、转换功能呈正相关（$P<0.01$）。具体相关系数见表 3-109。

表 3-109　不同性别高原儿童青少年睡眠时间与执行功能的相关性（r 值）

睡眠时间	一致反应时	不一致反应时	抑制功能	1-back 反应时	2-back 反应时	转换反应时	不转换反应时	转换功能
男生								
上学日睡眠时间	0.187**	0.189**	0.023	0.138**	0.121**	0.146**	0.100**	0.117**
周末睡眠时间	0.188**	0.192**	0.052	0.110**	0.094*	0.099**	0.086**	0.069*
女生								
上学日睡眠时间	0.257**	0.266**	0.106**	0.174**	0.157**	0.159**	0.176**	0.078*
周末睡眠时间	0.165**	0.174**	0.106**	0.091**	0.107**	0.108**	0.100**	0.065*
合并								
上学日睡眠时间	0.217**	0.223**	0.075**	0.155**	0.138**	0.150**	0.138**	0.095**
周末睡眠时间	0.174**	0.181**	0.084**	0.100**	0.100**	0.103**	0.093**	0.067**

注：* $P<0.05$，** $P<0.01$。

3.3.3 高原儿童青少年执行功能影响因素的多元线性逐步回归分析

在逐步回归分析前，对各分类多变量进行哑变量处理，将同一因素下的哑变量归组，采用“输入”法确保哑变量同时进出，其他连续变量和二分类变量则归为另一组，具体纳入法为“步进”，进行多元线性逐步回归分析。具体纳入影响因素及赋值如表 3-110。

表 3-110 回归分析自变量赋值

序号	自变量	赋值
1	年龄	连续变量
2	性别	男=1，女=2
3	体重指数（BMI）	连续变量
4	胸围	连续变量
5	腰围	连续变量
6	臀围	连续变量
7	体型指数（ABSI）	连续变量
8	每天静态活动时间	连续变量
9	每天低强度体力活动时间	连续变量
10	每天中强度体力活动时间	连续变量
11	每天高强度体力活动时间	连续变量
12	每天户外活动时间	连续变量
13	上学日睡眠时间	连续变量
14	周末睡眠时间	连续变量
15	父亲受教育程度	1=小学及以下（哑变量对照），2=初高中，3=大专及以上
16	母亲受教育程度	1=小学及以下（哑变量对照），2=初高中，3=大专及以上
17	父母是否支持子女参与体育锻炼	1=支持态度，2=中立态度，3=不支持态度（哑变量对照）
18	父母业余锻炼情况	0=不喜欢，1=喜欢
19	是否独生子女	0=非独生子女，1=独生子女
20	早餐情况	1=≤1 次/周（哑变量对照），2=2~4 次/周，3=≥5 次/周
21	每周食用鸡蛋情况	1=≤1 次/周（哑变量对照），2=2~4 次/周，3=≥5 次/周
22	每周饮用牛奶情况	1=≤1 次/周（哑变量对照），2=2~4 次/周，3=≥5 次/周
23	每周含糖饮料饮用情况	1=几乎不饮用，2=偶尔饮用，3=经常饮用（哑变量对照）

注：每周食用鸡蛋情况以每次食用至少 1 个鸡蛋计算；每周饮用牛奶情况以每次饮用 250ml 计算；每周含糖饮料饮用情况中，几乎不饮用为≤1 瓶/周，偶尔饮用为 1~2 瓶/周，经常饮用为≥3 瓶/周，每瓶以 500 毫升计算。

3.3.3.1 高原儿童青少年一致反应时影响因素分析

表 3-111 显示，高原儿童青少年一致反应时的多元线性逐步回归分析。经逐步回归分析后，结果表明共有年龄、腰围、体型指数（ABSI）、每天静态活动时间、每天低强度体力活动、高强度体力活动、户外活动时间、上学日睡眠时间、母亲受教育程度、父母是否支持体育锻炼、父母业余锻炼、含糖饮料饮用等 13 个变量进入回归方程。模型统计学分析结果如下：（1）模

型拟合度：调整后 R^2 值 = 0.305，表明该模型中自变量能解释“一致反应时”的 30.5%。(2) 方差分析运算结果：F 值 = 29.231，P<0.001，表明该回归模型的存在具有意义。(3) 各个自变量方差膨胀系数（VIF）值在 1.048~2.854 之间，均小于 10，说明各个自变量之间不具有多重共线性问题。(4) 标准回归系数（β 值）显示，对高原儿童青少年一致反应时影响程度最大的因素为年龄（β 值 = -0.269），其次为母亲受教育程度-大专及以上（β 值 = -0.210），最低的为体型指数（β 值 = 0.056）。

表 3-111 高原儿童青少年一致反应时的多元线性逐步回归分析

常数项与自变量	B 值	标准误	β 值	t 值	P 值	B 值 95% CI	
						下限	上限
（常量）	723.356	44.854		16.127	<0.001	635.369	811.342
年龄	-10.368	1.221	-0.269	-8.493	<0.001	-12.763	-7.973
腰围	1.967	0.250	0.177	7.866	<0.001	1.476	2.457
体型指数（ABSI）	445.411	209.686	0.056	2.124	0.034	34.092	856.730
每天静态活动时间	0.221	0.041	0.119	5.359	<0.001	0.140	0.301
每天低强度体力活动时间	0.885	0.126	0.166	7.015	<0.001	0.638	1.133
每天高强度体力活动时间	-0.787	0.163	-0.112	-4.816	<0.001	-1.107	-0.466
每天户外活动时间	-0.124	0.051	-0.058	-2.452	0.014	-0.224	-0.025
上学日睡眠时间	8.955	2.487	0.093	3.601	<0.001	4.076	13.833
母亲受教育程度-初高中	-22.511	6.276	-0.091	-3.587	<0.001	-34.822	-10.199
母亲受教育程度-大专及以上	-52.407	7.097	-0.210	-7.384	<0.001	-66.329	-38.486
父母是否支持体育锻炼-支持态度	-12.998	6.613	-0.067	-1.965	0.050	-25.970	-0.026
父母是否支持体育锻炼-中立态度	-27.148	7.291	-0.125	-3.724	<0.001	-41.450	-12.846
父母业余锻炼-喜欢锻炼	-22.284	4.552	-0.112	-4.895	<0.001	-31.214	-13.354
含糖饮料饮用-几乎不饮用	-22.127	6.396	-0.086	-3.460	0.001	-34.673	-9.581
含糖饮料饮用-偶尔	-1.756	4.550	-0.010	-0.386	0.700	-10.682	7.170

3.3.3.2 高原儿童青少年不一致反应时影响因素分析

表 3-112 显示，高原儿童青少年不一致反应时的多元线性逐步回归分析。结果显示，经逐步回归分析后，共有年龄、腰围、体型指数、每天静态活动时间、低强度体力活动、高强度体力活动、户外活动、上学日睡眠时间、母亲受教育程度、父母是否支持体育锻炼、父母业余锻炼、含糖饮料饮用等 14 个变量进入回归方程。模型统计学分析结果如下：(1) 模型拟合

度：调整后 R^2 值=0.313，表明该模型中自变量能解释“不一致反应时”的31.3%。(2) 方差分析运算结果：F 值=30.327，P<0.001，表明该回归模型的存在具有意义。(3) 各自变量的 VIF 值为 1.048~2.854 之间，均小于10，说明各个自变量之间不具有多重共线性问题。(4) 标准回归系数(β 值) 显示，对高原儿童青少年不一致反应时影响程度最大的因素为年龄(β 值=-0.278)，其次为母亲受教育程度-大专及以上 (β 值=-0.207)，最低的为体型指数 (β 值=0.057)。

表 3-112 高原儿童青少年不一致反应时的多元线性逐步回归分析

常数项与自变量	B 值	标准误	β 值	t 值	P 值	B 值 95% CI	
						下限	上限
(常量)	748.566	44.364		16.873	<0.001	661.540	835.591
年龄	-10.658	1.207	-0.278	-8.827	<0.001	-13.027	-8.290
腰围	1.961	0.247	0.177	7.929	<0.001	1.476	2.446
体型指数 (ABSI)	452.884	207.395	0.057	2.184	0.029	46.058	859.710
每天静态活动时间	0.215	0.041	0.116	5.270	<0.001	0.135	0.294
每天低强度体力活动时间	0.897	0.125	0.169	7.188	<0.001	0.652	1.142
每天高强度体力活动时间	-0.804	0.162	-0.115	-4.977	<0.001	-1.121	-0.487
每天户外活动时间	-0.122	0.050	-0.058	-2.431	0.015	-0.220	-0.024
上学日睡眠时间	8.968	2.460	0.094	3.646	<0.001	4.143	13.793
母亲受教育程度-初高中	-21.307	6.208	-0.087	-3.432	0.001	-33.484	-9.130
母亲受教育程度-大专及以上	-51.575	7.019	-0.207	-7.347	<0.001	-65.345	-37.806
父母是否支持体育锻炼-支持态度	-15.305	6.541	-0.080	-2.340	0.019	-28.135	-2.474
父母是否支持体育锻炼-中立态度	-28.528	7.211	-0.132	-3.956	<0.001	-42.674	-14.383
父母业余锻炼-喜欢锻炼	-22.506	4.503	-0.113	-4.998	<0.001	-31.338	-13.673
含糖饮料饮用-几乎不饮用	-21.456	6.326	-0.084	-3.392	0.001	-33.865	-9.047
含糖饮料饮用-偶尔	-1.663	4.501	-0.009	-0.370	0.712	-10.492	7.165

3.3.3.3 高原儿童青少年抑制功能反应时影响因素分析

表 3-113 显示，高原儿童青少年抑制功能反应时的多元线性逐步回归分析。经逐步回归分析后，结果表明共有年龄、体重指数 (BMI)、胸围、腰围、每天中强度体力活动时间、母亲受教育程度、父母是否支持体育锻炼等 8 个变量进入回归方程。模型统计学分析结果如下：(1) 模型拟合度：调整后 R^2 值=0.044，表明该模型中自变量能解释“抑制功能”的 4.4%。

(2) 方差分析结果：*F* 值=4.607，*P*<0.001，表明该模型具有意义。(3) 各自变量的 VIF 值在 1.076~3.049 之间，均小于 10，表明各自变量之间不存在多重共线性。(4) 标准回归系数（β 值）显示，对高原儿童青少年抑制功能影响程度最大的因素为胸围（β 值=0.198），其次为父母是否支持体育锻炼-支持态度（β 值=-0.177），最低的为母亲受教育程度-初高中（β 值=0.060）。

表 3-113 高原儿童青少年抑制功能的多元线性逐步回归分析

常数项与自变量	*B* 值	标准误	β 值	*t* 值	*P* 值	*B* 值 95% *CI*	
						下限	上限
(常量)	21.959	2.248		9.767	<0.001	17.549	26.370
年龄	-0.402	0.085	-0.151	-4.760	<0.001	-0.568	-0.237
体重指数 (BMI)	-0.257	0.087	-0.117	-2.973	0.003	-0.427	-0.088
胸围	0.181	0.041	0.198	4.454	<0.001	0.102	0.261
腰围	-0.049	0.024	-0.063	-2.014	0.044	-0.096	-0.001
每天中强度体力活动时间	-0.025	0.009	-0.071	-2.704	0.007	-0.042	-0.007
母亲受教育程度-初高中	1.032	0.506	0.060	2.041	0.041	0.040	2.025
母亲受教育程度-大专及以上	0.807	0.573	0.047	1.408	0.159	-0.317	1.932
父母是否支持体育锻炼-支持态度	-2.362	0.526	-0.177	-4.487	<0.001	-3.394	-1.330
父母是否支持体育锻炼-中立态度	-1.484	0.588	-0.099	-2.523	0.012	-2.637	-0.330

3.3.3.4 高原儿童青少年 1-back 反应时影响因素分析

表 3-114 显示，高原儿童青少年 1-back 反应时的多元线性逐步回归。结果显示，经逐步回归分析后，共有年龄、腰围、臀围、体型指数、每天静态活动时间、每天低强度体力活动时间、每天中强度体力活动时间、每天户外活动时间、父亲和母亲受教育程度、父母是否支持体育锻炼、父母业余锻炼、含糖饮料饮用等 14 个变量进入回归方程。模型统计学分析结果如下：(1) 模型拟合度：调整后 R^2 值=0.210，表明该模型中自变量能解释“1-back 反应时”的 21.0%。(2) 方差分析运算结果：*F* 值=17.733，*P*<0.001，表明该回归模型的存在具有意义。(3) 各自变量 VIF 值为 1.045~2.889，均小于 10，说明各个自变量之间不具有多重共线性问题。(4) 标准回归系数（β 值）显示，对高原儿童青少年 1-back 反应时影响程度最大的因素为父母是否支持体育锻炼-支持态度（β 值=-0.271），其次为父母是否

支持体育锻炼-中立态度（β 值=-0.262），最低的为每天中强度体力活动时间（β 值=0.055）。

表 3-114 高原儿童青少年 1-back 反应时的多元线性逐步回归分析

常数项与自变量	B 值	标准误	β 值	t 值	P 值	B 值 95% CI	
						下限	上限
（常量）	1653.435	221.833		7.454	<0.001	1218.296	2088.575
年龄	-20.521	4.885	-0.142	-4.201	<0.001	-30.102	-10.939
腰围	9.258	1.166	0.224	7.942	<0.001	6.972	11.545
臀围	-8.698	1.543	-0.184	-5.638	<0.001	-11.723	-5.672
体型指数（ABSI）	-2676.326	932.497	-0.090	-2.870	0.004	-4505.476	-847.176
每天静态活动时间	0.453	0.164	0.065	2.769	0.006	0.132	0.774
每天低强度体力活动时间	1.216	0.502	0.062	2.420	0.016	0.230	2.202
每天中强度体力活动时间	1.015	0.472	0.055	2.150	0.032	0.089	1.941
每天户外活动时间	-1.164	0.199	-0.148	-5.843	<0.001	-1.554	-0.773
父亲受教育程度-初高中	-6.208	21.044	-0.008	-0.295	0.768	-47.487	35.070
父亲受教育程度-大专及以上	-67.893	29.009	-0.071	-2.340	0.019	-124.796	-10.990
母亲受教育程度-初高中	-39.927	24.579	-0.043	-1.624	0.104	-88.141	8.286
母亲受教育程度-大专及以上	-128.464	28.097	-0.137	-4.572	<0.001	-183.579	-73.350
父母是否支持体育锻炼-支持态度	-193.974	25.714	-0.271	-7.543	<0.001	-244.414	-143.535
父母是否支持体育锻炼-中立态度	-211.720	28.554	-0.262	-7.415	<0.001	-267.730	-155.710
父母业余锻炼-喜欢锻炼	-73.519	17.714	-0.099	-4.150	<0.001	-108.266	-38.772
含糖饮料饮用-几乎不饮用	-27.257	24.885	-0.029	-1.095	0.274	-76.071	21.557
含糖饮料饮用-偶尔	-47.313	17.844	-0.069	-2.651	0.008	-82.315	-12.311

3.3.3.5 高原儿童青少年 2-back 反应时影响因素分析

表 3-115 显示，高原儿童青少年 2-back 反应时的多元线性逐步回归分析。经逐步回归分析后，结果显示共有性别、年龄、体重指数（BMI）、腰围、每天低强度体力活动、高强度体力活动、每天户外活动时间、父母是否支持体育锻炼、父母业余锻炼、含糖饮料饮用等 11 个变量进入回归方程。模型统计学分析结果如下：（1）模型拟合度：调整后 R^2 值=0.213，表明该模型中自变量能解释“2-back 反应时”的 21.3%。（2）方差分析运算结果：

F 值=16. 800，P<0. 001，表明该回归模型的存在具有意义。(3) 各个自变量 VIF 值为 1. 104～3. 200，均小于 10，说明各个自变量之间不具有多重共线性问题。(4) 标准回归系数（β 值）显示，对高原儿童青少年 2-back 反应时影响程度最大的因素为每天户外活动时间（β 值=-0. 282），其次为腰围（β 值=0. 172），最低的为含糖饮料饮用-几乎不饮用（β 值=-0. 058）。

表 3-115　高原儿童青少年 2-back 反应时的多元线性逐步回归分析

常数项与自变量	B 值	标准误	β 值	t 值	P 值	B 值 95% CI	
						下限	上限
（常量）	1434. 201	150. 066		9. 557	<0. 001	1139. 793	1728. 608
性别-女生	-89. 660	22. 103	-0. 118	-4. 057	<0. 001	-133. 022	-46. 298
年龄	-25. 337	6. 235	-0. 112	-4. 064	<0. 001	-37. 568	-13. 105
体重指数（BMI）	-9. 579	4. 159	-0. 068	-2. 303	0. 021	-17. 737	-1. 420
腰围	8. 708	1. 433	0. 172	6. 076	<0. 001	5. 896	11. 519
每天低强度体力活动时间	1. 922	0. 563	0. 091	3. 413	0. 001	0. 817	3. 026
每天高强度体力活动时间	-3. 607	0. 778	-0. 127	-4. 639	<0. 001	-5. 133	-2. 082
每天户外活动时间	-2. 378	0. 240	-0. 282	-9. 895	<0. 001	-2. 850	-1. 907
父母是否支持体育锻炼-支持态度	-94. 216	32. 808	-0. 118	-2. 872	0. 004	-158. 580	-29. 852
父母是否支持体育锻炼-中立态度	-91. 609	35. 562	-0. 104	-2. 576	0. 010	-161. 376	-21. 843
父母业余锻炼-喜欢锻炼	-97. 452	21. 379	-0. 119	-4. 558	<0. 001	-139. 395	-55. 509
含糖饮料饮用-几乎不饮用	-61. 813	30. 568	-0. 058	-2. 022	0. 043	-121. 782	-1. 844
含糖饮料饮用-偶尔	-2. 081	21. 545	-0. 003	-0. 097	0. 923	-44. 350	40. 188

3. 3. 3. 6　高原儿童青少年转换反应时影响因素分析

表 3-116 显示，高原儿童青少年转换反应时的多元线性逐步回归分析。结果显示，经逐步回归分析后，共有年龄、腰围、臀围、每天低强度体力活动时间、每天高强度体力活动时间、每天户外活动时间、父亲受教育程度、母亲受教育程度、父母业余锻炼等 9 个变量进入方程。模型分析结果如下：(1) 模型拟合度：调整后 R^2 值=0. 169，表明该模型中自变量能解释“转换反应时”的 16. 9%。(2) 方差分析运算结果：F 值=14. 739，P<0. 001，表明该回归模型的存在具有意义。(3) 各个自变量 VIF 值 1. 107～2. 725，均小于 10，说明各个自变量之间不具有多重共线性问题。(4) 标准回归系

数（β值）显示，对高原儿童青少年转换反应时影响程度最大的因素为腰围（β值=0.188），其次为母亲受教育程度-大专及以上（β值=-0.187），最低的为父母业余锻炼-喜欢锻炼（β值=-0.060）。

表 3-116　高原儿童青少年转换反应时的多元线性逐步回归分析

常数项与自变量	*B* 值	标准误	β值	*t* 值	*P* 值	*B* 值 95% *CI*	
						下限	上限
（常量）	1559.995	104.331		14.952	<0.001	1355.334	1764.656
年龄	-28.666	3.654	-0.228	-7.846	<0.001	-35.833	-21.498
腰围	6.578	0.983	0.188	6.692	<0.001	4.649	8.506
臀围	-3.546	1.252	-0.085	-2.831	0.005	-6.002	-1.089
每天低强度体力活动时间	2.215	0.443	0.129	4.997	<0.001	1.345	3.084
每天高强度体力活动时间	-1.857	0.600	-0.080	-3.094	0.002	-3.034	-0.680
每天户外活动时间	-0.730	0.180	-0.108	-4.059	<0.001	-1.082	-0.377
父亲受教育程度-初高中	-45.489	19.170	-0.067	-2.373	0.018	-83.094	-7.883
父亲受教育程度-大专及以上	14.340	26.438	0.018	0.542	0.588	-37.521	66.202
母亲受教育程度-初高中	-14.870	22.184	-0.019	-0.670	0.503	-58.388	28.647
母亲受教育程度-大专及以上	-152.941	25.906	-0.187	-5.904	<0.001	-203.761	-102.122
父母业余锻炼-喜欢锻炼	-37.964	16.169	-0.060	-2.348	0.019	-69.681	-6.246

3.3.3.7　高原儿童青少年不转换反应时影响因素分析

表 3-117 显示，高原儿童青少年不转换反应时的多元线性逐步回归分析。结果显示，经逐步回归分析后，共有年龄、腰围、臀围、每天静态活动时间、每天中强度体力活动时间、户外活动时间、上学日睡眠、母亲受教育程度、父母是否支持体育锻炼、父母业余锻炼、每周食用鸡蛋情况等 11 个变量进入回归方程。模型统计学分析结果如下：（1）模型拟合度：调整后 R^2 值=0.111，表明该模型中自变量能解释“不转换反应时”的 11.1%。（2）方差分析运算结果：*F* 值=9.094，*P*<0.001，表明该回归模型的存在具有意义。（3）各个自变量 VIF 值 1.042~2.730，均小于 10，说明各个自变量之间不具有多重共线性问题。（4）标准回归系数（β值）显示，对高原儿童青少年不转换反应时影响程度最大的因素为每天户外活动时间（β值=-0.172），其次为腰围（β值=0.137），最低的为父母业余锻炼=喜欢锻炼（β值=-0.056）。

表 3-117 高原儿童青少年不转换反应时的多元线性逐步回归分析

常数项与自变量	*B* 值	标准误	*β* 值	*t* 值	*P* 值	*B* 值 95% *CI*	
						下限	上限
(常量)	809.780	69.285		11.688	<0.001	673.866	945.693
年龄	-5.021	1.925	-0.087	-2.608	0.009	-8.798	-1.245
腰围	2.194	0.470	0.137	4.666	<0.001	1.272	3.117
臀围	-2.097	0.599	-0.109	-3.503	<0.001	-3.271	-0.923
每天静态活动时间	0.199	0.071	0.071	2.799	0.005	0.060	0.338
每天中强度体力活动时间	0.522	0.193	0.071	2.706	0.007	0.143	0.900
每天户外活动时间	-0.535	0.085	-0.172	-6.285	<0.001	-0.702	-0.368
上学日睡眠时间	11.314	4.210	0.081	2.687	0.007	3.055	19.572
母亲受教育程度-初高中	-10.347	10.547	-0.029	-0.981	0.327	-31.037	10.343
母亲受教育程度-大专及以上	-43.928	12.262	-0.117	-3.583	<0.001	-67.981	-19.875
父母是否支持体育锻炼-支持态度	-11.023	11.466	-0.039	-0.961	0.337	-33.516	11.471
父母是否支持体育锻炼-中立态度	-27.330	12.562	-0.086	-2.176	0.030	-51.973	-2.688
父母业余锻炼-喜欢锻炼	-16.287	7.660	-0.056	-2.126	0.034	-31.312	-1.261
每周食用鸡蛋情况-2~4 次/周	-0.709	8.352	-0.003	-0.085	0.932	-17.092	15.674
每周食用鸡蛋情况-≥5 次/周	24.991	9.745	0.080	2.564	0.010	5.874	44.107

3.3.3.8 高原儿童青少年转换功能反应时影响因素分析

表 3-118 显示，高原儿童青少年转换功能反应时的多元线性逐步回归分析。结果显示，经逐步回归分析后，共有年龄、腰围、体型指数（ABSI）、每天低强度体力活动时间、每天高强度体力活动时间、父亲受教育程度、母亲受教育程度等 7 个变量进入回归方程。模型统计学分析结果如下：（1）模型拟合度：调整后 R^2 值=0.100，表明该模型中自变量能解释“转换功能反应时”的 10.0%。（2）方差分析运算结果：*F* 值=9.342，$P<0.001$，表明该回归模型的存在具有意义。（3）各自变量的 VIF 值在 1.041~2.711，均小于 10，表明各自变量不存在多重共线性。（4）标准回归系数（*β* 值）显示，对高原儿童青少年转换功能反应时影响最大的因素为年龄（*β* 值=-0.189），其次为母亲受教育程度-大专及以上（*β* 值=-0.164），最低的为体型指数（*β* 值=0.064）。

表 3-118　高原儿童青少年转换功能反应时的多元线性逐步回归分析

常数项与自变量	B 值	标准误	β 值	t 值	P 值	B 值 95% CI	
						下限	上限
（常量）	366. 384	115. 617		3. 169	0. 002	139. 583	593. 185
年龄	-20. 531	3. 460	-0. 189	-5. 934	<0. 001	-27. 318	-13. 744
腰围	3. 913	0. 777	0. 129	5. 033	<0. 001	2. 388	5. 438
体型指数（ABSI）	1436. 344	683. 567	0. 064	2. 101	0. 036	95. 421	2777. 268
每天低强度体力活动时间	1. 564	0. 399	0. 105	3. 917	<0. 001	0. 781	2. 347
每天高强度体力活动时间	-1. 591	0. 533	-0. 079	-2. 988	0. 003	-2. 636	-0. 546
父亲受教育程度-初高中	-49. 272	17. 234	-0. 083	-2. 859	0. 004	-83. 078	-15. 465
父亲受教育程度-大专及以上	9. 119	23. 666	0. 013	0. 385	0. 700	-37. 305	55. 543
母亲受教育程度-初高中	-8. 229	19. 994	-0. 012	-0. 412	0. 681	-47. 451	30. 993
母亲受教育程度-大专及以上	-116. 144	23. 359	-0. 164	-4. 972	<0. 001	-161. 966	-70. 323

3.4　分析与讨论

在高原儿童青少年执行功能不同子功能的影响因素方面，首先，年龄和腰围因素是影响执行功能各子功能的重要因素。其次，低强度体力活动、高强度体力活动、每天户外活动时间、母亲受教育程度、父母是否支持体育锻炼、父母业余锻炼等对执行功能部分子功能也有重要影响。研究显示，儿童青少年执行功能受到多方面因素的综合影响，主要与肥胖、生活方式、家庭环境等存在密切关联，且不同测试工具之间对结果的影响也较大[244,245]。本研究主要调查高原儿童青少年执行功能的影响因素，受高海拔气候环境等复杂因素的影响，加之高原儿童青少年生活方式与其他地区居民存在较大的差异，从而导致执行功能的影响因素也存在不同。但总体来看，本研究中年龄和腰围对执行功能产生了重要影响，在以往多项研究中均得到证实[246]。这一结果也提示我们，今后针对高原儿童青少年的体质健康形态方面尤其应注重和关注腰围的测评，使学生腰围值保持正常范围内，以更好地促进身体健康和大脑执行功能的发展。另外，根据本研究结果，高原儿童青少年在日常生活和学习中还应更加注重体育锻炼，减少静坐时间，增加高强度体力活动时间和户外活动时间。WHO 在 2020 年发布的体力活动指南中指出，儿童青少年每天应至少进行 60min 的中高强度的体育运动，以有氧体育锻炼为主；同时应每周进行至少 3 次的剧烈运动及增强骨骼、肌肉的抗阻锻炼；同时应控制日常生活中的久坐时长，尤其以屏前娱乐时间的减少为主[247]。

本研究结果也显示，父母喜欢参与体育锻炼、保障合理睡眠时间和含糖饮料饮用较少或几乎不饮用的高原儿童青少年其执行功能水平较高。这一结果也提示我们，应从这些方面着手做好高原儿童青少年的健康教育和引导工作。总之，影响执行功能的因素是多方面的，各因素之间也存在着相互的作用和影响。

3.4.1 不同人口统计学因素对高原儿童青少年执行功能的影响分析

3.4.1.1 不同性别对高原儿童青少年执行功能的影响分析

本研究结果显示，高原儿童青少年男生和女生在执行功能的一致反应时、不一致反应时、抑制功能反应时、1-back 反应时、2-back 反应时、转换反应时、不转换反应时、转换功能反应时等方面相比较均无显著差异，并且在各功能的正确率方面高原男生和女生相比较也均无显著差异。有关研究也表明执行功能在性别之间不具有差异性[248]。然而，这一结论并非完全一致。王晶等[249] 对我国 144 名小学生的研究显示，在认知灵活性方面小学女生优于男生。McLean 等[250] 研究显示，在语言工作记忆方面，女性的表现优于男性。还有研究显示，在反映幼儿注意、认知灵活性的连线测试中，男生的平均成绩与女生相比更高[251]。但究其产生的具体原因存在一定的争论，有学者认为是先天男女性别差异带来生理上的不同导致的，也有学者认为男女语言工作记忆差异的原因是后天教育导致的结果[252]，究其具体原因还有待深入的研究和论证。

3.4.1.2 不同学段对高原儿童青少年执行功能的影响分析

执行功能与学段之间关系的研究本质上是执行功能与年龄之间关系的研究，这也是一个研究的热点问题[105]。本研究表明，高原高中学生的各执行功能反应时低于初中和小学学生，表明其执行功能表现随着年级的增高呈现提高的趋势。另外，各功能的正确率也表现出随着学段的升高总体提高的趋势，说明执行功能表现随年龄上升呈现提高的趋势，与陈爱国[253] 研究结论基本一致，认为儿童的执行功能随着年级的升高各子功能（抑制、刷新、转换）表现均得到提升，不同年龄间执行功能表现存在差异，且随着年龄的增长而升高。刘莉湘[254] 对 6~11 岁的儿童研究显示，执行功能随年龄增长呈提高趋势，且不同执行功能间呈现不同的发展程度，6~7 岁时是抑制功能发展的高速期，7~10 岁为刷新功能发展的高速期，在 7~8 和 9~10 岁出现了两次转换功能发展的高速期，且在 10 岁后趋于稳定。另一项针对 168 名儿童采用 9 个执行功能任务分别研究抑制、刷新、转换功能的结果发现，三个功能均表现出随着年龄增长呈现升高的趋势，且没有发现性别主效应[255]，这一研究与本研究在性别和年龄上的研究结论一致。同时，国外学者的研究也证实了本研究结论，认为年龄间执行功能存在差异[256]。然而，针对不同的研究，其研究的群体和评价方式不同，也产生了不一致的研究结论和结果，如认知衰退假说理论认为：人们的认知功能随年龄增长呈逐渐衰退趋势，且相对其他认知功能，执行功能随年龄增长衰退的更快，且认知功能随年龄衰退的原因也是因执行功能的下降而导致的[257]。

3.4.1.3 不同家庭因素对高原儿童青少年执行功能的影响分析

在家庭因素方面，本研究从是否独生子女、父亲文化程度、母亲文化程度、父母是否支持体育锻炼、父母是否喜欢参与体育锻炼五个方面分析了执行功能的影响因素。总体来看，男生、女生和总体在抑制、刷新和转换功能方面，是否独生子女间相比较均无显著差异。文献资料显示，当前针对是否独生子女家庭儿童青少年的执行功能研究较少，且针对不同的研究其结果或结论也存在一定分歧。Mcalister 等[258] 研究证实，非独生子女家庭儿童青少年的执行功能水平优于独生子女家庭，但 Cole 等[259] 研究并未发现这一现象。我国学者郑媛媛等[260] 研究显示，非独生子女在抑制控制上优于独生子女，而认知灵活性和工作记忆则未发现差异。在父母文化程度方面，父母学历层次越高其高原儿童青少年的执行功能表现的越好，与有关研究结论基本一致[260]。本研究还表明，父母支持子女参与体育锻炼的高原儿童青少年其抑制、刷新、转换等执行功能水平总体优于父母持中立或不支持态度的儿童青少年。说明父母对子女参与体育锻炼的态度将影响执行功能的发展水平，存在密切联系。本研究还显示，总体上在一致反应时、不一致反应时、1-back、2-back、转换反应时、不转换反应时方面，父母是否参与体育锻炼的儿童青少年反应时存在显著差异，并且父母喜欢参与体育锻炼的高原儿童青少年期各功能均优于父母不喜欢参与体育锻炼的儿童青少年。表明父母参与体育锻炼的态度将对儿童青少年的执行功能产生一定关联。综合以往文献资料显示，不同的家庭环境因素对儿童青少年执行功能产生不同的影响，且不同研究也存在不一致的结论，可能因为：一方面，不同研究选取的被试群体不同，不免产生结果上的差异。另一方面，不同研究采用评价执行功能的范式也存在一定差异。另外，对家庭因素的评价标准不同，如父母学历的分类标准不统一、对家庭经济地位的评价标准不够统一等多方面原因导致了不同研究结果不尽一致。

3.4.1.4 不同饮食行为对高原儿童青少年执行功能的影响分析

在饮食行为方面，本研究从每周食用早餐情况、每周食用鸡蛋情况、每周饮用牛奶情况、含糖饮料饮用的情况等四个方面进行调查和分析。在每周食用早餐方面，结果显示，不同食用早餐频率的高原儿童青少年在一致反应时、不一致反应时、转换反应时方面存在差异，总体上每周食用早餐 2~4 次儿童青少年与食用早餐小于或等于 1 次相比更好。流行病学的调查研究证实[261]，早餐作为重要的能量摄入方式，占全天能量摄入的 30%，对身体健康起到重要作用和意义，尤其对体重、血压、血糖的控制具有重要作用。同时，还有研究证实，早餐与大脑认知也具有重要意义[262-264]。国内针对早餐与执行功能关系的研究较少。唐振闯等[265] 研究显示，不食用早餐者情绪、认知均受到影响，相反食用早餐且丰富者其短期认知能力得分较高，可能因为食用早餐者在保持机体血糖水平方面较为稳定，能为大脑持续提供能量，以保持大脑正常工作。国外针对早餐与执行功能的研究相对较多。Emilien 等[266] 研究显示，不食用早餐者其大脑记忆力较差。Sihvola 等[267] 研究也显示，食用不同类型的早餐者对提高认知能力均起到积极影响。Nabb 等[268] 研究证实，早餐者含有更多的碳水化合物将容易感觉到疲倦，且记忆力降低，但敏感性和反应时则提高。总之，国内外在食用早餐对提高执行功能起到积极作用这一研究结论上较为一致，本研究也得到进一步证实，但在不同食用早餐类型方面对改善执行功能的研究结论不一，今后还应进行更为深入的调查与分析。在每周不同食用鸡蛋的天数方面各执行功能间均无显著差异。在每周饮用牛奶的不同次数方面，仅有不转换反应时方面存在差异，其他方面均无显著差异。这一结果也进一步得到国外研究的证实，不同研究之间在食用鸡蛋等蛋白质摄入和饮用牛奶等与执行功能的关系尚未形成统一的研究结论[269]。可能与不同研究其调查群体不同、评价饮食摄入的标准不同、执行功能范式不同等多方面因素影响有关。本研究结果还显示，在高原儿童青少年含糖饮料不同饮用情况方面，其经常饮用含糖饮料的高原儿童青少年一致反应时、不一致反应时、抑制功能、1-back 反应时、2-back 反应时、转换反应时、不转换反应时方面时间均长于几乎不饮用的儿童青少年，表明几乎不饮用含糖饮料的高原儿童青少年执行功能表现总体优于经常饮用含糖饮料的儿童青少年。Cohen 等[270] 综述研究显示，健康合理的饮食对执行功能的健康发展产生积极影响，相反高能量、零食、含糖饮料过量摄入对执行功能产生严重负面影响。Nurliyana 等[271] 也证实，“高能模式饮食”与“植物性模式饮食”的儿童相比，其认知能力、信息加工处理能力、感知推理能力表现的更差。研究显示[272]，高糖饮料摄入的儿童青少年口语能力和认知能力显著低于非高糖饮料摄入组。含糖饮料饮用频率的不断增加，一方面会导致儿童青少年肥胖的发生，从而对执行功能产生负面影响。另一方面，含糖饮料摄入后二氧化碳会直接对线粒体产生破坏，对消化系统产生不利影响，并且磷酸会对机体钙、铁等多种微量元素的吸收产生阻碍作用，导致钙的流失，对身心健康带来负面影响，也会导致执行功能的下降[273]。

3.4.2 不同身体成分、体力活动、睡眠时间对高原儿童青少年执行功能的影响分析

3.4.2.1 不同身体成分对高原儿童青少年执行功能的影响分析

本研究身体成分与执行功能的分析主要从体重指数、胸围、腰围、臀围、体型指数等五个方面进行了关联分析。

在体重指数方面，国内外针对体重指数与执行功能的关系研究较多。国内来看，李焕玉等[145] 采用执行功能的抑制（Flanker）、刷新（1-back）、转换（More-odd Shifting）等测试范式对 1086 名小学生进行了身高、体重、执行功能的测试，结果显示，与正常体重者相比，超重肥胖者抑制功能表现较差；与正常、低体重者相比较，超重肥胖者的刷新功能、转换功能较差，与本研究结论较为一致。国外来看，Smith 等[274] 综述显示，儿童青少年肥胖与认知缺陷之间存在密切关联，尤其与较低执行功能的关联更为紧密。究其超重肥胖儿童青少年执行功能较低的原因，目前存在两种不同的观点：第一种观点认为肥胖将会导致人体大脑出现亚临床炎性改变，血管和脑白质脱髓鞘发生变化，从而对执行功能产生负面影响[275]。第二种观点认为，认知受损在肥胖之前，认知的受损导致肥胖的发生，即人们大脑认知受损后带来中枢神经成瘾倾向控制力受到影响，导致儿童青少年饮食过度，产生超重肥胖问题[276]。

在胸围方面，本研究显示，除与 2-back 反应时无显著负相关关系外，其他执行功能各子功能与胸围均存在显著的负相关关系，说明胸围越大其执行功能反应时越短，即胸围越大其执行功能水平越高。人体测量学显示，胸围是反映胸廓大小、肌肉、皮下脂肪的重要评价指标，也是反映肺功能水平的重要指标。研究显示[277]，肺活量大小取决于胸廓弹性及大小。因此，可以推断本研究中胸围越大的高原儿童青少年其肺功能水平越高，其执行功能

水平越好。

本研究还显示，腰围总体上与执行功能呈现正相关关系。可能因为腰围与体重指数一致，是反映身体肥胖程度的重要指标，尤其腰围值的大小是反映腹部脂肪量多少的重要指标，对身体健康具有重要意义[229]。研究显示[278]，腰围与各类慢性疾病、代谢综合征的风险因素之间存在密切关联，从而也会影响执行功能水平。

本研究结果还显示，高原儿童青少年的体型指数（ABSI）与执行功能各子功能间存在显著的正相关关系，表明 ABSI 值越高其执行功能反应时越长，即执行功能表现越差。研究显示[198,229]，ABSI 与腰围和体重指数（BMI）相比更能合理和准确的评价人体的身体成分和各类慢性疾病的发生率。本研究也进一步证实，ABSI 与执行功能及各子功能的相关系数与体重指数和腰围相比更大，也能在一定程度上说明 ABSI 的敏感性更强。

3.4.2.2 不同体力活动对高原儿童青少年执行功能的影响分析

在体力活动方面，本研究结果显示，总体上，高原儿童青少年每天静态活动时间与执行功能各子功能均存在显著的正相关关系。除 2-back 反应时外，低强度体力活动与执行功能各子功能间也存在显著的正相关关系。表明每天静态活动时间和低强度体力活动时间越长其执行功能各子功能反应时间越长，即执行功能表现越差。本研究还显示，除抑制功能外，高原儿童青少年每天高强度体力活动时间及户外活动时间与执行功能各个子功能之间均存在显著的负相关关系，表明每天高强度或户外活动时间越长，其执行功能各子功能反应时越短，即执行功能表现越好。

以往研究有关体力活动与执行功能之间关联关系的研究相对较为多见，不同研究结果之间也存在一定差异。国内来看，张建昌[279]对我国小学生的体力活动、执行功能和学业成绩之间的关系研究显示，小学生体力活动水平与执行功能之间存在直接效应关系，系数 -0.25（$P<0.05$）。常振亚等[280]研究也显示，相对于中强度体力活动，高强度的体力活动与学龄前儿童的执行功能之间的联系更为紧密。

国外相关研究来看，Salas 等[135]对 206 名大学生体力活动与执行功能的研究显示，体力活动增加对大学生的执行功能起到积极影响，且对女生的影响高于男生。Buck 等[167]对 7～12 岁儿童青少年的研究也发现类似的研究结论，即体力活动与执行功能的抑制功能存在正向关联，这一研究结论与本研究结果存在不同，可能因为本研究测试采用的范式不同，加之本研究主要测试高海拔地区儿童青少年，其海拔因素均可能导致抑制功能发生不同的变化。

针对体力活动与执行功能关系的解释，脑科学领域主要认为体力活动能够有效促进大脑海马区神经细胞的再生，使得海马前沿突触的区域不断增大，而大脑这一区域正是控制和记忆功能的重要区域[281]。同时，体力活动的不断增加还能产生更多的神经突触，神经突触的不断增加能够使脑网络能力和工作效率得到提升[282]。另外，体力活动的不断增加还能使大脑脑源性神经营养因子（BDNF）不断增加，BDNF 被称为“营养液”，能够促进神经突触和神经元的持续再生，提高大脑的运转速度，促进工作记忆、推理等能力的持续提高[283]。当然，体力活动与执行功能之间关系也不完全一致。如 Ho 等[284] 采用 IPAQ 测试大学生的体力活动后发现，大学生体力活动水平与执行功能之间并未发现存在关联关系。导致不同研究结果的原因可能因为，一方面，不同研究采用的体力活动量表不同，有的研究采用 IPAQ 长卷进行测试，有的研究采用 IPAQ 短卷进行测试，还有研究采用加速度计或其他测试量表进行儿童青少年体力活动的测量；另一方面，可能不同研究群体生活的环境、年龄等也存在差异；第三，不同研究之间采用的执行功能测试范式存在一定差异，这些原因均可能导致不同研究出现不同的研究结果和结论。

3.4.2.3 不同睡眠时间对高原儿童青少年执行功能的影响分析

睡眠对儿童青少年执行功能也会产生影响。本研究结果显示，总体上，高原儿童青少年上学日睡眠时间和周末睡眠时间与执行功能各子功能存在显著正相关关系，且上学日睡眠时间与各执行功能子功能的相关系数与周末睡眠时间相比更高。研究显示[285]，执行功能的发展与大脑前额叶皮层的发展存在紧密的联系，并且睡眠质量与大脑前额叶皮层的发展存在密切关联关系，由此可以看出，睡眠对人们的执行功能有着重要的影响。Jiang 等[286] 对青少年的研究显示，连续 5 天每天减少 2 小时的睡眠后，其测试者的言语工作记忆反应时增加，表明睡眠时间降低对其产生一定负面影响；该研究还显示，年龄越小者睡眠时间对执行功能的影响越大，而随着年龄的增长，这一影响会减弱。还有研究均证实[287]，睡眠与执行功能之间存在密切的关联，并与本研究结论基本一致。

近年来，针对睡眠对执行功能影响的内在机制研究不断增多。Barnes 等[288] 采用 ERP 技术进行的研究表明，存在睡眠呼吸障碍的儿童虽然执行功能与其健康的儿童之间无显著的差异，但在进行执行功能具体任务时需激活更多脑区以完成测试功能任务，且在进行复杂任务时不能有效控制或抑制无关脑区的大脑激活，且对大脑顶叶皮层上楔前叶部的激活与正常儿童相比较慢，而这一脑区证实与执行功能存在密切关联，表明睡眠呼吸障碍儿童的认知发展受到影响。Yang 等[289] 研究显示，睡眠能促进神经元上特定棘状突起的形成，对大脑记忆、学习能力均起到积极促进作用。Gozal 等[290] 研究还显示，存在执行功能问题和不存在执行功能问题的两组儿童在苷酸磷酸氧化酶基因表现上存在显著差异，这也为研究者从基因角度分析睡眠与大脑认知功能的关系提供了依据和思路。

本研究结果显示，男生上学日和周末睡眠时长与抑制功能无显著相关，其他方面则存在相关性。但总体上，回归分析显示，睡眠时长与抑制功能、刷新功能、转换功能之间均无显著影响，以往部分研究也证实了这一研究结果，即睡眠与执行功能存在的关联并非完全一致。Sadeh[291] 采取横断面研究显示，睡眠时长与大脑工作记忆、认知灵活性、抑制控制之间均无显著的关联。Anderson 等[292] 对平均 13 岁的青少年采用体动记录仪测试睡眠的研究显示，睡眠时长、睡眠质量与执行功能均无关联性，但采用爱泼沃斯嗜睡量表自我报告的睡眠情况与工作记忆存在关联。由此看出，针对睡眠与执行关系的研究依然存在不一致的研究结论，原因可能因为不同研究中睡眠与执行功能测试方法存在差异，可能是导致结果存在较大差异的重要原因，今后的研究有必要寻求更为客观准确的测评工具，准确的分析睡眠与执行功能之间的关联。

当前，针对高海拔地区儿童青少年睡眠状况的研究相对较少。旦增顿珠等[293] 对不同海拔高原青少年的睡眠质量进行了调查研究，结果显示，随着海拔的升高，中学生睡眠质量不断下降。这一结果也在一定程度上可以推断高海拔地区儿童青少年执行功能低于平原地区，且与睡眠质量存在重要的关联。但值得关注的是，向莉等[294] 对高原地区大学睡眠质量的调查显示，女生的睡眠质量差于男生，但本研究在性别方面并未发现存在执行功能方面的差异，究其原因有待深入研究。

3.5 结论

本研究从不同人口学因素、家庭情况、饮食行为、身体成分、体力活动、睡眠时间等多个维度分析高原儿童青少年执行功能表现及其各子功能的影响因素，具体结论如下：

（1）总体上，高原儿童青少年执行功能反应时和正确率在性别间无差异；在学段上，执行功能表现总体上随着学段的增长逐渐提高。

（2）在家庭因素方面，高原儿童青少年父母受教育程度越高、父母支持子女参与体育锻炼、父母业余时间喜欢参与体育锻炼的高原儿童青少年执行功能总体表现较好。

（3）在饮食行为方面，总体上含糖饮料饮用对执行功能的影响与每周食用鸡蛋和饮用牛奶相比更高，其中几乎不饮用含糖饮料的高原儿童青少年执行功能表现与经常饮用含糖饮料者相比更好。

（4）在身体成分方面，腰围对高原儿童青少年执行功能各子功能均存在影响，其次为体型指数和体重指数，胸围和臀围对执行功能的影响较低。总体上，腰围值越低，其执行功能刷新、转换功能表现越好。

（5）在体力活动方面，总体上，每天静态活动时间、低强度体力活动时间、高强度体力活动时间和户外活动时间与高原儿童青少年执行功能存在相关关系。其中，每天高强度体力活动时间越长，其执行功能刷新、转换功能表现越好。

第4章 高原儿童青少年心肺耐力与执行功能的关联关系研究

4.1 引言

执行功能对儿童青少年的日常生活和学习具有十分重要的作用和意义。目前，执行功能已成为心理学、医学和教育学等学科领域研究的重要和热点问题。随着研究技术和方法的不断深入及多学科交叉研究的增多，针对儿童青少年体质健康与执行功能关系的研究受到学者的关注。心肺耐力作为儿童青少年健康的核心要素，对总体健康起到重要作用，因此探讨心肺耐力和执行功能两者之间的关联关系，对体质健康、大脑执行功能发展具有重要作用。

文献资料显示，当前有关心肺耐力与执行功能的关系研究中存在不一致的研究结论。如 Huang[295] 和 Scudder 等[296] 研究证实，儿童青少年心肺耐力水平越高，其对执行功能产生积极的影响。另一项针对 122 万名瑞典成年人的队列研究显示[297]，青少年时期的心肺耐力水平将对成年期的智力发展和教育成就起到显著的预测作用，表明心肺耐力与智力发展之间存在密切关联。而 Aadland 等[175] 研究显示，儿童青少年心肺耐力与抑制功能、刷新功能呈现正相关，但与转换功能无显著相关。Pindus 等[298] 研究也显示，心肺耐力与抑制功能存在正向关联，但与工作记忆则无显著关联。Drollette 等[299] 研究显示，心肺耐力与男生的工作记忆存在正向关联，与女生则无显著关联，表明心肺耐力与执行功能的关系存在性别差异。

综上所述，近年来随着脑科学研究和交叉学科研究的快速发展，针对心肺耐力与大脑执行功能关系的研究不断增多。然而，以往研究主要集中在平原地区的儿童青少年或成年人群体中，且不同研究之间也存在不一致的研究结果和结论。高海拔地区因高原缺氧等诸多原因，其该地区儿童青少年的心肺耐力与平原地区儿童青少年相比存在一定差异，并且目前还未发现针对我国高原儿童青少年的心肺耐力与执行功能关系的相关研究。因此，本研究以高原儿童青少年为研究对象，从流行病学角度考察和分析高原儿童青少年心肺耐力与执行功能之间的关联，为更好的促进高原儿童青少年心肺耐力和大脑执行功能发展提供借鉴和参考。

4.2 研究对象与方法

4.2.1 研究被试的选取

4.2.1.1 被试的抽取步骤

同研究二。

4.2.1.2 被试的纳入条件

同研究二。

4.2.2 测评工具

4.2.2.1 问卷调查

同研究一。

4.2.2.2 心肺耐力的测试与评价

同研究一。

本研究中采用20米往返跑推算最大摄氧量来评价高原儿童青少年心肺耐力水平，因此在进行心肺耐力与执行功能相关性分析和心肺耐力与执行功能的多重线性分层回归分析时均采用最大摄氧量这一指标进行分析。

4.2.2.3 执行功能任务的测试

同研究二。

4.2.3 数据的采集与质量控制

4.2.3.1 执行功能数据的采集与质量控制

同研究二。

4.2.3.2 调查问卷的测试与质量控制

同研究一。

4.2.4 统计学分析方法

本部分（研究三）研究工具同研究一。采用的统计方法如下：

（1）高原儿童青少年最大摄氧量与执行功能的相关性采用皮尔逊（Pearson）相关分析的方法进行，采用 r 表示两变量间的相关度。

（2）高原儿童青少年最大摄氧量与执行功能各子功能的关联分析采用多重线性分层回归分析的方法进行。模型 1 为相应执行功能及各子功能的影响因素，作为协变量进行分析。模型 2 为纳入协变量和自变量最大摄氧量因素后进行分析，ΔR^2 值则为纳入最大摄氧量因素后的"净增影响"。

分析符合以下条件：1）将执行功能各子功能作为因变量，将人口学因素和其他有关影响因素作为自变量，具体纳入和剔除变量的标准为：$\alpha=0.05$ 为纳入标准，$\alpha=0.10$ 为剔除标准。2）采用容忍度和方差膨胀因子进行各自变量之间多重共线性的诊断，具体标准为 Tolerance>0.1 和 VIF 小于 10 时，认为各因子间不具有多重共线性问题[300]，本研究符合这一要求。3）研究中通过绘制各影响因素与执行功能各子功能的散点图、拟合趋势线，判定之间的线性关系。4）本研究观测值相互独立，德宾-瓦特逊检验（Durbin-Watson Statistics）值为 1.428~1.889 之间，说明残差之间没有显著的相关性，符合残差独立的要求。5）以标准化残差（ZRESID）作为 Y 轴，以标准化预测值（ZPRED）作为 X 轴绘制散点图可以显示，ZRESID 的变化或波动未随着 ZPRED 的变化而改变，因此可以满足方差齐性的条件，即数据符合等方差性。6）通过查看标准化残差直方图、正态概率 P-P 图，表明标准化残差服从均值为 0，标准差为 1 的正态分布图，判定该数据残差服从正态分布的假设条件。

4.3 研究结果

4.3.1 高原儿童青少年心肺耐力与执行功能的相关性

4.3.1.1 不同性别高原儿童青少年最大摄氧量与执行功能的相关性

表 4-1 显示，不同性别高原儿童青少年最大摄氧量与执行功能的皮尔逊相关分析。男生方面：最大摄氧量与一致反应时、不一致反应时、1-back 反应时、2-back 反应时、转换反应时、不转换反应时、转换功能呈负相关（$P<0.01$）。女生方面：最大摄氧量与 2-back 反应时、转换反应时、不转换

反应时、转换功能呈负相关（$P<0.01$），与抑制功能呈正相关（$P<0.01$）。总体上：最大摄氧量与一致反应时、不一致反应时、1-back 反应时、2-back 反应时、转换反应时、不转换反应时、转换功能呈负相关（$P<0.01$），与抑制功能呈正相关（$P<0.01$）。男生和女生相关系数值见表 4-1。

表 4-1　不同性别高原儿童青少年最大摄氧量与执行功能的相关性（r 值）

性别	一致反应时	不一致反应时	抑制功能	1-back 反应时	2-back 反应时	转换反应时	不转换反应时	转换功能
男生	-0.357**	-0.355**	0.062	-0.23**	-0.391**	-0.494**	-0.393**	-0.362**
女生	0.018	0.030	0.165**	-0.047	-0.188**	-0.104**	-0.095**	-0.063**
合计	-0.178**	-0.171**	0.118**	-0.133**	-0.274**	-0.304**	-0.242**	-0.215**

注：* $P<0.05$，** $P<0.01$。

4.3.1.2　不同年龄高原儿童青少年最大摄氧量与执行功能的相关性

表 4-2 显示，不同年龄高原儿童青少年最大摄氧量与执行功能的皮尔逊相关分析。在 10～18 岁各年龄段，最大摄氧量与一致反应时、不一致反应时、1-back 反应时、转换反应时、不转换反应时呈现负相关关系（$P<0.05$ 或 0.01）。除了 11 岁年龄段，最大摄氧量与转换功能无显著相关外，其他年龄段最大摄氧量与转换功能均呈现负相关关系（$P<0.05$ 或 0.01）。在 13～18 岁各年龄段，最大摄氧量与 2-back 反应时呈现负相关关系（$P<0.05$ 或 0.01）。各年龄段相关系数值见表 4-2。

表 4-2　不同年龄高原儿童青少年最大摄氧量与执行功能的相关性（r 值）

年龄	一致反应时	不一致反应时	抑制功能	1-back 反应时	2-back 反应时	转换反应时	不转换反应时	转换功能
10 岁	-0.405**	-0.401**	0.123	-0.196**	——	-0.733**	-0.256**	-0.676**
11 岁	-0.536**	-0.536**	0.024	-0.424**	——	-0.616**	-0.623**	-0.123
12 岁	-0.475**	-0.482**	-0.092	-0.430**	——	-0.618**	-0.249**	-0.558**
13 岁	-0.518**	-0.520**	-0.023	-0.520**	-0.339**	-0.733**	-0.140*	-0.701**
14 岁	-0.446**	-0.443**	0.043	-0.340**	-0.384**	-0.443**	-0.411**	-0.276**
15 岁	-0.463**	-0.462**	0.021	-0.142*	-0.413**	-0.508**	-0.485**	-0.356**
16 岁	-0.370**	-0.374**	-0.053	-0.326**	-0.127*	-0.401**	-0.562**	-0.136*
17 岁	-0.458**	-0.466**	0.052	-0.299**	-0.350**	-0.401**	-0.457**	-0.200**
18 岁	-0.522**	-0.523**	0.182**	-0.133*	-0.498**	-0.585**	-0.622**	-0.363**

注：* $P<0.05$，** $P<0.01$。

4.3.1.3 不同学段高原儿童青少年最大摄氧量与执行功能的相关性

表 4-3 显示，不同学段高原儿童青少年最大摄氧量与执行功能的皮尔逊相关分析。在小学阶段：最大摄氧量与一致反应时、不一致反应时、1-back 反应时、转换反应时、不转换反应时、转换功能呈现负相关关系（$P<0.01$）。初中阶段：最大摄氧量与一致反应时、不一致反应时、1-back 反应时、2-back 反应时、转换反应时、不转换反应时、转换功能呈现负相关关系（$P<0.01$）。高中阶段：最大摄氧量与一致反应时、不一致、1-back、2-back、转换、不转换反应时、转换功能呈负相关（$P<0.01$），与抑制功能呈正相关关系（$P<0.05$）。具体相关系数值见表 4-3。

表 4-3 不同学段高原儿童青少年最大摄氧量与执行功能的相关性（r 值）

学段	一致反应时	不一致反应时	抑制功能	1-back 反应时	2-back 反应时	转换反应时	不转换反应时	转换功能
小学	-0.407^{**}	-0.408^{**}	0.005	-0.303^{**}	—	-0.585^{**}	-0.334^{**}	-0.479^{**}
初中	-0.438^{**}	-0.436^{**}	0.029	-0.305^{**}	-0.356^{**}	-0.567^{**}	-0.324^{**}	-0.469^{**}
高中	-0.433^{**}	-0.436^{**}	0.069^{*}	-0.233^{**}	-0.331^{**}	-0.471^{**}	-0.539^{**}	-0.244^{**}

注：$^{*}P<0.05$，$^{**}P<0.01$。

4.3.1.4 高原儿童青少年最大摄氧量与执行功能的偏相关分析

在对年龄、性别、体重指数、腰围、体型指数、每天高强度体力活动时间、每周含糖饮料饮用情况等变量进行控制后，进行最大摄氧量与儿童青少年执行功能及各子功能之间的偏相关分析。结果表明，最大摄氧量与一致反应时呈现负相关关系（r 值为-0.436，$P<0.001$）；与不一致反应时也呈现负相关关系（r 值为-0.438，$P<0.001$）；与抑制功能反应时无显著相关（r 值 0.032，$P>0.05$）。与 1-back 反应时呈现负相关（r 值-0.306，$P<0.001$）；与 2-back 反应时呈负相关（r 值-0.372，$P<0.001$）。与转换反应时呈负相关（r 值-0.536，$P<0.001$）；与不转换反应时呈负相关（r 值-0.526，$P<0.001$）；与转换功能反应时呈负相关（r 值-0.343，$P<0.001$）。

4.3.2 高原儿童青少年心肺耐力与执行功能的多重线性分层回归分析

4.3.2.1 高原儿童青少年最大摄氧量与一致反应时的多重线性分层回归分析

采用多重线性分层回归的方法，分析增加最大摄氧量这一变量后是否可以提高模型 1 中各变量对一致反应时的预测水平。最终结果显示：（1）纳入模型 2 中的各变量分析后，最终本研究构建的多重线性分层回归模型具有显著的统计学意义（F 值为 63. 205，P<0. 01），R^2 值为 0. 391，调整 R^2 值为 0. 385，说明因变量一致反应时变异的 38. 5%可由模型 2 中各因素来解释。(2) 在模型 1 各因素不变的基础上，增加最大摄氧量这一变量后（模型 2），ΔR^2 值为 0. 078（ΔF 值为 202. 545，P<0. 01），说明一致反应时变异的 7. 8%可由最大摄氧量的变化来解释。(3) 在其他条件不变的情况下，最大摄氧量对高原儿童青少年一致反应时起到显著的负向预测作用，β 值为 −0. 387（P<0. 001），即最大摄氧量每增加 $1\text{mL. kg}^{-1}\text{min}^{-1}$，则一致反应时降低 6. 215ms，表明高原儿童青少年心肺耐力与该功能表现呈现正相关。具体见表 4−4。

表 4−4　高原儿童青少年最大摄氧量对一致反应时的多重线性分层回归分析

自变量和常量	模型 1					模型 2				
	B 值	标准误	β 值	t 值	P 值	B 值	标准误	β 值	t 值	P 值
(常量)	723. 412	41. 571		17. 402	<0. 001	1123. 909	48. 211		23. 312	<0. 001
年龄	−10. 175	1. 155	−0. 266	−8. 810	<0. 001	−18. 808	1. 245	−0. 491	−15. 103	<0. 001
腰围	2. 014	0. 239	0. 181	8. 414	<0. 001	1. 652	0. 227	0. 148	7. 282	<0. 001
体型指数（ABSI）	517. 027	203. 366	0. 065	2. 542	0. 011	263. 886	192. 328	0. 033	1. 372	0. 170
每天静态活动时间	0. 199	0. 040	0. 105	4. 938	<0. 001	0. 166	0. 038	0. 088	4. 372	<0. 001
每天低强度体力活动时间	0. 850	0. 122	0. 156	6. 940	<0. 001	0. 422	0. 119	0. 077	3. 542	<0. 001
每天高强度体力活动时间	−0. 795	0. 160	−0. 111	−4. 956	<0. 001	−0. 655	0. 151	−0. 091	−4. 322	<0. 001
每天户外活动时间	−0. 130	0. 050	−0. 059	−2. 616	0. 009	0. 252	0. 054	0. 115	4. 657	<0. 001
上学日睡眠时间	8. 724	2. 414	0. 090	3. 613	<0. 001	8. 662	2. 274	0. 089	3. 810	<0. 001
母亲受教育程度−初高中	−26. 047	5. 498	−0. 104	−4. 738	<0. 001	−21. 561	5. 187	−0. 086	−4. 157	<0. 001
母亲受教育程度−大专及以上	−56. 319	5. 781	−0. 223	−9. 743	<0. 001	−49. 293	5. 466	−0. 195	−9. 019	<0. 001
父母是否支持体育锻炼−支持态度	−16. 317	6. 340	−0. 083	−2. 574	0. 010	−16. 359	5. 970	−0. 084	−2. 740	0. 006
父母是否支持体育锻炼−中立态度	−32. 310	7. 017	−0. 146	−4. 605	<0. 001	−27. 748	6. 615	−0. 125	−4. 195	<0. 001
父母业余锻炼−喜欢锻炼	−22. 184	4. 430	−0. 109	−5. 007	<0. 001	−18. 191	4. 181	−0. 090	−4. 351	<0. 001
含糖饮料饮用−几乎不饮用	−23. 201	6. 235	−0. 089	−3. 721	<0. 001	−24. 103	5. 872	−0. 092	−4. 105	<0. 001
含糖饮料饮用−偶尔	−1. 513	4. 424	−0. 008	−0. 342	0. 732	−2. 873	4. 167	−0. 015	−0. 689	0. 491
最大摄氧量（VO_{2max}）						−6. 215	0. 437	−0. 387	−14. 232	<0. 001
R^2 值	0. 312					0. 391				
调整 R^2 值	0. 306					0. 385				
F 值	47. 810**					63. 205**				
ΔR^2 值	0. 312					0. 078				
ΔF 值	47. 810**					202. 545**				

注：*P<0. 05，**P<0. 01。

4. 3. 2. 2　高原儿童青少年最大摄氧量与不一致反应时的多重线性分层回归分析

采用多重线性分层回归的方法，分析增加最大摄氧量这一变量后是否可以提高模型 1 中各变量对不一致反应时的预测水平。最终结果显示：（1）纳入模型 2 中的各变量分析后，最终本研究构建的多重线性分层回归模型具有显著的统计学意义（F 值为 65.024，$P<0.01$），R^2 值为 0.397，调整 R^2 值为 0.391，说明因变量不一致反应时变异的 39.1%可由模型 2 中各因素来解释。（2）在模型 1 各因素不变的基础上，增加最大摄氧量这一变量后（模型 2），ΔR^2 值为 0.077（ΔF 值为 202.655，$P<0.01$），说明不一致反应时变异的 7.7%可由最大摄氧量的变化来解释。（3）在其他条件不变的情况下，最大摄氧量高原儿童青少年不一致反应时起到显著的负向预测作用，β 值为 −0.385，（$P<0.001$），即最大摄氧量每增加 1mL. $kg^{-1}min^{-1}$，则不一致反应时降低 6.152ms，表明高原儿童青少年心肺耐力与该功能表现呈现正相关。具体见表 4–5。

表 4–5　高原儿童青少年最大摄氧量对不一致反应时的多重线性分层回归分析

自变量和常量	模型 1					模型 2				
	B 值	标准误	β 值	t 值	P 值	B 值	标准误	β 值	t 值	P 值
（常量）	750.701	41.136		18.249	<0.001	1147.102	47.705		24.046	<0.001
年龄	−10.484	1.143	−0.275	−9.174	<0.001	−19.029	1.232	−0.499	−15.443	<0.001
腰围	1.998	0.237	0.180	8.437	<0.001	1.640	0.224	0.148	7.306	<0.001
体型指数（ABSI）	516.488	201.238	0.065	2.567	0.010	265.936	190.310	0.034	1.397	0.162
每天静态活动时间	0.193	0.040	0.103	4.841	<0.001	0.161	0.038	0.085	4.269	<0.001
每天低强度体力活动时间	0.863	0.121	0.159	7.120	<0.001	0.439	0.118	0.081	3.726	<0.001
每天高强度体力活动时间	−0.810	0.159	−0.114	−5.104	<0.001	−0.671	0.150	−0.094	−4.478	<0.001
每天户外活动时间	−0.129	0.049	−0.059	−2.611	0.009	0.249	0.053	0.114	4.663	<0.001
上学日睡眠时间	8.673	2.389	0.090	3.630	<0.001	8.612	2.250	0.089	3.828	<0.001
母亲受教育程度–初高中	−25.216	5.440	−0.101	−4.635	<0.001	−20.775	5.132	−0.083	−4.048	<0.001
母亲受教育程度–大专及以上	−55.463	5.720	−0.221	−9.696	<0.001	−48.509	5.408	−0.193	−8.969	<0.001
父母是否支持体育锻炼–支持态度	−18.412	6.273	−0.094	−2.935	0.003	−18.453	5.907	−0.095	−3.124	0.002
父母是否支持体育锻炼–中立态度	−33.465	6.943	−0.152	−4.820	<0.001	−28.949	6.546	−0.131	−4.423	<0.001
父母业余锻炼–喜欢锻炼	−22.361	4.384	−0.111	−5.101	<0.001	−18.409	4.137	−0.091	−4.450	<0.001
含糖饮料饮用–几乎不饮用	−22.836	6.170	−0.088	−3.701	<0.001	−23.729	5.810	−0.091	−4.084	<0.001
含糖饮料饮用–偶尔	−1.493	4.378	−0.008	−0.341	0.733	−2.839	4.123	−0.015	−0.689	0.491
最大摄氧量（VO_{2max}）						−6.152	0.432	−0.385	−14.236	<0.001
R^2 值	0.320					0.397				
调整 R^2 值	0.314					0.391				
F 值	49.520**					65.024**				
ΔR^2 值	0.320					0.077				
ΔF 值	49.520**					202.655**				

注：* $P<0.05$，** $P<0.01$。

4.3.2.3 高原儿童青少年最大摄氧量与抑制功能反应时的多重线性分层回归分析

采用多重线性分层回归的方法，分析增加 VO_{2max} 这一变量后是否可以提高模型 1 中各变量对抑制功能反应时的预测水平。最终结果显示：（1）纳入模型 2 中的各变量分析后，最终本研究构建的多重线性分层回归模型具有显著的统计学意义（F 值为 8.992，$P<0.01$），R^2 值为 0.054，调整 R^2 值为 0.048，说明因变量抑制功能反应时变异的 4.8% 可由模型 2 中各因素来解释。（2）在模型 1 各因素不变的基础上，增加 VO_{2max} 这一变量后（模型 2），ΔR^2 值为 0.001（ΔF 值为 2.182，$P>0.05$），说明 VO_{2max} 对抑制功能反应时无预测影响作用，表明高原儿童青少年心肺耐力与该功能表现无显著关联。具体见表 4-6。

表 4-6 高原儿童青少年最大摄氧量对抑制功能反应时的多重线性分层回归分析

自变量和常量	模型 1					模型 2				
	B 值	标准误	β 值	t 值	P 值	B 值	标准误	β 值	t 值	P 值
（常量）	22.585	1.850		12.208	<0.001	19.851	2.617		7.586	<0.001
年龄	−0.414	0.078	−0.159	−5.332	<0.001	−0.374	0.082	−0.144	−4.565	<0.001
体重指数（BMI）	−0.212	0.081	−0.098	−2.600	0.009	−0.207	0.081	−0.096	−2.545	0.011
胸围	0.178	0.038	0.201	4.738	<0.001	0.180	0.038	0.203	4.785	<0.001
腰围	−0.065	0.022	−0.087	−2.909	0.004	−0.062	0.023	−0.083	−2.765	0.006
每天中强度体力活动时间	−0.022	0.009	−0.065	−2.607	0.009	−0.021	0.009	−0.062	−2.457	0.014
母亲受教育程度–初高中	0.670	0.430	0.039	1.558	0.120	0.610	0.432	0.036	1.414	0.158
母亲受教育程度–大专及以上	0.850	0.447	0.050	1.900	0.058	0.742	0.453	0.043	1.637	0.102
父母是否支持体育锻炼–支持态度	−2.174	0.492	−0.164	−4.423	<0.001	−2.182	0.491	−0.164	−4.440	<0.001
父母是否支持体育锻炼–中立态度	−1.314	0.553	−0.088	−2.378	0.018	−1.369	0.554	−0.091	−2.472	0.014
最大摄氧量（VO_{2max}）						0.046	0.031	0.042	1.477	0.140
R^2 值	0.052					0.054				
调整 R^2 值	0.047					0.048				
F 值	9.741**					8.992**				
ΔR^2 值	0.052					0.001				
ΔF 值	9.741**					2.182				

注：* $P<0.05$，** $P<0.01$。

4.3.2.4 高原儿童青少年最大摄氧量与 1-back 反应时的多重线性分层回归分析

采用多重线性分层回归的方法，分析增加最大摄氧量这一变量后是否可以提高模型 1 中各变量对 1-back 反应时的预测水平。最终结果显示：（1）纳入模型 2 中的各变量分析后，最终本研究构建的多重线性分层回归模型具有显著的统计学意义（F 值为 26.738，$P<0.01$），R^2 值为 0.244，调整 R^2 值

为 0. 235，说明因变量 1-back 反应时变异的 23. 5%可由模型 2 中各因素来解释。(2) 在模型 1 各因素不变的基础上，增加最大摄氧量这一变量后（模型 2），ΔR^2 值为 0. 030（ΔF 值为 58. 769，$P<0.01$），说明 1-back 反应时变异的 3. 0%可由最大摄氧量的变化来解释。(3) 在其他条件不变的情况下，最大摄氧量对高原儿童青少年 1-back 反应时起到显著的负向预测作用，β 值为-0. 242，($P<0.001$)，即最大摄氧量每增加 1mL. kg^{-1}min^{-1}，则 1-back 反应时降低 13. 809ms，表明高原儿童青少年心肺耐力与该功能表现呈现正相关。具体见表 4-7。

表 4-7　高原儿童青少年最大摄氧量对 1-back 反应时的多重线性分层回归分析

自变量和常量	模型 1					模型 2				
	B 值	标准误	β 值	t 值	P 值	B 值	标准误	β 值	t 值	P 值
（常量）	1973. 762	176. 276		11. 197	<0. 001	3003. 974	219. 034		13. 715	<0. 001
年龄	-24. 172	4. 365	-0. 167	-5. 537	<0. 001	-42. 773	4. 923	-0. 296	-8. 689	<0. 001
腰围	9. 747	1. 147	0. 236	8. 497	<0. 001	9. 646	1. 126	0. 233	8. 569	<0. 001
臀围	-9. 347	1. 507	-0. 198	-6. 202	<0. 001	-11. 129	1. 497	-0. 236	-7. 434	<0. 001
体型指数（ABSI）	-2839. 703	924. 025	-0. 096	-3. 073	0. 002	-3934. 265	917. 836	-0. 132	-4. 286	<0. 001
每天静态活动时间	0. 474	0. 164	0. 068	2. 894	0. 004	0. 415	0. 161	0. 059	2. 579	0. 010
每天低强度体力活动时间	1. 332	0. 497	0. 068	2. 677	0. 008	0. 602	0. 497	0. 031	1. 211	0. 226
每天中强度体力活动时间	1. 112	0. 471	0. 060	2. 361	0. 018	0. 768	0. 464	0. 041	1. 654	0. 098
每天户外活动时间	-1. 088	0. 198	-0. 139	-5. 497	<0. 001	-0. 212	0. 225	-0. 027	-0. 940	0. 348
父亲受教育程度-初高中	-1. 090	20. 993	-0. 001	-0. 052	0. 959	11. 103	20. 659	0. 014	0. 537	0. 591
父亲受教育程度-大专及以上	-65. 167	28. 964	-0. 069	-2. 250	0. 025	-66. 222	28. 420	-0. 070	-2. 330	0. 020
母亲受教育程度-初高中	-33. 247	24. 472	-0. 036	-1. 359	0. 174	-29. 071	24. 018	-0. 031	-1. 210	0. 226
母亲受教育程度-大专及以上	-121. 961	28. 109	-0. 130	-4. 339	<0. 001	-99. 372	27. 738	-0. 106	-3. 583	<0. 001
父母是否支持体育锻炼-支持态度	-192. 047	25. 717	-0. 268	-7. 468	<0. 001	-192. 613	25. 234	-0. 269	-7. 633	<0. 001
父母是否支持体育锻炼-中立态度	-210. 714	28. 596	-0. 260	-7. 369	<0. 001	-200. 617	28. 089	-0. 248	-7. 142	<0. 001
父母业余锻炼-喜欢锻炼	-70. 114	17. 699	-0. 095	-3. 961	<0. 001	-61. 725	17. 401	-0. 083	-3. 547	<0. 001
含糖饮料饮用-几乎不饮用	-31. 323	24. 805	-0. 033	-1. 263	0. 207	-28. 944	24. 341	-0. 031	-1. 189	0. 235
含糖饮料饮用-偶尔	-47. 627	17. 757	-0. 070	-2. 682	0. 007	-48. 034	17. 423	-0. 070	-2. 757	0. 006
最大摄氧量（VO_{2max}）						-13. 809	1. 801	-0. 242	-7. 666	<0. 001
R^2 值	0. 214					0. 244				
调整 R^2 值	0. 205					0. 235				
F 值	23. 928**					26. 738**				
ΔR^2 值	0. 214					0. 030				
ΔF 值	23. 928**					58. 769**				

注：*$P<0.05$，**$P<0.01$。

4. 3. 2. 5　高原儿童青少年最大摄氧量与 2-back 反应时的多重线性分层回归分析

采用多重线性分层回归的方法，分析增加最大摄氧量这一变量后是否可以提高模型 1 中各变量对 2-back 反应时的预测水平。最终结果显示：（1）纳入模型 2 中的各变量分析后，最终本研究构建的多重线性分层回归模型具有显著的统计学意义（F 值为 39.796，$P<0.01$），R^2 值为 0.252，调整 R^2 值为 0.246，说明因变量 2-back 反应时变异的 24.6%可由模型 2 中各因素来解释。（2）在模型 1 各因素不变的基础上，增加最大摄氧量这一变量后（模型 2），ΔR^2 值为 0.051（ΔF 值为 104.127，$P<0.01$），说明 2-back 反应时变异的 5.1%可由最大摄氧量的变化来解释。（3）在其他条件不变的情况下，最大摄氧量对高原儿童青少年 2-back 反应时起到显著的负向预测作用，β 值为 −0.307，（$P<0.001$），即最大摄氧量每增加 $1mL.kg^{-1}min^{-1}$，则 2-back 反应时降低 19.421ms，表明高原儿童青少年心肺耐力与该功能表现呈现正相关。具体见表 4-8。

表 4-8　高原儿童青少年最大摄氧量对 2-back 反应时的多重线性分层回归分析

自变量和常量	模型 1					模型 2				
	B 值	标准误	β 值	t 值	P 值	B 值	标准误	β 值	t 值	P 值
（常量）	1488.185	126.520		11.762	<0.001	2765.868	175.151		15.791	<0.001
性别	−62.310	20.154	−0.082	−3.092	0.002	−119.162	20.290	−0.157	−5.873	<0.001
年龄	−23.363	5.529	−0.103	−4.226	<0.001	−50.795	5.989	−0.225	−8.481	<0.001
体重指数（BMI）	−10.359	3.862	−0.073	−2.682	0.007	−9.614	3.739	−0.068	−2.571	0.010
腰围	8.649	1.299	0.175	6.659	<0.001	7.055	1.267	0.142	5.568	<0.001
每天低强度体力活动时间	1.571	0.508	0.075	3.091	0.002	0.204	0.510	0.010	0.400	0.690
每天高强度体力活动时间	−3.242	0.722	−0.112	−4.491	<0.001	−3.078	0.699	−0.106	−4.404	<0.001
每天户外活动时间	−2.280	0.214	−0.272	−10.661	<0.001	−1.151	0.235	−0.138	−4.905	<0.001
父母是否支持体育锻炼-支持态度	−124.419	28.994	−0.158	−4.291	<0.001	−106.431	28.122	−0.135	−3.785	<0.001
父母是否支持体育锻炼-中立态度	−116.137	31.607	−0.133	−3.674	<0.001	−84.716	30.751	−0.097	−2.755	0.006
父母业余锻炼-喜欢锻炼	−103.502	19.152	−0.127	−5.404	<0.001	−92.539	18.571	−0.114	−4.983	<0.001
含糖饮料饮用-几乎不饮用	−64.355	27.227	−0.061	−2.364	0.018	−56.182	26.368	−0.053	−2.131	0.033
含糖饮料饮用-偶尔	−11.380	19.463	−0.015	−0.585	0.559	−6.177	18.848	−0.008	−0.328	0.743
最大摄氧量（VO_{2max}）						−19.421	1.903	−0.307	−10.204	<0.001
R^2 值	0.201					0.252				
调整 R^2 值	0.195					0.246				
F 值	32.268**					39.796**				
ΔR^2 值	0.195					0.051				
ΔF 值	32.268**					104.127**				

注：$^*P<0.05$，$^{**}P<0.01$。

4.3.2.6　高原儿童青少年最大摄氧量与转换反应时的多重线性分层回归分析

采用多重线性分层回归的方法，分析增加最大摄氧量这一变量后是否可以提高模型 1 中各变量对转换反应时的预测水平。最终结果显示：（1）纳入模型 2 中的各变量分析后，最终本研究构建的多重线性分层回归模型具有显著的统计学意义（F 值为 68. 453，$P<0.01$），R^2 值为 0. 368，调整 R^2 值为 0. 363，说明因变量转换反应时变异的 36. 3% 可由模型 2 中各因素来解释。（2）在模型 1 各因素不变的基础上，增加最大摄氧量这一变量后（模型 2），ΔR^2 值为 0. 193（ΔF 值为 430. 824，$P<0.01$），说明转换反应时变异的 19. 3% 可由最大摄氧量的变化来解释。（3）在其他条件不变的情况下，最大摄氧量对高原儿童青少年转换反应时起到显著的负向预测作用，β 值为 −0. 595，（$P<0.001$），即最大摄氧量每增加 1mL. $kg^{-1}min^{-1}$，则转换反应时降低 29. 865ms，表明高原儿童青少年心肺耐力与该功能表现呈现正相关。具体见表 4−9。

表 4−9　高原儿童青少年最大摄氧量对转换反应时的多重线性分层回归分析

自变量和常量	模型 1					模型 2				
	B 值	标准误	β 值	t 值	P 值	B 值	标准误	β 值	t 值	P 值
（常量）	1514. 958	95. 493		15. 865	<0. 001	3363. 443	122. 155		27. 534	<0. 001
年龄	−28. 990	3. 566	−0. 231	−8. 129	<0. 001	−63. 072	3. 528	−0. 502	−17. 878	<0. 001
腰围	6. 851	0. 971	0. 196	7. 059	<0. 001	5. 657	0. 852	0. 162	6. 642	<0. 001
臀围	−3. 941	1. 238	−0. 094	−3. 183	0. 001	−6. 223	1. 090	−0. 149	−5. 712	<0. 001
每天低强度体力活动时间	2. 314	0. 435	0. 135	5. 320	<0. 001	0. 236	0. 394	0. 014	0. 600	0. 549
每天高强度体力活动时间	−1. 817	0. 597	−0. 079	−3. 041	0. 002	−1. 259	0. 524	−0. 054	−2. 405	0. 016
每天户外活动时间	−0. 730	0. 178	−0. 108	−4. 106	<0. 001	1. 105	0. 179	0. 163	6. 172	<0. 001
父亲受教育程度−初高中	−42. 718	19. 022	−0. 063	−2. 246	0. 025	−11. 520	16. 723	−0. 017	−0. 689	0. 491
父亲受教育程度−大专及以上	13. 073	26. 247	0. 016	0. 498	0. 619	16. 110	22. 982	0. 020	0. 701	0. 483
母亲受教育程度−初高中	−16. 315	22. 007	−0. 021	−0. 741	0. 459	−0. 799	19. 284	−0. 001	−0. 041	0. 967
母亲受教育程度−大专及以上	−151. 029	25. 623	−0. 185	−5. 894	<0. 001	−114. 146	22. 505	−0. 140	−5. 072	<0. 001
父母业余锻炼−喜欢锻炼	−34. 293	15. 695	−0. 054	−2. 185	0. 029	−15. 257	13. 773	−0. 024	−1. 108	0. 268
最大摄氧量（VO_{2max}）						−29. 865	1. 439	−0. 595	−20. 756	<0. 001
R^2 值	0. 175					0. 368				
调整 R^2 值	0. 169					0. 363				
F 值	27. 223**					68. 453**				
ΔR^2 值	0. 175					0. 193				
ΔF 值	27. 223**					430. 824**				

注：*$P<0.05$，**$P<0.01$。

4. 3. 2. 7　高原儿童青少年最大摄氧量与不转换反应时的多重线性分层回归分析

采用多重线性分层回归的方法，分析增加最大摄氧量这一变量后是否可以提高模型 1 中各变量对不转换反应时的预测水平。最终结果显示：（1）纳入模型 2 中的各变量分析后，最终本研究构建的多重线性分层回归模型具有显著的统计学意义（F 值为 32.857，$P<0.01$），R^2 值为 0.245，调整 R^2 值为 0.237，说明因变量不转换反应时变异的 23.7% 可由模型 2 中各因素来解释。（2）在模型 1 各因素不变的基础上，增加最大摄氧量这一变量后（模型 2），ΔR^2 值为 0.123（ΔF 值为 248.229，$P<0.01$），说明不转换反应时变异的 12.3% 可由最大摄氧量的变化来解释。（3）在其他条件不变的情况下，最大摄氧量对高原儿童青少年不转换反应时起到显著的负向预测作用，β 值为 -0.474（$P<0.001$），即最大摄氧量每增加 1mL. $kg^{-1}min^{-1}$，则不转换反应时降低 11.299ms，表明高原儿童青少年心肺耐力与该功能表现呈现正相关。具体见表 4-10。

表 4-10　高原儿童青少年最大摄氧量对不转换反应时的多重线性分层回归分析

自变量和常量	模型 1					模型 2				
	B 值	标准误	β 值	t 值	P 值	B 值	标准误	β 值	t 值	P 值
（常量）	823.449	63.375		12.993	<0.001	1506.981	73.057		20.627	<0.001
年龄	-4.720	1.857	-0.081	-2.542	0.011	-17.868	1.914	-0.308	-9.337	<0.001
腰围	2.178	0.451	0.134	4.825	<0.001	1.730	0.420	0.107	4.123	<0.001
臀围	-2.387	0.574	-0.126	-4.156	<0.001	-3.135	0.535	-0.165	-5.861	<0.001
每天静态活动时间	0.159	0.070	0.056	2.272	0.023	0.097	0.065	0.034	1.494	0.135
每天中强度体力活动时间	0.548	0.190	0.072	2.893	0.004	0.054	0.179	0.007	0.301	0.763
每天户外活动时间	-0.562	0.084	-0.173	-6.677	<0.001	0.114	0.089	0.035	1.274	0.203
上学日睡眠时间	11.151	4.179	0.078	2.668	0.008	11.345	3.876	0.079	2.927	0.003
母亲受教育程度-初高中	-9.644	9.418	-0.026	-1.024	0.306	1.949	8.766	0.005	0.222	0.824
母亲受教育程度-大专及以上	-48.024	9.882	-0.125	-4.860	<0.001	-28.785	9.247	-0.075	-3.113	0.002
父母是否支持体育锻炼-支持态度	-17.292	11.055	-0.059	-1.564	0.118	-14.096	10.256	-0.048	-1.374	0.169
父母是否支持体育锻炼-中立态度	-36.389	12.182	-0.111	-2.987	0.003	-24.354	11.325	-0.074	-2.150	0.032
父母业余锻炼-喜欢锻炼	-14.728	7.514	-0.049	-1.960	0.050	-4.205	7.001	-0.014	-0.601	0.548
每周食用鸡蛋情况-2~4 次/周	-0.197	8.046	-0.001	-0.024	0.980	7.240	7.478	0.026	0.968	0.333
每周食用鸡蛋情况-≥5 次/周	21.595	9.295	0.067	2.323	0.020	21.830	8.621	0.068	2.532	0.011
最大摄氧量（VO_{2max}）						-11.299	0.717	-0.474	-15.755	<0.001
R^2 值	0.121					0.245				
调整 R^2 值	0.113					0.237				
F 值	15.032**					32.857**				
ΔR^2 值	0.121					0.123				
ΔF 值	15.032**					248.229**				

注：$^*P<0.05$，$^{**}P<0.01$。

4.3.2.8　高原儿童青少年最大摄氧量与转换功能反应时的多重线性分层回归分析

采用多重线性分层回归的方法，分析增加 VO_{2max} 这一变量后是否可以提高模型 1 中各变量对转换功能反应时的预测水平。最终结果显示：（1）纳入模型 2 中的各变量分析后，最终本研究构建的多重线性分层回归模型具有显著的统计学意义（F 值为 31.426，$P<0.01$），R^2 值为 0.182，调整 R^2 值为 0.176，说明因变量转换功能反应时变异的 17.6% 可由模型 2 中各因素来解释。(2) 在模型 1 各因素不变的基础上，增加 VO_{2max} 这一变量后（模型 2），ΔR^2 值为 0.075（ΔF 值为 130.031，$P<0.01$），说明转换功能反应时变异的 7.5% 可由 VO_{2max} 的变化来解释。(3) 在其他条件不变的情况下，VO_{2max} 对高原儿童青少年转换功能反应时起到显著的负向预测作用，β 值为 -0.320（$P<0.001$），即 VO_{2max} 每增加 1mL. $kg^{-1}min^{-1}$，则转换功能反应时降低 13.912ms，表明高原儿童青少年心肺耐力与该功能表现呈现正相关。具体见表 4-11。

表 4-11 高原儿童青少年最大摄氧量对转换功能反应时的多重线性分层回归分析

自变量和常量	模型 1					模型 2				
	B 值	标准误	β 值	t 值	P 值	B 值	标准误	β 值	t 值	P 值
（常量）	324.155	107.028		3.029	0.003	1220.899	129.156		9.453	<0.001
年龄	-20.497	3.388	-0.188	-6.051	<0.001	-35.077	3.486	-0.322	-10.063	<0.001
腰围	3.893	0.768	0.128	5.070	<0.001	2.543	0.744	0.084	3.416	0.001
体型指数（ABSI）	1522.208	677.233	0.068	2.248	0.025	759.600	651.740	0.034	1.165	0.244
每天低强度体力活动时间	1.552	0.393	0.105	3.950	<0.001	0.851	0.381	0.057	2.234	0.026
每天高强度体力活动时间	-1.535	0.529	-0.077	-2.903	0.004	-0.701	0.511	-0.035	-1.370	0.171
父亲受教育程度-初高中	-47.366	17.082	-0.080	-2.773	0.006	-28.969	16.431	-0.049	-1.763	0.078
父亲受教育程度-大专及以上	10.448	23.451	0.015	0.446	0.656	25.939	22.490	0.037	1.153	0.249
母亲受教育程度-初高中	-9.833	19.832	-0.014	-0.496	0.620	-2.133	18.997	-0.003	-0.112	0.911
母亲受教育程度-大专及以上	-116.810	23.094	-0.165	-5.058	<0.001	-101.240	22.149	-0.143	-4.571	<0.001
最大摄氧量（VO_{2max}）						-13.912	1.220	-0.320	-11.403	<0.001
R^2 值	0.107					0.182				
调整 R^2 值	0.101					0.176				
F 值	18.758**					31.426**				
ΔR^2 值	0.107					0.075				
ΔF 值	18.758**					130.031**				

注：*$P<0.05$，**$P<0.01$。

4.4 讨论与分析

4.4.1 高原儿童青少年心肺耐力与执行功能的相关性分析

心肺耐力（CRF）是反映机体心血管系统和呼吸系统进行身体活动能力的重要指标，对生理和心理健康均起到重要作用，也被称为体质健康的核心要素或指标。研究显示[7]，心肺耐力水平与心脑血管疾病、代谢综合征等疾病之间存在显著的负向关联关系。还有研究证实[301]，心肺耐力与大脑皮质区域，如基底神经节灰质体积和海马等存在关联，同时高心肺耐力者其患抑郁、焦虑的风险更低。并且心肺耐力对执行功能的影响将由学龄前期影响到学龄期，对学业产生直接影响，且这一影响可能是心肺耐力影响执行功能，从而影响学习成绩[302]。执行功能主要包括抑制、刷新和转换三个主要功能，其对儿童青少年的健康发展具有重要作用和意义[303]。

本研究从不同性别、年龄、学段方面分析了最大摄氧量与执行功能之间存在的相关关系。总体来看，除抑制功能外，最大摄氧量与其他执行功能各个子功能之间均存在显著的负相关关系，即最大摄氧量水平越高，其执行功能反应时越短，即执行功能表现越好。Tomporowski 等[177] 研究也显示，心肺耐力与执行功能表现存在正向的关联关系。在年龄方面，总体上除抑制功能外，不同学段高原儿童青少年最大摄氧量与其他执行功能表现也存在正相关关系。Barnes 等[304] 研究显示，测试者的基线最大摄氧量水平越高其在不同注意力类型和认知功能方面表现的就越好，并且这一趋势在未来 6 年时间里依然存在，与本研究结果基本一致。

针对心肺耐力与执行功能存在的内在机制研究中，Hillman 等[305] 研究显示，心肺耐力水平与人体大脑额顶骨网之间存在关联，同时人体大脑执行功能的处理与前额叶皮质存在密切联系。研究也显示[306]，运动和心肺功能提高引起的身体生理变化对大脑前额叶皮质功能有促进作用，而前额叶皮质也是认知功能重要的功能区。以上这些研究能够更好地解释和支持心肺耐力与执行功能存在密切联系的重要原因。

4.4.2 高原儿童青少年心肺耐力对执行功能的影响分析

本研究采用多重线性分层回归的方法，分析增加最大摄氧量这一变量后是否可以提高对执行功能的预测水平。结果显示，高原儿童青少年最大摄氧量水平对刷新功能、转换功能均起到负向预测作用，即最大摄氧量水平越高其反应时越低，即功能性表现越好，而最大摄氧量与抑制功能无显著关联。

在抑制功能方面，本研究结果显示，高原儿童青少年最大摄氧量水平对抑制功能的一致反应时、不一致反应时均起到显著的负向预测作用，即最大摄氧量水平越高其反应时越低，即功能越好，以往多项研究也支持了本研究结论。如 Scudder 等[307] 研究显示，小学生心肺耐力与执行功能的抑制功能的一致和不一致任务存在正向关联，与本研究结论基本一致。另外，多项关于心肺耐力与抑制功能的横断面研究也显示[308]，心肺耐力与抑制功能之间存在正相关关系，并且心肺耐力的测试也是基于场地进行的测试，如 PACER 实验测试等，与本研究测试方式一致，存在相同的研究结论。Weinstein 等[309] 研究显示，心肺耐力水平降低与大脑前额皮质中灰质容量的减少存在关联，从而降低认知能力。这一结果还显示，高心肺耐力者 Stroop 任务和空间记忆表现均较好，并且大脑背外侧前额叶皮质区域中含有更多的灰质，可能是导致功能提高的重要原因。值得注意的是，本研究中高原儿童青少年最大摄氧量与抑制功能表现不存在相关关系，这一结论与以往研究存在不同[248]。究其原因，可能因为本研究测试为高海拔地区儿童青少年，受到高海拔缺氧等因素的影响，对心肺耐力和执行功能的抑制功能均起到一定的负面影响，且低氧因素对两者的影响程度存在差异，从而导致最大摄氧量与抑制功能表现之间无显著相关。还可能因为抑制功能为不一致反应时减去一致反应时得出的，其反应时间的差值可能与最大摄氧量无显著关联。当然，执行功能是一个复杂的认知过程，受到多方面因素的综合影响，是否还受到其他方面影响，还有待进一步研究。

在刷新功能方面，本研究结果显示，通过多重线性分层回归后，在反应刷新功能的 1-back 和 2-back 方面，在其他因素不变的情况下，高原儿童青少年最大摄氧量与 1-back 和 2-back 反应时均起到显著的负向预测作用，ΔR^2 值分别为 0.030、0.051，表明最大摄氧量越高，其 1-back 和 2-back 反应时越短，即刷新功能表现越好。本研究结论与以往多项研究基本一致，例如 Scudder 等对幼儿的工作记忆功能研究显示，幼儿在反映心肺耐力的 PACER 测试中，其 Laps（圈数）越高，刷新功能越好，两者存在显著的正相关关系，与本研究结论基本一致。Drollette 等[299] 采用实验室设备评估受试者的心肺耐力水平，其结果也反映出最大摄氧量与 N-back 功能和正确率之间存在的正相关关联。Stroth 等[310] 对 35 名中学生进行了执行功能和电生理指标的测试后发现，心肺功能通过提高注意分配刺激任务准备过程中的编码以对认知处理起到积极改善作用。以上研究采用不同方式评估儿童青少年心肺耐力，但结果均表明心肺耐力与刷新功能表现存在正相关，客观表明了心肺耐力与刷新功能的相关性。

在转换功能方面，本研究结果显示，通过多重线性分层回归后，在其他条件不变的情况下，高原儿童青少年最大摄氧量与转换反应时、不转换反应时均起到显著的负向预测作用，即最大摄氧量越高，则转换反应时、不转换反应时越短，即转换功能越好。Ishibara 等[132] 研究显示，6～12 岁儿童的心肺耐力与转换功能存在密切关联，心肺耐力水平越高其转换反应时越短，即转换功能越好。Labelle 等[311] 对 37 名青少年进行抑制、转换功能与最大摄氧量的测试研究显示，低心肺耐力者的反应时间增加，即功能性降低。Scisco 等[312] 采用事件相关电位的方法对儿童青少年心肺耐力与执行功能的关系进行了分析，采用功率自行车进行了心肺耐力水平的测试，结果表明，儿童青少年心肺耐力水平越高其执行功能的转换功能表现越好。总之，以往研究结果能解释和支持本研究心肺耐力对转换功能起到的积极影响。

综上所述，在其他条件不变的情况下，除抑制功能外高原儿童青少年最大摄氧量与执行功能各子功能反应时总体上均起到显著的负向预测作用，即最大摄氧量越高，则执行功能反应时越短，即功能性越好。国内学者 Zhan 等[313] 对 377 名 9~12 岁青春期前儿童进行研究，采用 20 米往返跑测试推算出的最大摄氧量反映心肺耐力水平，结果显示，最大摄氧量与抑制功能（Flanker 任务）和刷新功能（2-back 任务）表现呈正相关关系，与 11~12 岁儿童青少年转换功能呈现正相关关系，这一结果与本研究结论基本一致。国外学者 Benjamin 等[314] 研究也显示，心肺耐力对执行控制功能起到积极影响，说明可通过提高心肺耐力以促进认知表现能力的提高。总体上，高原儿童青少年心肺耐力对执行功能起到积极的促进和改善作用，与平原地区儿童青少年心肺耐力与执行功能存在相同的关联关系。今后可尝试通过提高高原儿童青少年的心肺耐力水平，从而达到促进或改善执行功能的目的。

4.5 结论

（1）高原儿童青少年心肺耐力与抑制功能表现无显著关联关系。

（2）高原儿童青少年心肺耐力与刷新功能（1-back 和 2-back）表现存在显著关联关系。

（3）高原儿童青少年心肺耐力与转换功能表现存在显著关联关系。

第 5 章　运动干预对高原初中生执行功能影响的实验研究

5.1　引言

执行功能作为儿童青少年社会功能和认知功能的核心部分，备受学界的关注。执行功能对儿童青少年的学习、问题解决、推理和智力发展起到重要作用，是儿童青少年健康发展的重要方面。执行功能的异常会对儿童青少年学习、行为、情绪等带来不利影响，甚至还会产生学习障碍、注意力缺陷多动障碍、抑郁等异常行为，从而影响儿童青少年期的身心健康发展，同时对成年期健康发展也会产生“轨迹”性的影响，对未来事业发展带来不利。初中阶段正处于青春发育的高峰时期，这一阶段身体和心理均处于急速发展阶段，且心理处于不稳定期，极易产生不良问题，因此有效科学的保障初中阶段学生的健康全面发展对国家未来建设具有重要意义和作用。

心肺耐力也称心肺适能，是体质健康重要的组成部分，对健康具有重要意义。美国心脏协会在其 2020 年的科学声明《青少年心肺适能健康的重要标志》中指出，心肺适能水平的降低可能是导致未来健康结局的重要预测因子[187]。然而，有近六成的美国儿童青少年心肺适能存在问题，即心肺耐力测试不达标，呼吁心肺适能作为儿童青少年整体健康水平的关键性指标应得到足够的重视和关注，尤其应重视心肺适能的测试、评价和干预等方面的工作，并尽早识别心血管病发生的潜在人群，同时也指出，高强度体育锻炼能有效改善和提高儿童青少年的心肺适能水平。

鉴于大脑执行功能和机体心肺耐力水平对儿童青少年及未来成年期健康发展存在的重要意义，有必要分析运动干预对儿童青少年心肺耐力和执行功能带来的影响，这将对儿童青少年心肺耐力和执行功能水平的提高具有重要的理论和实践意义。当前，通过学校体育课锻炼的方式提高心肺耐力和执行功能是经济和有效的，对儿童青少年健康发展也是适合而可行的方式。在国家中小学《体育与健康课程标准》的指导基础上，结合研究团队多年的研究和实践成果并吸收国外先进体育课程标准理念的基础上，结合高原锻炼实际和传统锻炼项目（如锅庄舞等）制定本研究干预方案，契合高原地域环境和锻炼实际[3,315-317]。该体育课锻炼模式的运动负荷、体能练习、运动技能等关键要素能充分调动学生锻炼的积极性、趣味性和有效性，并得到前期实践研究的有效验证[318-321]。为此，本研究采用这一锻炼模式对高原初中学生进行体育锻炼干预。

通过国内外文献资料显示，以往针对儿童青少年执行功能水平的提高主要集中在不同干预锻炼或项目的组合方式、特殊群体为研究干预对象，如多动症儿童、听障儿童等群体，且干预被试主要集中在平原地区。以往研究针对高海拔地区执行功能的干预研究还较少，而针对我国高原儿童青少年执行功能的干预研究还未发现。鉴于执行功能对儿童青少年发展的重要意义以及高海拔环境对心肺耐力及执行功能带来的不利影响，有必要对高原儿童青少年的心肺耐力和执行功能给予一定的干预研究。因此，本研究结合干预实际，选取以执行功能发展关键期的高原初一年级学生作为干预被试，分析 12 周运动干预高原儿童青少年心肺耐力及执行功能的改善效益。

5.2 研究对象与方法

5.2.1 研究被试的选取

5.2.1.1 被试的抽取步骤

初中阶段是身体发育的快速时期，也是执行功能发展的关键期，因此本研究结合高原地区学校体育课程设置、学生班级分布、学生走读的实际情况，最终选取拉萨市某中学的初一年级共 5 个班作为实验干预对象。为了保障干预的可操作性，结合班级人数实际情况，将初一（2）班和初一（3）班作为对照组的班级，初一（1）班、（4）班、（5）班作为干预组的班级进行实验研究。对照组共 87 人，干预组共 114 人，排除干预期间中途退出的学生、转学的学生、测试数据缺失的学生，共收回有效数据为：对照组 81 人，其中男生 40 人、女生 41 人；干预组 103 人，其中男生 44 人，女生 59 人。测试者年龄范围在 12~13 岁之间。

5.2.1.2 被试的纳入条件

同研究一和研究二。

5.2.2 测评工具

5.2.2.1 问卷调查

干预前和干预后分别进行了问卷部分条目的填写，包括学生基本信息、体能测试项目等，测试问卷同研究一中的问卷一致。

5.2.2.2 心肺耐力的测试与评价

同研究一心肺耐力测试方法一致，分别在干预前一天和干预结束后第二天进行心肺耐力的测试。

5.2.2.3 执行功能任务的测试

同研究二中执行功能的测试方法一致，分别在干预前一天和干预结束后第二天进行测试。

5.2.3 运动干预方案与质量控制

5.2.3.1 运动干预方案

本研究在参考《体育与健康课程标准》基础上，结合高原地区高海拔地区实际情况，在干预学校体育专任教研组长的指导和帮助下进行干预课程方案的设计。干预运动课程内容以提高学生的心肺耐力和执行功能为主，包括篮球、足球、锅庄舞、健身操、体育游戏等方面的项目。利用学生体育课时间，每周开展 3 次体育课教学干预，为期 12 周，共计 36 次课。每节课程为 40min，其中 20min 左右的技能练习和 10min 左右的体能练习，确保 30min 运动时间，剩余 10min 为准备活动、整理活动及课程中教师讲解的时间。此外，还应保证 75% 左右的运动密度，140～160 次/分钟心率的运动强度。全部干预授课由专任体育教师进行，并配备一名助理教师负责强度监控和协助教学。干预地点为学校田径场进行，特殊天气则在体育馆开展。干预和测试时间为 2020 年 9 月至 12 月期间进行。

对照组不进行任何额外的锻炼干预，正常执行学校的日常教学计划和作息时间，包括日常体育课（平均心率在 90～130 次/分钟之间）和课外活动等，干预前和干预后与干预组同步进行干预的前测和后测工作，测试项目一致。

5.2.3.2 干预过程的质量控制

本研究干预过程中质量控制包括以下几个方面：（1）本研究实验对象均为在校寄宿的高原初一年级学生，其生活、学习、作息、饮食、课外活动时间等均按照学校规定的时间进行，即额外因素基本一致。(2) 本研究干预过程中强度的监控采用 Polar Gofit 团队心率监测系统进行运动心率的实时监测。每节干预课程分次随机抽取 5~10 名学生佩戴 Polar 表进行心率监测，要求学生佩戴到腕部或手臂上（图 5-1），锻炼中学生心率呈现在平板电脑上（图 5-2），要求心率控制在 140~160 次/min 之间，对低于或高于心率范围的学生给予提醒，以保证运动干预的效果。(3) 干预期间要求对照组和干预组学生按照学校的作息时间进行生活和学习，饮食行为在食堂进行，同时要求所有被试进行学校统一的课外活动和文化活动等，以尽力排除干预期间额外因素的干扰。

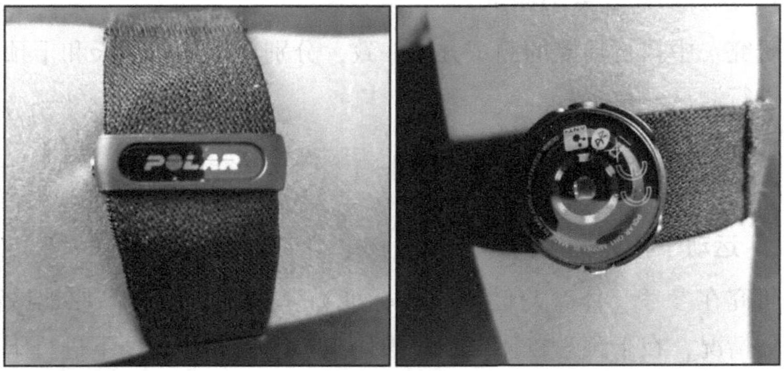

图 5-1　Polar 表正反面佩戴示意图

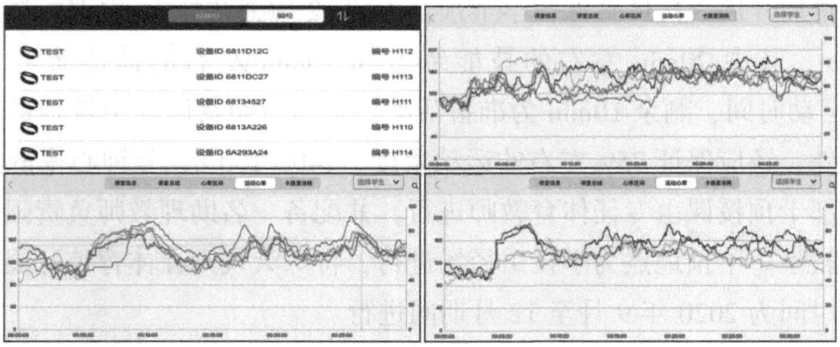

图 5-2　部分心率实时监测示意图

5.2.4　数据的采集与质量控制

5.2.4.1　执行功能数据的采集与质量控制

同研究二中执行功能的测试质量控制一致。

5.2.4.2 调查问卷的测试与质量控制

同研究一中问卷调查的质量控制一致。

5.2.5 统计学分析

分析工具同研究一。

本部分采用如下分析方法：

（1）高原儿童青少年同一组干预前后在反映心肺耐力的 20 米往返跑次数、最后最大跑速、最大摄氧量指标和执行功能的抑制、刷新、转换指标上的比较，采用配对样本 t 检验的方法进行。

（2）高原儿童青少年不同组别干预前和干预后在反映心肺耐力的 20 米往返跑次数、最后最大跑速、最大摄氧量指标和执行功能的抑制、刷新、转换等指标上的比较，采用独立样本 t 检验的方法进行。

5.3 研究结果

5.3.1 运动干预前后心肺耐力的比较

表 5-1 显示，对照组方面，在反映心肺耐力的 20 米往返跑次数（laps）、最后最大跑速（km/h）、最大摄氧量（mL/kg/min）指标上，男生干预前后配对样本 t 检验显示，三项指标干预前后结果相比，差异均不具有统计学意义（t 值分别为-1.409、-1.497、-1.468，P 值均>0.05）。女生方面，干预前与干预后在 20 米往返跑次数、最后最大跑速、最大摄氧量指标上相比较，差异也均无统计学意义（t 值分别为-1.736、-0.781、-0.781，P 值均>0.05）。

在干预组方面，高原男生干预前与干预后进行配对样本 t 检验结果表明，20 米往返跑次数、最后最大跑速、最大摄氧量指标干预前后相比较，均得到不同程度的提高，20 米往返跑次数提高了 4.50laps，最后最大跑速提高了 0.65km/h、最大摄氧量提高了 3.89mL/kg/min，且差异均具有统计学意义（t 值为-5.781、-5.790、-5.785，P 值均<0.001）。女生方面，干预前与干预后结果显示，20 米往返跑次数、最后最大跑速、最大摄氧量指标干预后比干预前均得到不同程度的提高，20 米往返跑次数提高了 9.09laps，最后最大跑速提高了 0.53km/h、最大摄氧量提高了 2.72mL/kg/min，且差异均有统计学意义（t 值分别为-6.206、-6.312、-6.287，P 值均<0.001）。

干预前高原儿童青少年对照组与干预组的结果相比，差异均不具有统计学意义（P 值>0.05）。干预后对照组与干预组之间相比较，差异均具有统计学意义（P 值<0.01）。

运动干预前后心肺耐力各指标变化趋势见图 5-3。

表 5-1　干预前后高原初中生心肺耐力各指标比较

分组	性别	类别	干预前		干预后		t 值	P 值
			N	M±SD	N	M±SD		
对照组	男生	20 米往返跑次数（laps）	40	32.73±11.48	40	35.95±10.59	-1.409	0.167
		最后最大跑速（km/h）	40	10.25±0.67	40	10.46±0.61	-1.497	0.143
		最大摄氧量（mL/kg/min）	40	43.35±3.41	40	44.43±3.34	-1.468	0.150
	女生	20 米往返跑次数（laps）	41	23.46±5.36	41	25.05±5.22	-1.736	0.090
		最后最大跑速（km/h）	41	9.74±0.34	41	9.79±0.37	-0.781	0.440
		最大摄氧量（mL/kg/min）	41	40.54±1.69	41	40.80±1.82	-0.781	0.439
干预组	男生	20 米往返跑次数（laps）	44	34.50±11.95	44	49.00±18.30[a]	-5.781	<0.001
		最后最大跑速（km/h）	44	10.33±0.67	44	11.08±0.91[b]	-5.790	<0.001
		最大摄氧量（mL/kg/min）	44	43.46±3.25	44	47.35±4.54[b]	-5.785	<0.001
	女生	20 米往返跑次数（laps）	59	23.22±8.59	59	32.31±10.22[a]	-6.206	<0.001
		最后最大跑速（km/h）	59	9.71±0.54	59	10.24±0.58[a]	-6.312	<0.001
		最大摄氧量（mL/kg/min）	59	40.24±2.79	59	42.96±3.07[a]	-6.287	<0.001

注：干预组与对照组对应指标（20 米往返跑次数、最后最大跑速、最大摄氧量）的比较，a 为 P<0.05，b 为 P<0.01，c 为 P<0.001。20 米往返跑次数的单位为 laps，最后最大跑速单位为 km/h，最大摄氧量单位为 mL/kg/min。

5.3.2　高原初中生运动干预前后执行功能比较

5.3.2.1　高原初中生运动干预前抑制功能比较

表 5-2 显示，高原初中生运动干预前抑制功能比较。对照组方面，在一致反应时、不一致反应时、抑制功能反应时指标上，高原男生干预前结果与干预后结果进行配对样本 t 检验显示，干预前后相比差异均无统计学意义（t 值分别为-0.389、-0.358、0.200，P 值>0.05）。女生干预前与干预后在一致、不一致反应时、抑制功能反应时指标上相比较，差异也均无统计学意义（t 值分别为 0.512、0.501、-0.163，P 值均>0.05）。

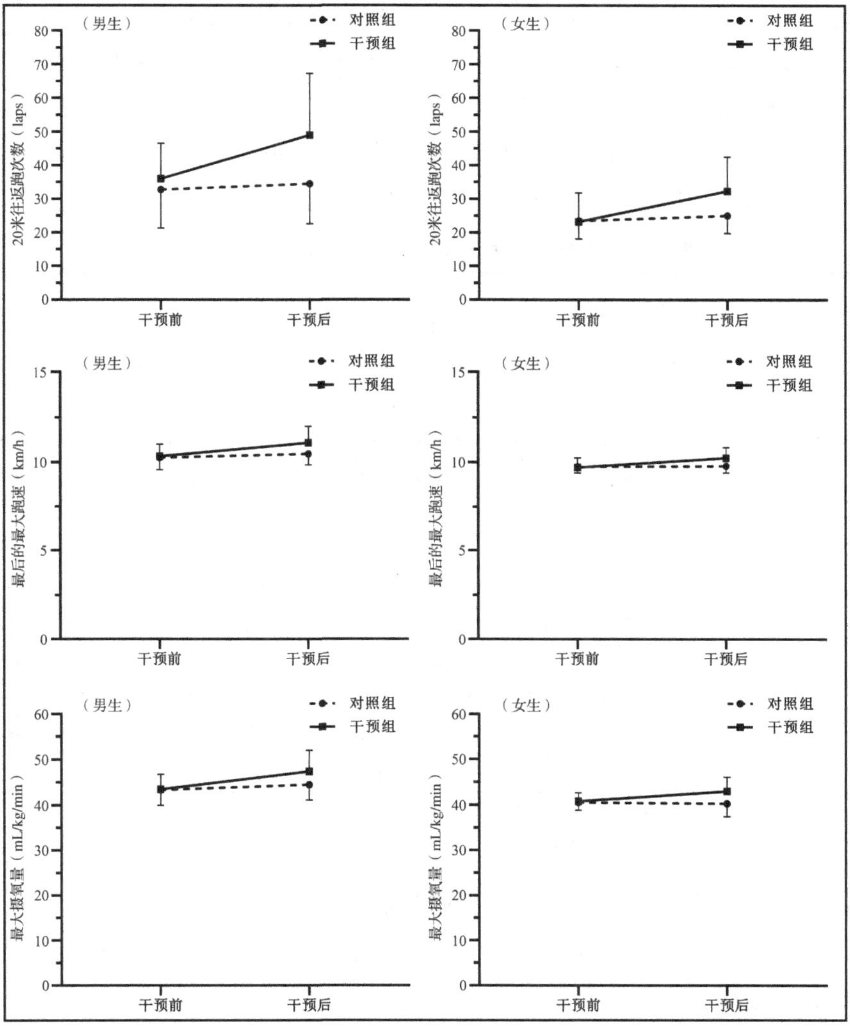

图 5-3　高原初中生运动干预前后心肺耐力各指标变化

在干预组方面，男生干预前与干预后进行配对样本 t 检验结果显示，一致反应时、不一致反应时、抑制功能反应时指标干预前后相比较，反应时均得到不同程度的降低，即功能得到提高，一致反应时降低了 107.54ms，不一致反应时降低了 119.37ms，抑制功能反应时降低了 11.83ms，且差异均有统计学意义（t 值为 2.797、3.126、4.474，P 值<0.05）。女生干预前与干预后显示，一致反应时、不一致反应时、抑制功能指标干预后比干预前反应时间均得到不同程度降低，即功能得到提高，一致反应时降低了 99.71ms，不一致反应时降低了 107.32ms，抑制功能反应时降低了 7.62ms，且差异均

有统计学意义（t 值为 3.855、4.139、3.529，P 值均<0.01）。

除女生抑制功能反应时外，干预前对照组与干预组对应性别的各项目间相比较，差异均无统计学意义（P 值均>0.05）。干预后对照组与干预组对应的同一性别的各项目之间相比较，除高原女生抑制功能反应时无显著差异外，其他差异均有统计学意义（P 值均<0.05）。

表 5-2 高原初中生运动干预前抑制功能比较（ms）

分组	性别	类别	干预前		干预后		t 值	P 值
			N	M±SD	N	M±SD		
对照组	男生	一致反应时	40	811.56±156.33	40	823.74±143.04	−0.389	0.700
		不一致反应时	40	830.92±158.40	40	842.43±143.13	−0.358	0.722
		抑制功能反应时	40	19.36±19.37	40	18.69±5.90	0.200	0.842
	女生	一致反应时	41	834.43±159.87	41	818.20±154.56	0.512	0.611
		不一致反应时	41	853.69±160.45	41	837.79±153	0.501	0.619
		抑制功能反应时	41	19.26±10.63	41	19.59±8.44	−0.163	0.872
干预组	男生	一致反应时	44	829.25±172.97	44	721.71±177.83[c]	2.797	0.008
		不一致反应时	44	853.69±172.16	44	734.32±178.55[b]	3.126	0.003
		抑制功能反应时	44	24.44±14.38	44	12.61±9.69[b]	4.474	<0.001
	女生	一致反应时	59	825.20±144.75	59	725.49±156.60[b]	3.855	<0.001
		不一致反应时	59	849.16±147.02	59	741.84±158.23[b]	4.139	<0.001
		抑制功能反应时	59	23.97±10.65	59	16.35±12.64	3.529	0.001

注：干预组与对照组对应指标（一致反应时、不一致反应时、抑制功能反应时）的比较，a 为 $P<0.05$，b 为 $P<0.01$，c 为 $P<0.001$。

5.3.2.2 高原初中生运动干预前后刷新功能比较

表 5-3 显示，高原初中生运动干预前后刷新功能比较。对照组方面，在 1-back 反应时、2-back 反应时指标上，男生干预前后结果显示，差异均不具有统计学意义（t 值为 0.748、0.378，P 值>0.05）。女生方面，干预前与干预后在 1-back 反应时、2-back 反应时指标上相比较，差异也均不具有统计学意义（t 值分别为 0.428、0.803，P 值>0.05）。

干预组方面，男生干预前后结果显示，1-back 反应时、2-back 反应时指标干预前后相比较，反应时均得到不同程度的降低，即功能得到提高，1-back 反应时降低了 125.55ms，2-back 反应时降低了 194.34ms，且差异均具有统计学意义（t 值分别为 2.039、3.388，P 值均<0.05）。女生方面，干预前与干预后结果显示，1-back 反应时、2-back 反应时指标干预后比干预前反应时间均得到不同程度降低，即抑制功能得到提高，1-back 反应时降低了 175.00ms，2-back 反应时降低了 218.20ms，且差异均有统计学意义（t 值分

别为 3. 540、4. 602，*P* 值均<0. 01）。

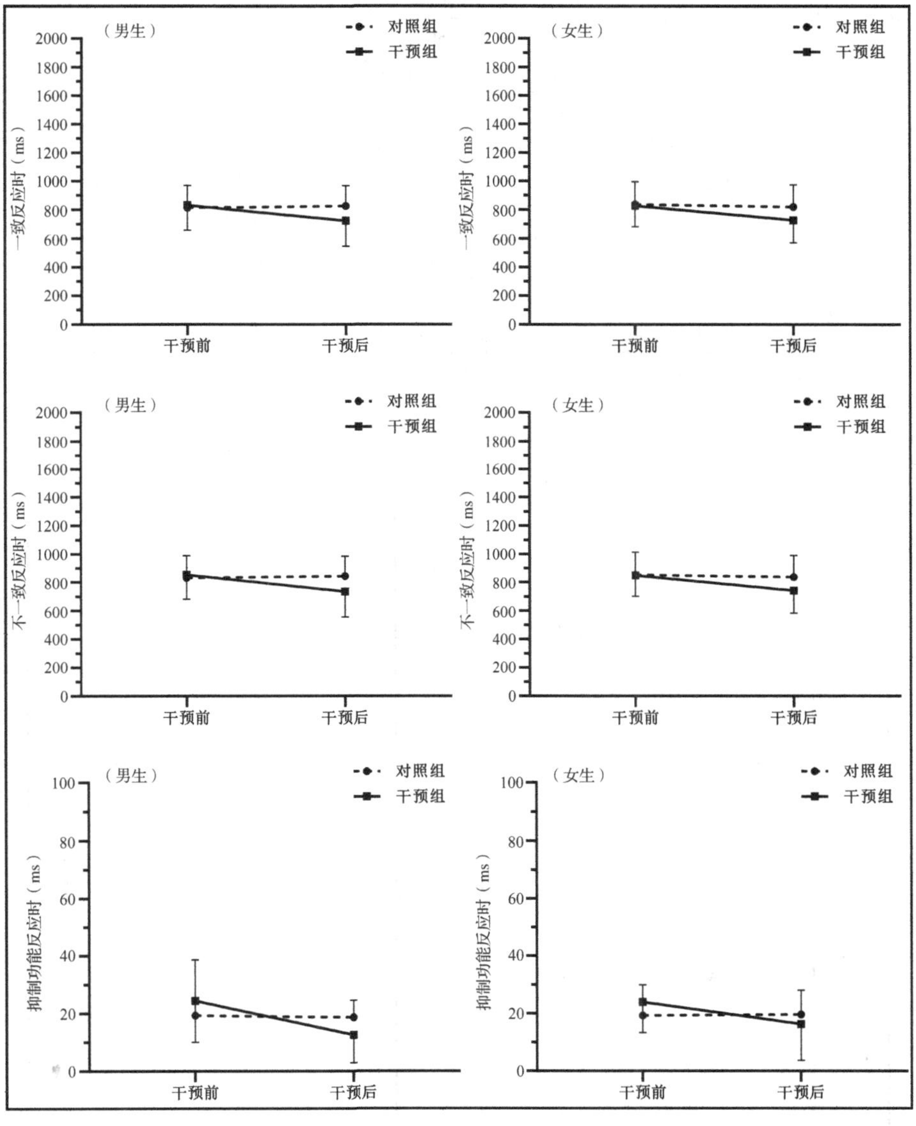

图 5-4 高原初中生运动干预前抑制功能变化

干预前对照组与干预组相比，差异均无统计学意义（*P* 值>0. 05）。干预后对照组与干预组相比，除男生 1-back 反应时无显著差异外，其他差异均有统计学意义（*P* 值<0. 05）。

运动干预前后高原初中生刷新功能的 1-back 反应时、2-back 反应时变化趋势见图 5-5。

表 5-3　高原初中生运动干预前后刷新功能比较（ms）

分组	性别	类别	干预前		干预后		*t* 值	*P* 值
			N	M±SD	N	M±SD		
对照组	男生	1-back 反应时	40	1043. 49±376. 13	40	992. 84±303. 36	0. 748	0. 459
		2-back 反应时	40	1241. 62±380. 03	40	1212. 20±316. 34	0. 378	0. 707
	女生	1-back 反应时	41	1063. 25±345. 06	41	1036. 32±366. 8	0. 428	0. 671
		2-back 反应时	41	1263. 64±346. 46	41	1212. 55±302. 04	0. 803	0. 427
干预组	男生	1-back 反应时	44	1035. 25±387. 97	44	909. 70±197. 11	2. 039	0. 048
		2-back 反应时	44	1221. 47±353. 08	44	1027. 13±241. 21[b]	3. 388	0. 002
	女生	1-back 反应时	59	1082. 84±328. 41	59	907. 84±222. 86[a]	3. 540	0. 001
		2-back 反应时	59	1226. 45±331. 13	59	1008. 25±248. 15[c]	4. 602	<0. 001

注：干预组与对照组对应指标（1-back 反应时、2-back 反应时）的比较，a 为 $P<0.05$，b 为 $P<0.01$，c 为 $P<0.001$。

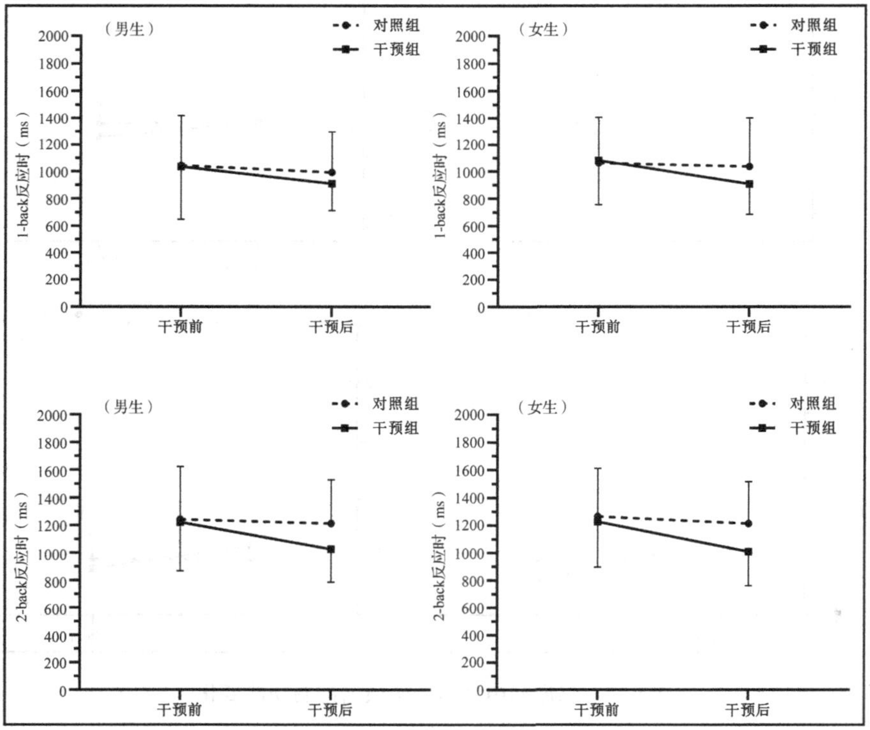

图 5-5　高原初中生运动干预前后刷新功能变化

5. 3. 2. 3　高原初中生运动干预前后转换功能比较

表 5-4 显示，高原初中生运动干预前后转换功能比较。对照组方面，在转换反应时、不转换反应时、转换功能反应时指标上，男生在干预前与干

预后进行配对样本 t 检验结果显示，干预前后相比差异均无统计学意义（t 值为 0.352、0.237、0.220，P 值均>0.05）。女生干预前后在转换反应时、不转换反应时、转换功能反应时指标上相比较，差异也均无统计学意义（t 值分别为-0.492、0.909、-1.250，P 值均>0.05）。

在干预组方面，高原男生干预前与干预后进行配对样本 t 检验结果显示，转换反应时、不转换反应时、转换功能反应时指标干预前后相比较，反应时均得到不同程度的降低，即功能得到提高，转换反应时降低了 245.26ms，不转换反应时降低了 129.16ms，转换功能反应时降低了 116.10ms，且差异均有统计学意义（t 值为 4.476、5.188、2.933，P 值均<0.05）。女生干预前后结果显示，转换反应时、不转换反应时、转换功能反应时指标干预后比干预前反应时间均得到不同程度降低，即功能得到提高，转换反应时降低了 78.28ms，不转换反应时降低了 55.50ms，转换功能反应时降低了 22.79ms，在转换反应时上相比较，差异有统计学意义（t 值为 2.612，P 值<0.05），在不转换反应时、转换功能反应时指标上干预前后相比，差异均无统计学意义（t 值为 1.974、0.715，P 值均>0.05）。

干预前对照组与干预组对应性别的各项目之间相比较，差异均无统计学意义（P 值均>0.05）。干预后对照组与干预组对应同一性别的各项目之间相比较，除女生不转换反应时无显著差异外，其他方面差异均有统计学意义（P 值均<0.05）。

表 5-4　高原初中生运动干预前后转换功能比较（ms）

分组	性别	类别	干预前		干预后		t 值	P 值
			N	M±SD	N	M±SD		
对照组	男生	转换反应时	40	1222.20±216.86	40	1197.88±369.61	0.352	0.727
		不转换反应时	40	786.62±154.81	40	772.10±329.05	0.237	0.814
		转换功能反应时	40	435.57±123.27	40	425.78±242.42	0.220	0.827
	女生	转换反应时	41	1174.95±203.04	41	1195.02±160.11	-0.492	0.625
		不转换反应时	41	785.23±155.95	41	751.56±232.16	0.909	0.369
		转换功能反应时	41	389.72±155.81	41	443.46±224.83	-1.250	0.219
干预组	男生	转换反应时	44	1217.93±335.79	44	972.67±179.61[b]	4.476	<0.001
		不转换反应时	44	778.32±149.52	44	649.16±83.72[a]	5.188	<0.001
		转换功能反应时	44	439.61±226.67	44	323.51±150.52[a]	2.933	0.005
	女生	转换反应时	59	1167.79±175.49	59	1089.51±177.83[b]	2.612	0.011
		不转换反应时	59	789.20±188.99	59	733.70±117.29	1.974	0.053
		转换功能反应时	59	378.60±186.86	59	355.81±163.25[a]	0.715	0.477

注：干预组与对照组对应指标（转换反应时、不转换反应时、转换功能反应时）的比较，a 为 $P<0.05$，b 为 $P<0.01$，c 为 $P<0.001$。

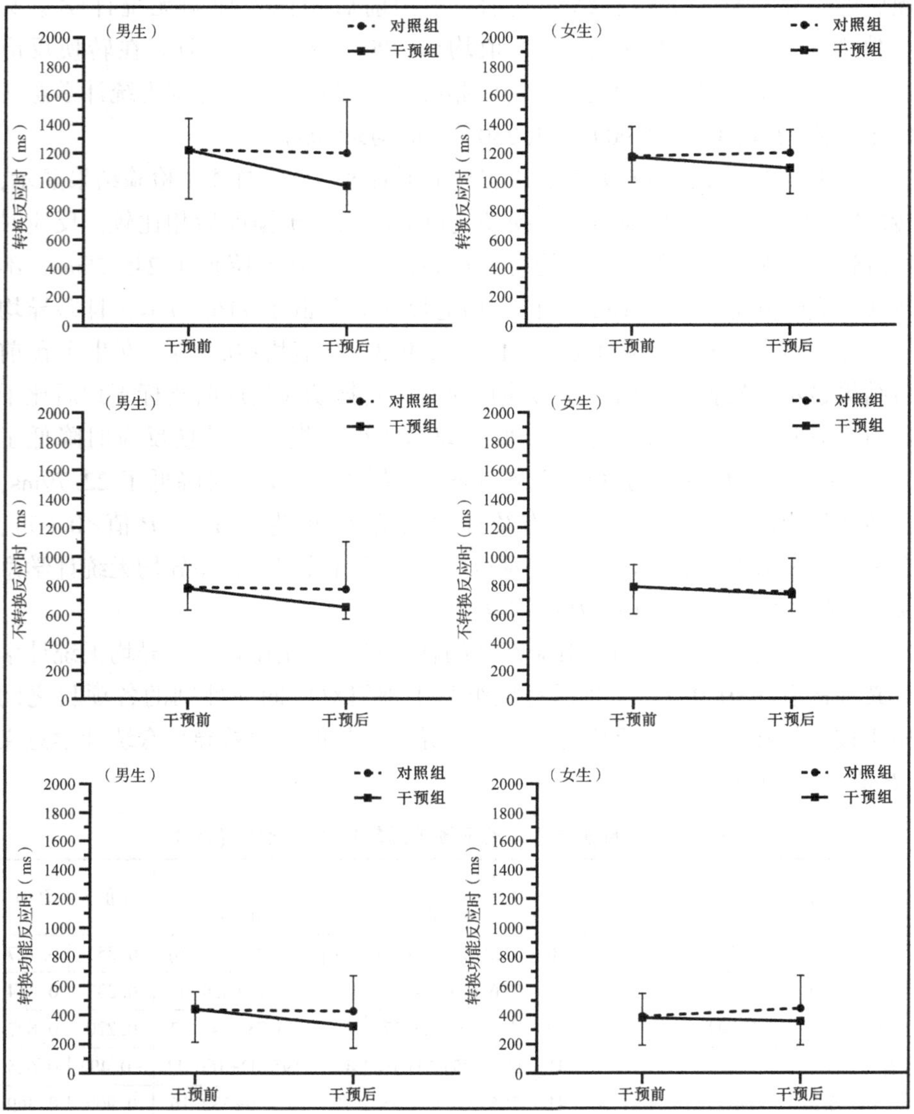

图 5-6　高原初中生运动干预前后转换功能变化

5.4　分析与讨论

5.4.1　运动干预对高原初中生心肺耐力的影响分析

本研究结果显示，经过 12 周运动干预后，高原初中生在 20 米往返跑次数、最后最大跑速、最大摄氧量等方面均得到显著提高，表明运动干预模式对该地区高原初中生心肺耐力水平的提高起到积极促进作用。

运动负荷方面，针对学校体育课锻炼来说，决定体育课效果和质量的关键因素取决于运动中的负荷强度，也是保障体育课教学质量的重要方面。针对负荷强度，应从学生锻炼过程中的运动量和运动强度两个方面来分析。有关研究显示[322]，针对儿童青少年运动量和运动强度应有机统一，如果运动负荷过大将会对儿童青少年身体带来损伤甚至更为严重的负面影响，而运动负荷较低也将达不到锻炼的积极效果，由此看出设计合理有效的运动负荷对达到体育课效果至关重要。本研究采用运动密度来评价运动量，采用平均心率衡量运动强度。（1）在运动密度方面：本研究干预过程中一节体育课 40 分钟，其干预中的运动量控制在 75% 以上的运动密度，即每节体育课学生参与锻炼的时间不低于 30 分钟，这其中包含 10 分钟的体能练习和 20 分钟技能锻炼。蔡瑞金等[319] 研究显示，在干预中保持运动 140~160 次/分钟心率不变基础上，其运动密度在 75% 以上组别中学生的干预效果明显好于 55~74% 和 36~54% 的运动密度组学生的锻炼效果，其干预后干预组学生的心肺耐力、肺活量等反映心肺功能的指标成绩明显得到一定的提高。陈福亮等[323] 研究也显示，体育课程中 75% 以上的运动密度对提高青少年的肌肉力量、心肺耐力起到积极效果，同时也改善了身体成分。由此看出，本研究结果进一步证实了 75% 运动密度的锻炼，对提高高原儿童青少年的心肺耐力水平是可行和有效的。（2）在运动强度方面：本研究干预中采用心率指标进行运动强度的评价，其有效性得到以往研究的证实[324]。另外，本研究中运动强度采用 Polar 表进行实时监控，也是可靠和可行的[325]。在一节 40 分钟的干预课程中，学生至少有 30 分钟的平均心率保持在 140~160 次/分钟之间，以保障其中锻炼强度和干预效果。研究显示[14]，运动强度对提高心肺耐力起到关键作用，中高强度的锻炼提高心肺耐力的效果比低强度组要好。李新等[326] 研究也显示，中高强度组对提高青少年心肺耐力和身体成分的效果明显高于低强度组。相关研究针对运动强度的界定得到长期科学研究和证实，且 140~160 次/分钟心率强度也符合美国运动医学会指南要求的锻炼强度，即 40~60% VO_2R 或 HRR 的中等强度要求[327]。同时该心率强度要求也符合当前我国中小学生体育锻炼负荷的国家卫生标准，即中小学生体育锻炼的平均心率应控制在 120~200 次/分钟之间，心率过高或过低均不利于身心的健康发展[328]。同时，该心率范围也得到季浏教授团队的研究和证实，认为中小学生 140~160 次/分钟的心率强度对促进我国中小学生的体质健康和心理健康发展具有最佳的积极促进作用和效果[320]。本研究也是采用140~160次/分钟的心率强度进行体育课锻炼干预，且收到较好的干预效果。

在体能练习方面，本研究每节体育干预课程进行10分钟左右的体能练习。体能练习对提高体质健康的效果更具有针对性和直接性，在体能练习中培养锻炼者坚韧不拔的意志品质，对其身体和心理发展具有双重益处。因体能练习具有单一性、枯燥感，本研究注重体能练习的多样化和趣味性，尽力减少学生体能练习中的枯燥性。在干预的课程方案设计中结合了音乐节奏的20米往返跑、球类、体育游戏等方式，以降低锻炼的枯燥性，让学生在快乐的氛围中得到体能的提高。针对每节课程进行约10分钟的体能练习对儿童青少年的健康效益问题，在以往的多项研究中均得到较好的证实，并且认为每节课程10分钟左右的体能练习符合儿童青少年身心健康发展的需要和实际，对降低肥胖、提高儿童青少年的肌肉力量、速度、心肺耐力等均能起到较好效果[318]。由此看出，本研究干预方案采用每次10分钟左右的体能练习对提高高原儿童青少年的心肺耐力起到积极作用。

在技能多样化练习方面，课程的多样化、结构化设计有利于增加课堂锻炼的积极性和体育学科核心素养的培养。本研究每堂干预课采用结构化的运动知识和运动技能，并且以教学比赛锻炼为主，每节课进行约20分钟的运动技能学习和练习。李捷等[329]研究显示，领会教学法对学生运动技能水平的提高和运动兴趣的培养起到积极作用。本研究也参考这一理念进行干预课程的设计，由此看出本研究方案中运动技能的设计对提高高原儿童青少年的心肺耐力水平也起到积极作用，符合以往研究结论，并进一步证实这一设计的科学性和有效性。

本研究经过12周运动干预后提高了高原儿童青少年的心肺耐力水平，其内在生理机制可能存在以下几个方面的原因。一方面，研究证实，锻炼强度对提高心肺耐力是最为关键的决定因素。中高强度的锻炼对最大心输出量和外周动静脉氧分压差起到积极作用，而这两个因素正是影响心肺耐力水平的重要方面[330]。随着运动强度的变化，锻炼者的血红蛋白、红细胞、压积、脉搏波传导速度、心脏功能、动静脉氧分压差等均随之改变，并且中等以上的锻炼强度改善效果较好。本研究采用中等以上强度的运动干预锻炼，也能进一步说明对锻炼者心肺功能带来的积极影响。另一方面，影响心肺耐力的因素是多方面的，包括心脏和呼吸系统。体育锻炼过程能够使心肌形态发生结构性的改变，进而提高心输出量。同时，体育锻炼能够使骨骼肌毛细血管网得到进一步增加，并提高Ⅱ型纤维的氧化能力，提高机能水平[331]。

还有研究显示[332]，心肺耐力提高的锻炼过程中，能提高心脏收缩能力，同时对降低血压起到积极作用。第三，体育锻炼在促进心肺耐力水平的提高过程中，对身体的体重也会产生一定影响，尤其对超重肥胖者的身体成分优化和体重降低具有积极效果。研究显示[333]，12 周运动干预后，锻炼者的身体脂肪量得到显著降低。由此看出，体重的降低减少了在 20 米往返跑测试中身体的阻力，对成绩提高也具有一定的积极作用。同时，脂肪的过多对耗氧量要求较大，也会导致心肺耐力的降低。

总之，体育课是儿童青少年在校参与体育锻炼的重要部分，合理有效的安排体育课的上课内容，调动学生锻炼的积极性，保证一定的运动强度，对促进学生的心肺耐力及总体健康水平具有非常重要的意义。本研究在参考《体育与健康课程标准》和有关干预研究的基础上，充分结合高海拔地区锻炼实际，调动了学生锻炼中的积极性，确保了锻炼效果，其结果也进一步证实，该体育课锻炼模式在高海拔地区对提高高原初中生的心肺耐力具有较好的积极效果。当然，也不可否认因干预前测正值新型冠状病毒疫情居家隔离结束，学生总体体能水平较低，导致学生 20 米往返跑前测成绩普遍较低，经过 12 周的体能恢复和提升，收到较好的锻炼效果。也说明本研究采用的该体育课锻炼模式在提高高原儿童青少年心肺耐力方面发挥的积极作用和效果，值得在高海拔地区推广和实施。

5.4.2 运动干预对高原初中生执行功能的促进分析

本研究结果显示，12 周体育课锻炼模式干预后，高原初中生在执行功能的不一致反应时、一致反应时、抑制功能、1-back 反应时、2-back 反应时、转换反应时、男生的不转换反应时、男生转换功能反应时等方面均得到显著降低（反应时缩短），即功能显著提高。在女生的不转换反应时和转换功能反应时方面则无显著差异。总体上可以看出，高原初中生运动干预促进心肺耐力的提高，同时运动干预也对执行功能的抑制、刷新、转换功能起到一定的积极促进作用。针对心肺耐力与执行功能之间关系的研究，Spirduso 等[334] 早在 1980 年提出，较高心肺功能对其认知功能起到较好的促进作用，至此心肺功能假说得到学界研究者的关注和研究。

本研究采用 Flanker 任务测试高海拔地区初中学生的抑制功能，研究结果显示，干预后高原初中学生的抑制功能得到显著提高，与有关研究结论基本一致[335]。例如 Voss 等[336] 对儿童的研究显示，高最大摄氧量组儿童的 Flanker 任务正确率高于低最大摄氧量组，功能磁共振也表明在进行任务时高最大摄氧量组儿童的有关脑区激活减弱。Pontifex 等[337] 研究也显示，高心肺耐力组儿童在进行 Flanker 任务时比低心肺耐力组其表现出更高的正确率，且脑电结果显示高心肺耐力组表现出更小的 N2 振幅和更大的 P3 振幅。Chaddock 等[335] 研究也显示，高体能儿童在进行抑制功能测试后期不一致条件的正确率显著高于低心肺耐力组儿童，同时在进行任务前期大脑前额叶和顶叶的激活增加，之后则逐渐减弱。Hillman 等[338] 使用台阶实验将测试者分为高低心肺组，结果高心肺组抑制功能准确率高于低心肺组，且 ERN 振幅更小。陈爱国[339] 对小学五年级学生进行 Flanker 任务的测试显示，短时中强度有氧运动对儿童执行功能提高具有积极影响。

本研究使用 N-back 范式测试高原初中学生的刷新功能，研究显示，经过 12 周的干预后，对高海拔地区初中学生的刷新功能提高显著。李继东[340] 对我国小学生的研究也显示，体能水平与学生的刷新功能之间存在密切关联，两者呈现负相关关系，即体能越高则反应时越短，即功能表现越好。朱丽娜等[113] 研究也显示，高有氧运动能力大学生与低有氧耐力者相比，其抑制、刷新和转换功能反应时更短，正确率则更高，且可能与前额叶皮层厚度增加，后扣带回皮层厚度变薄存在一定关联。

本研究结果显示，运动干预后对高原初中男生转换功能起到较好的促进作用，而对女生的不转换反应时间则无显著影响。李跃[341] 对我国大学生的研究显示，有氧适能水平的提高与抑制功能和转换功能的提高存在密切的相关关系，有氧适能水平越高其被试的抑制和转换功能表现的越好。但是也有研究不支持这一观点，如 Scisco 等[312] 对 18～28 岁年轻者的研究显示，高最大摄氧量组和低最大摄氧量组被试在测试认知灵活性时，即反映转换功能，采用事件相关电位进行脑电的监测结果显示，两组间被试测试的正确率和反应时均无显著的差异，在脑电上也无显著的差异。但有研究认为[342]，这一结果的原因可能因为测试者为年轻者，其执行功能测试任务均能完成的较好，从而没有显现其差异，但这一结果不能完全说明心肺耐力与执行功能之间无显著相关，对其他年龄段的测试可能会发现两者间存在的关联。本研究中，干预后女生不转换反应时和转换功能的变化不够显著，究其原因可能与高海拔多变复杂的外部环境有关，还可能存在其他原因有待进一步调查和研究。

总之，总体上来看经过 12 周干预后，高原儿童青少年执行功能得到一定改善，符合多项研究结果，也进一步说明体育课锻炼对改善高原初中生执行功能的积极作用，值得在高海拔地区学校借鉴和实施。

5.5 结论

本研究采用体育课锻炼干预方式对高原初一年级学生进行了 12 周的运动干预，干预前后分别进行心肺耐力和执行功能的测试，了解了这一干预模式对高原初中学生的干预效果，具体结论如下：

（1）体育锻炼干预对高原初中生心肺耐力提高具有积极的促进作用。

（2）总体上，体育锻炼对高原初中男生的抑制功能、刷新功能、转换功能表现均起到改善作用，对女生的抑制功能和刷新功能表现也起到改善作用。

第 6 章　研究总结

6.1　研究结论与建议

6.1.1　研究结论

本研究对我国高原儿童青少年的人口学信息、家庭情况、身体形态、心肺耐力、体力活动、饮食行为、睡眠状况、执行功能等方面进行了全面的横断面调查和测试。首先，分别分析了影响高原儿童青少年心肺耐力和执行功能的影响因素。其次，采用多重线性分层回归分析了心肺耐力与执行功能及各子功能之间的关联关系。最后，结合高原地区实际进行了 12 周的体育课运动锻炼干预。

具体结论如下：

（1）在心肺耐力方面，总体上，高原儿童青少年 7～16 岁年龄段心肺耐力低于平原地区水平，17、18 岁年龄段显著高于平原地区。身体成分指标值较低、高强度体力活动时间较长、家庭环境较好、睡眠充足、合理饮食、控制含糖饮料饮用的高原儿童青少年心肺耐力水平更高。

（2）在执行功能方面，高原儿童青少年腰围值越低则刷新、转换功能表现越好，高强度体力活动时间越长则刷新、转换功能表现越好，父母受教育程度较高且支持子女参与体育锻炼者的执行功能表现较好，几乎不饮用含糖饮料的高原儿童青少年刷新功能表现优于经常饮用者。

（3）在心肺耐力与执行功能关系方面，总体上高原儿童青少年心肺耐力对刷新功能、转换功能存在正向关联，即心肺耐力越高刷新和转换功能表现越好。

（4）实验干预后，高原初中生心肺耐力得到一定提高，对男生抑制、刷新、转换功能和女生的抑制、刷新功能表现均起到积极影响，表明运动干预对心肺耐力的提高和执行功能的抑制、刷新功能表现均起到积极影响。

6.1.2 研究建议

心肺耐力作为儿童青少年体质健康的重要指标，对青少年期和未来成年时期的健康发展具有重要意义。本研究证实，心肺耐力与高原儿童青少年执行功能存在密切联系，且心肺耐力水平的提高对执行功能起到积极影响。鉴于心肺耐力和执行功能对儿童青少年身心健康发展的重要意义和密切联系，结合高海拔地区实际，今后应从家庭、学校和社会等方面入手，共同做好高原儿童青少年的身心健康促进工作。具体建议如下：

（1）家庭方面：首先，父母作为子女的直接教育者，应鼓励参与各类体育锻炼、注重膳食搭配、积极引导子女养成良好的作息和行为习惯。其次，父母应以身作则，做好积极健康生活方式的示范和表率作用，潜移默化的影响子女健康发展。第三，鉴于与全国心肺耐力水平的比较，父母应尤其注重高原儿童青少年青春期及青春期前心肺耐力及身体其他各项指标的发育水平，对出现的异常问题给与及时关注，以保障身体健康发展。

（2）学校方面：一是，应结合学校和高原地区实际，开展以传统项目如锅庄舞为特色的健康锻炼活动，并融入学生的体育教育课程内，同时定期开展健康知识讲座、健康知识竞赛等活动，以重点提高青春期前及青春期高原学生的健康知识素养水平为主，以缩小与低海拔或平原地区学生的差距。二是，为学生锻炼提供一定的场地器材，并为其营造良好的锻炼氛围，保障锻炼时间和体育课质量。

（3）社会方面：第一，教育行政部门应加强对学校健康教育师资数量的配备和课程的相关设置，将健康教育课程纳入到中小学常规的教育课程体系内，以提高学生的健康知识水平和素养。第二，加强学校体育教师配备比例和教学监督、指导、培训和交流学习工作，在开齐开足体育课的前提下保障体育课教学质量。

总之，高原儿童青少年身心健康发展受到多方面因素的综合影响，其促进提高过程也是一项长期而复杂的系统工程，需要家庭、学校和社会的多方共同努力，才能有效保障高原儿童青少年的身心健康发展。

6.2 研究创新与特色

6.2.1 研究创新

本研究对高原儿童青少年心肺耐力、执行功能及影响因素进行了测试和调查，并分析两者间存在的关联关系，同时结合高原地区实际进行了运动干预的实践研究。具体创新表现在以下方面：

第一，研究地域突出且具有代表性。以往研究多集中于平原地区儿童青少年的心肺耐力和执行功能的研究，而针对高海拔地区多变、复杂环境下高原儿童青少年进行心肺耐力和执行功能的系统研究较少，且高原青少年作为高海拔地区的典型代表，其研究地域和对象具有典型的代表性。

第二，干预方式符合高原地区实际。本研究采用体育课锻炼方式进行高原初中生的干预和实践论证。在流行病学和社会学调查的基础上，分析高原儿童青少年心肺耐力与执行功能间存在的关联联系，在此基础上结合高原地区实际，如加入锅庄舞等传统项目，设计了符合高原地区实际的锻炼方案并进行了实验干预，收到了较好的干预效果，表明该体育课锻炼干预方式在高海拔地区有效可行，值得借鉴和参考。

6.2.2 研究特色

本研究特色有两个方面：一是，研究具有鲜明的地域特色。我国作为世界高海拔典型地区，高原青少年则是世界上世居高原最具代表性的群体，本研究对这一典型群体儿童青少年进行全面的心肺耐力和执行功能调查与分析，具有鲜明的地域特色。二是，调查研究的全面性和理论与实践研究的统一性。本研究首次对高原儿童青少年心肺耐力、执行功能、家庭情况、体力活动、饮食行为、睡眠、生活习惯等方面进行较为全面而系统的流行病学和社会学的横断面测试和调查，同时进行了运动干预的实践研究，采用横断面调查与实验干预相结合的方式进行研究，从多个视角全面、准确、客观地分析问题，也是本研究的又一特色。

6.3 研究不足

在研究过程中，研究者克服高原缺氧带来的不良反应和新型冠状病毒疫情封校等诸多测试中的困难，对高原儿童青少年心肺耐力、执行功能、生活习惯、体力活动等方面进行了系统调查和运动干预，但研究依然存在一些不足。主要表现在以下方面：

（1）本研究影响因素的调查主要采用问卷的形式进行，因受学生回忆能力、填写态度等影响，不免对调查结果产生一定偏差，但针对大样本流行病学调查也是难以避免的问题。在今后的研究中可采用如加速度计等客观仪器进行精确的测试和调查。

（2）本研究分析了心肺耐力与执行功能之间存在的关联关系，虽然具有一定样本量和代表性，但因是横断面调查研究，无法了解心肺耐力与执行功能之间存在的因果关系，也是本研究的又一不足。在今后的研究中应进一步采用队列研究以分析两者之间存在的因果关系。

总之，针对以上不足，在今后的研究中应予以考虑和弥补。

参考文献

[1] 体育总局，教育部．关于印发深化体教融合 促进青少年健康发展意见通知［EB/OL］．［2020-08-31］．http：//www.gov.cn/zhengce/zhengceku/2020-09/21/content_ 5545112.htm.

[2] 中共中央办公厅，国务院．中共中央办公厅国务院印发《关于全面加强和改进新时代学校体育工作的意见》［EB/OL］．［2020-10-05］．http：//www.gov.cn/zhengce/2020-10/15/content_ 5551609.htm.

[3] 季浏．对我国20年基础教育体育新课改若干认识问题的澄清与分析［J］．上海体育学院学报，2020，44（1）：21-30.

[4] SMALL C，COHEN J E. Continental physiography，climate，and the global distribution of human population［J］．Current Anthropology，2004，45（2）：269-277.

[5] 国务院人口普查办公室．中国第六次人口普查［EB/OL］．［2010-05-04］．http：//www.stats.gov.cn/tjsj/pcsj/rkpc/6rp/indexch.htm.

[6] 李稼，齐海英，谢思远，等．高海拔地区健康儿童心肺系统的代偿性发育：中国的观察［M］．北京：中国协和医科大学出版社，2018.

[7] GANDO Y，MURAKAMI H，KAWAKAMI R，et al. Cardiorespiratory Fitness Suppresses Age-Related Arterial Stiffening in Healthy Adults：A 2-Year Longitudinal Observational Study［J］．J Clin Hypertens，2016，18（4）：292-298.

[8] LEE D，ARTERO E G，SUI X，et al. Mortality trends in the general population：the importance of cardiorespiratory fitness［J］．J Psychopharmacol，2010，24（11）：27-35.

[9] 刘坚．不同时间中等强度体育锻炼对初中生执行功能与学习行为影响的实验研究［D］．扬州：扬州大学，2016.

[10] BEST J R，MILLER P H，NAGLIERI J A. Relations between executive function and academic achievement from ages 5 to 17 in a large，represent-

ative national sample [J]. Learn Individ Differ, 2011, 21 (4): 327-336.
[11] 陈明达. 实用体质学 [M]. 北京: 北京医科大学、中国协和医科大学联合出版社, 1993: 167-168.
[12] 陶芳标. 儿童少年卫生学(第8版) [M]. 北京: 人民卫生出版社, 2017: 18-25.
[13] 谢敏豪, 李红娟, 王正珍, 等. 心肺耐力: 体质健康的核心要素——以美国有氧中心纵向研究为例 [J]. 北京体育大学学报, 2011, 34 (2): 1-7.
[14] 林家仕. 运动干预对改善40-49岁男性心肺耐力的剂量—效应关系研究 [D]. 北京: 北京体育大学, 2012.
[15] 闫晓晋, 马宁, 董彦会, 等. 2014年中国13~18岁汉族学生耐力素质与血压状况的关联研究 [J]. 中华流行病学杂志, 2020, 41 (9): 1433-1439.
[16] PALLARÉS J G, ESPEJO V C, MORÁN-NAVARRO R, et al. A New Short Track Test to Estimate the VO2max and Maximal Aerobic Speed in Well-Trained Runners [J]. J Strength Cond Res, 2019, 33 (5): 1216-1221.
[17] JOYNER M J, LUNDBY C. Concepts About VO_{2max} and Trainability Are Context Dependent [J]. Exerc Sport Sci Rev, 2018, 46 (3): 138-143.
[18] SONGJUNGRAN, SANGHYUN L, KIM Y, et al. Development of New Estimation Formula Based on Astrand-Ryhming Step Test Protocol for VO_{2max} Evaluation of Adolescents (13-18 years) [J]. Exercise Science, 2018, 27 (1): 71-79.
[19] MCKIE G L, HAZELL T J. Commentary: VO_2peak is an acceptable estimate of cardiorespiratory fitness but not VO_{2max} [J]. J Appl Physiol, 2018, 125 (1): 233-240.
[20] DYRUD J E, DONNELLY C. Executive function of the ego. Clinical and procedural relevance [J]. Arch Gen Psychiatry, 1969, 20 (3): 257-261.
[21] GARCIA-MOLINA A. Phineas Gage and the enigma of the prefrontal cortex [J]. Neurologia, 2012, 27 (6): 370-375.
[22] WELSH M, PETERSON E. Issues in the conceptualization and assessment of hot executive functions in childhood [J]. J Int Neuropsychol Soc, 2014, 20 (2): 152-156.

[23] SMITH E E, JONIDES J. Neuroscience-Storage and executive processes in the frontal lobes [J]. Science, 1999, 283 (5408): 1657-1661.

[24] LEZAK M D, HOWIESON D B, LORING D W. Neuropsychological assessment [M]. 4th. New York: Oxford University Press, 2004.

[25] FUNAHASHI S. Neuronal mechanisms of executive control by the prefrontal cortex [J]. Neurosci Res, 2001, 39 (2): 147-165.

[26] MARTA V. Cognitive Neuroscience: The biology of the mind (International student edition), 4th edition [J]. J Behav Addict, 2016, 5 (1): 151-152.

[27] DIAMOND A. Executive Functions [J]. Annu Rev Psychol, 2013, 64 (1): 135-168.

[28] 陈爱国，殷恒婵，颜军，等. 不同强度短时有氧运动对执行功能的影响 [J]. 心理学报，2011，43 (9): 1055-1062.

[29] TIANYI W U, KAYSER B. High Altitude Adaptation in Tibetans [J]. High Altitude Medicine & Biology, 2006, 7 (3): 193.

[30] LUNDBY C, CALBET J A L. Why Are High-Altitude Natives So Strong at Altitude? Maximal Oxygen Transport to the Muscle Cell in Altitude Natives [M] //Boston, MA: Springer US, 2016: 65-81.

[31] WEITZ C A, GARRUTO R M, CHIN C. Larger FVC and FEV1 Among Tibetans Compared to Han Born and Raised at High Altitude [J]. Am J Phys Anthropol, 2016, 159 (2): 244-255.

[32] WILSON M H, NEWMAN S, IMRAY C H. The cerebral effects of ascent to high altitudes [J]. Lancet Neurol, 2009, 8 (2): 175-191.

[33] SAMPSON J B, CYMERMAN A, BURSE R L, et al. Procedures for the measurement of acute mountain sickness [J]. Aviat Space Environ Med, 1983, 54 (12): 1063-1073.

[34] VARDY J, VARDY J, JUDGE K. Acute mountain sickness and ascent rates in trekkers above 2500 m in the Nepali Himalaya [J]. Aviat Space Environ Med, 2006, 77 (7): 742-744.

[35] WU T, DING S, LIU J, et al. Who are more at risk for acute mountain sickness: a prospective study in Qinghai-Tibet railroad construction workers on Mt. Tanggula [J]. 中华医学杂志（英文版），2012, 125 (8): 1393-1400.

[36] LUKS A M, SWENSON E R, BÄRTSCH P. Acute high-altitude sickness

[J]. Eur Respir Rev, 2017, 26 (143): 160096.

[37] WEST J B. The physiologic basis of high-altitude diseases [J]. Annals of Internal Medicine, 2004, 141 (10): 789-800.

[38] HOCHACHKA P W, MONGE C. Evolution of human hypoxia tolerance physiology [J]. Adv Exp Med Biol, 2000, 475: 25.

[39] BIANBA B, YANGZONG Y, GONGGALANZI G, et al. Anthropometric Measures of 9-to 10-Year-Old Native Tibetan Children Living at 3700 and 4300m Above Sea Level and Han Chinese Living at 3700m [J]. Medicine, 2015, 94 (42): 1516.

[40] WEITZ C A, GARRUTO R M, CHIN C T, et al. Growth of Qinghai Tibetans living at three different high altitudes [J]. Am J Phys Anthropol, 2000, 111 (1): 69-88.

[41] WEITZ C A, GARRUTO R M, CHIN C T, et al. Morphological growth and thorax dimensions among Tibetan compared to Han children, adolescents and young adults born and raised at high altitude [J]. Ann Hum Biol, 2004, 31 (3): 292-310.

[42] LEE D J, KEARNS J C, WISCO B E, et al. A longitudinal study of risk factors for suicide attempts among Operation Enduring Freedom and Operation Iraqi Freedom veterans [J]. Depression & Anxiety, 2018, 35 (7): 609-618.

[43] KIOUS B M, BAKIAN A, ZHAO J, et al. Altitude and risk of depression and anxiety: findings from the intern health study [J]. Int Rev Psychiatry, 2019, 31 (7): 637-645.

[44] KIM J, CHOI N, LEE Y J, et al. High Altitude Remains Associated with Elevated Suicide Rates after Adjusting for Socioeconomic Status: A Study from South Korea [J]. Psychiatry Investigation, 2014, 11 (4): 492-494.

[45] BRENNER B, CHENG D, CLARK S, et al. Positive Association between Altitude and Suicide in 2584 U. S. Counties [J]. High Alt Med Biol, 2011, 12 (1): 31-35.

[46] ALAMEDA-PALACIOS J, RUIZRAMOS M, GARCIA-ROBREDO B. Suicide Mortality in Andalusia, Spain: geographical Distribution and Relationship with Antidepressants, Altitude and Socioeconomic Inequalities [J]. Rev Esp Salud Publica, 2015, 89 (3): 283-293.

[47] HELBICH M, BLUML V, LEITNER M, et al. Does altitude moderate the impact of lithium on suicide? A spatial analysis of Austria [J]. Geospat Health, 2013, 7 (2): 209-218.

[48] YOUNG, SIMON N. Elevated incidence of suicide in people living at altitude, smokers and patients with chronic obstructive pulmonary disease and asthma: possible role of hypoxia causing decreased serotonin synthesis [J]. J Psychiatry Neurosci, 2013, 38 (6): 423-426.

[49] 石秀廷，尹小俭 .20m 往返跑用于青少年心肺耐力评价的研究进展 [J]. 中国学校卫生，2017，38（12）：1916-1920.

[50] 尹小俭 . 心肺耐力是儿童青少年体质健康的重要维度 [J]. 中国学校卫生，2017，38（12）：1761-1764.

[51] 周誉 . 中年人群心肺耐力、体力活动水平与心血管疾病风险因素的相关研究 [D]. 北京：北京体育大学，2015.

[52] 彭莉 . 置疑最大摄氧量——测试方法与判定标准 [J]. 体育科学，2011，31（7）：85-91.

[53] EDVARDSEN E, HEM E, ANDERSSEN S A. End criteria for reaching maximal oxygen uptake must be strict and adjusted to sex and age: a cross-sectional study [J]. PLoS One, 2014, 9 (1): 85276.

[54] LEGER L, LAMBERT J, GOULET A, et al. Aerobic capacity of 6 to 17-year-old Quebecois—20 meter shuttle run test with 1 minute stages [J]. Can J Appl Sport Sci, 1984, 9 (2): 64-69.

[55] TOMKINSON G R, LANG J J, TREMBLAY M S, et al. International normative 20 m shuttle run values from 1142026 children and youth representing 50 countries [J]. Br J Sports Med, 2017, 51 (21): 1545-1554.

[56] 叶心明，尹小俭，季浏，等 . 青少年心肺耐力测试方法的研究 [J]. 成都体育学院学报，2014，40（12）：73-78.

[57] CAMILO J RUGGERO T P. Cardiorespiratory Fitness May Help in Protecting Against Depression Among MiddleSchool Adolescents [J]. J Adolesc Health, 2015, 57 (1): 60-65.

[58] CAIRNEY J, HAY J, VELDHUIZEN S, et al. Comparison of VO_2 maximum obtained from 20m shuttle run and cycle ergometer in children with and without developmental coordination disorder [J]. Res Dev Disabil, 2010, 31 (6): 1332-1339.

[59] LEGER L A, MERCIER D, GADOURY C, et al. The multistage 20 metre Shuttle Run test for aerobic fitness [J]. J Sports Sci, 1988, 6 (2): 93-101.

[60] ANDERSSEN S A, COOPER A R, RIDDOCH C, et al. Low cardiorespiratory fitness is a strong predictor for clustering of cardiovascular disease risk factors in children independent of country, age and sex [J]. Eur J Cardiovasc Prev Rehabil, 2007, 14 (4): 526-531.

[61] RIDDOCHCJ. The fitnessphysical activityattitudes and lifestyles of Northern Ireland post-primary schoolchildren [J]. North Ire Health Fit, 1989, 23 (2): 11.

[62] 刘定一，曹电康，李瑞年．对《学生体质健康标准》中台阶试验的研究与建议 [J]. 体育科学，2004，24 (10)：54-55.

[63] 蔡广，陆大江，沈勋章．两种台阶实验间接推算和直接测试最大摄氧量的比较 [J]. 中国组织工程研究与临床康复，2008，12 (15)：2918-2921.

[64] 李纪江，庄洁，陈佩杰，等．台阶试验与功率自行车 VO_ 2max 测试法相关性研究 [J]. 体育科学，2007，27 (5)：65-68.

[65] 王健，邓树勋．台阶试验质疑 [J]. 中国体育科技，2003，39 (2)：62-65.

[66] 李然，江崇民，蔡睿，等．运动后恢复期心率对心功能的评价—台阶指数对不同年龄段人群心功能评价的局限性 [J]. 体育科学，2012，32 (6)：81-84.

[67] THOMPSON P D, ARENA R, RIEBE D, et al. ACSM's new preparticipation health screening recommendations from ACSM's guidelines for exercise testing and prescription, ninth edition [J]. Curr Sports Med Rep, 2013, 12 (4): 215-217.

[68] 曹泽亮．最大摄氧量判定指标和标准的研究 [D]. 重庆：西南大学，2012.

[69] GRANT S, CORBETT K, AMJAD A M, et al. A comparison of methods of predicting maximum oxygen uptake [J]. Br J Sports Med, 1995, 29 (3): 147-152.

[70] 邹志春，陈佩杰，庄洁．上海城区 7~17 岁学生 20 米往返跑成绩和最后跑速变化分析 [J]. 中国运动医学杂志，2011，30 (1)：11-15.

[71] 蔡秋，王步标，龚正伟．12 分钟跑与 20 米往返跑预测最大吸氧量的比较研究 [J]．体育学刊，1997，10 (2)：37-40.

[72] WILKINSON D M, FALLOWFIELD J L, MYERS S D. A modified incremental shuttle run test for the determination of peak shuttle running speed and the prediction of maximal oxygen uptake [J]. J Sports Sci, 1999, 17 (5): 413-419.

[73] MAHAR M T, GUERIERI A M, HANNA M S, et al. Estimation of aerobic fitness from 20-m multistage shuttle run test performance [J]. Am J Prev Med, 2011, 41 (4): 117-123.

[74] WELK G J, MADURO S M, LAURSON K R, et al. Field evaluation of the new FITNESSGRAM criterion-referenced standards [J]. Am J Prev Med, 2011, 41 (4): 131-142.

[75] ROBERTS S J, BODDY L M, FAIRCLOUGH S J, et al. The influence of relative age effects on the cardiorespiratory fitness levels of children age 9 to 10 and 11 to 12 years of age [J]. Pediatr Exerc Sci, 2012, 24 (1): 72-83.

[76] LEGER L A, LAMBERT J A. A maximal multistage 20-m shuttle run test to predict VO2 max [J]. Eur J Appl Physiol Occup Physiol, 1982, 49 (1): 1-12.

[77] LANG, JUSTIN, J., et al. Systematic review of the relationship between 20 m shuttle run performance and health indicators among children and youth [J]. Appl Physiol Nutr Metab, 2018, 43 (2): 211.

[78] TOMKINSON G R, LEGER L A, OLDS T S, et al. Secular Trends in the Performance of Children and Adolescents (1980—2000) [J]. Sports Med, 2003, 33 (4): 285-300.

[79] GARBER M D, MARCELO S, FELIPE L, et al. Geographical Variation in Health-Related Physical Fitness and Body Composition among Chilean 8th Graders: A Nationally Representative Cross-Sectional Study [J]. PLoS One, 2014, 9 (9): 108053.

[80] BATISTA M B, CYRINO E S, ARRUDA M D, et al. Validity of equations for estimating VO2peak from the 20-m shuttle run test in adolescents aged 11-13 years [J]. J Strength Cond Res, 2013, 27 (10): 2774-2781.

[81] BLAIR S N. Physical inactivity: the biggest public health problem of the

21st century [J]. Br J Sports Med, 2009, 43 (1): 1.

[82] GULATI M. Exercise capacity and the risk of death in women: the St James Women Take Heart Project [J]. Circulation, 2003, 108 (20): 1554-1559.

[83] 吴江，吴翊馨 . 青少年心肺耐力测定与相关研究进展 [J]. 当代体育科技，2017，7 (28)：17-18.

[84] 孙文君 . 天津市部分高校全日制硕士研究生日常体力活动水平与心肺耐力相关性研究 [D]. 天津：天津体育学院，2020.

[85] 徐文凤 . 20 米折返跑测量高原儿童青少年心肺耐力的效度及西藏儿童青少年心肺耐力研究 [D]. 北京：国家体育总局体育科学研究所，2020.

[86] 孙毅，尹小俭，李玉强，等 . 中国汉族儿童青少年 20m 往返跑年龄性别和地区特征 [J]. 中国学校卫生，2017，38 (12)：1777-1780.

[87] 杨小芳，尹小俭，李玉强，等 . 中国汉族儿童青少年体力活动视屏时间与 20m 往返跑的相关性 [J]. 中国学校卫生，2017，38 (12)：1769-1772.

[88] 刘海云 . 20 米折返跑与 800/1000 米跑评价中学生心肺耐力的比较研究 [D]. 北京：北京体育大学，2019.

[89] 沙瑞香 . 吸烟和体力活动水平及其交互作用对心肺耐力的影响 [D]. 北京：北京体育大学，2019.

[90] 范影 . 促进初中生心肺耐力发展的干预研究 [D]. 武汉：武汉体育学院，2019.

[91] BERNTSEN S, BIANBA B, ANDERSEN L B, et al. Physical activity and aerobic fitness level in children living at high altitude in Tibet [J]. Gazzetta Medica Italiana-Archivio per le Scienze Mediche, 2014, 173 (3): 119-126.

[92] ZHANG F, YIN X, BI C, et al. Normative Reference Values and International Comparisons for the 20-Metre Shuttle Run Test: Analysis of 69, 960 Test Results among Chinese Children and Youth [J]. J Sports Sci Med, 2020, 19 (3): 478-488.

[93] YANG X, YIN X, JI L, et al. Differences in Cardiorespiratory Fitness between Chinese and Japanese Children and Adolescents [J]. Int J Environ Res Public Health, 2019, 16 (13): 2316.

[94] HUICHO L, MURO M, PACHECO A, et al. Cross-sectional study of echocardiographic characteristics in healthy children living at high altitude [J]. Am J Hum Biol, 2010, 17 (6): 704-717.

[95] FRIEDBERG M K, CHO M Y, LI J, et al. Adverse Biventricular Remodeling in Isolated Right Ventricular Hypertension Is Mediated by Increased Transforming Growth Factor-beta 1 Signaling and Is Abrogated by Angiotensin Receptor Blockade [J]. Am J Respir Cell Mol Biol, 2013, 49 (6): 1019-1028.

[96] FALGAIRETTE G, BEDU M, FELLMANN N, et al. Evaluation of physical fitness from field tests at high altitude in circumpubertal boys: comparison with laboratory data [J]. Eur J Appl Physiol Occup Physiol, 1994, 69 (1): 36-43.

[97] BERNTSEN Y S, STIGUM E B H, NAFSTAD P, et al. Lung Function Among 9-to 10-Year-Old Tibetan and Han Chinese Schoolchildren Living at Different Altitudes in Tibet [J]. High Alt Med Biol, 2013, 14 (1): 31-36.

[98] BIANBA, BERNTSEN S, ANDERSEN L B, et al. Exercise capacity and selected physiological factors by ancestry and residential altitude: cross-sectional studies of 9-10-year-old children in Tibet [J]. High Alt Med Biol, 2014, 15 (2): 162-169.

[99] 李宁，郭新艳．西藏 17 岁城市藏族学生 20 年体质变化特征分析 [J]. 中国学校卫生，2009，30（8）：741-742.

[100] 杨海航，周学雷，杨建军，等．西藏藏族学生 1985 年与 2010 年体质及健康状况比较研究 [J]. 西藏大学学报（自然科学版），2012，27（2）：102-108.

[101] 刘慧彬，宋逸，马军，等．1985—2010 年西藏藏族中小学生速度与耐力素质指标动态趋势变化分析 [J]. 中国儿童保健杂志，2016，24（7）：686-690.

[102] MIYAKE A, FRIEDMAN N P, EMERSON M J, et al. The Unity and Diversity of Executive Functions and Their Contributions to Complex "Frontal Lobe" Tasks: A Latent Variable Analysis [J]. Cognitive Psychology, 2000, 41 (1): 49-100.

[103] COLLETTE F, LINDEN M V D. Brain imaging of the central executive

component of working memory [J]. Neurosci. biobehav. rev, 2002, 26 (2): 105-125.

[104] FISK J E, SHARP C A. Age-related impairment in executive functioning: updating, inhibition, shifting, and access [J]. J Clin Exp Neuropsychol, 2004, 26 (7): 874-890.

[105] 陈天勇，李德明．执行功能可分离性及与年龄关系的潜变量分析［J］．心理学报，2005，37（2）：210-217.

[106] STROOP J. Studies of interference in serial verbal reactions [J]. J Exp Psychol Gen, 1992, 121 (1): 15-23.

[107] CEVADA T, CONDE E, MARQUES D, et al. Test-retest reliability of the simon task: a short version proposal [J]. Somatosens Mot Res, 2019, 36 (3): 1-9.

[108] MULLANE J C, CORKUM P V, KLEIN R M, et al. Interference control in children with and without ADHD: a systematic review of Flanker and Simon task performance [J]. Child Neuropsychology, 2009, 15 (4): 321-342.

[109] CRAGG L, NATION K. Go or no-go? Developmental improvements in the efficiency of response inhibition in mid-childhood [J]. Dev Sci, 2010, 11 (6): 819-827.

[110] MILOEVI V J, ORLI A, PURI D, et al. The relationship of aerobic and motor fitness with executive functions in preadolescents [J]. Current Psychology, 2019, 6: 1-11.

[111] ROGERS R D, MONSELL S. Costs of a Predictable Switch Between Simple Cognitive Tasks [J]. J Exp Psychol Gen, 1995, 124 (2): 207-231.

[112] 朱丽娜，殷恒婵，陈爱国，等．大学生有氧运动能力与执行功能的关系：皮层厚度的中介作用［J］．中国体育科技，2020，56（11）：48-54.

[113] 夏榕．ADHD 与 ASD 儿童执行功能及心理理论的比较和分型［D］．上海：华东师范大学，2020.

[114] 陈丽兰，王亚茹．听力障碍中学生执行功能发展与应对方式的关系［J］．中国学校卫生，2020，41（3）：457-460.

[115] BULL R, SCERIF G. Executive functioning as a predictor of children's mathematics ability: inhibition, switching, and working memory [J].

Dev Neuropsychol，2001，19（3）：273-293.
[116] CONWAY A，STIFTER C A. Longitudinal Antecedents of Executive Function in Preschoolers [J]. Child Dev，2012，83（3）：1022-1036.
[117] 周成林，金鑫虹. 从脑科学诠释体育运动提升学习效益的理论与实践 [J]. 上海体育学院学报，2021，45（1）：20-28.
[118] 潘家礼，殷恒婵，陈爱国，等. 运动干预对学习困难、正常小学生执行功能影响的实验研究 [J]. 体育科学，2016，36（6）：84-91.
[119] 魏高峡，宋秀芳，黄涛，等. 基于磁共振成像技术的运动员大脑可塑性研究：发展态势与热点分析 [J]. 武汉体育学院学报，2020，54（7）：63-70.
[120] 杨丽珠，王江洋. 儿童4岁时自我延迟满足能力对其9岁时学校社会交往能力预期的追踪 [J]. 心理学报，2007，39（4）：668-678.
[121] 李植霖. 创造力与认知抑制、工作记忆的关系研究 [D]. 南京：南京师范大学，2007.
[122] SWANSON H L，BEEBE-FRANKENBERGER M. The relationship between working memory and mathematical problem solving in children at risk and not at risk for serious math difficulties [J]. J Educ Psychol，2004，96（3）：471-491.
[123] 刘新学. 工读学校学生执行功能及其与攻击行为关系的研究 [D]. 上海：华东师范大学，2008.
[124] 史振春. 酒精依赖与儿童期不良经历、人格特征、执行功能的关系 [D]. 济南：山东大学，2014.
[125] ERIK，G.，WILLCUTT，et al. Validity of the Executive Function Theory of Attention-Deficit/Hyperactivity Disorder：A Meta-Analytic Review [J]. Biol Psychiatry，2005.
[126] MORA-GONZALEZ J，ESTEBAN-CORNEJO I，CADENAS-SANCHEZ C，et al. Physical Fitness，Physical Activity，and the Executive Function in Children with Overweight and Obesity [J]. Journal of Pediatrics，2019.
[127] LVAREZ-BUENO C，NIETO-LÓPEZ M，SÁNCHEZ-LÓPEZ M，et al. Relation between physical fitness and executive function variables in a preschool sample [J]. Pediatric Research，2020，88（4）：623-628.
[128] CANCELA J，BURGO H，SANDE E. Physical fitness and executive functions in adolescents：cross-sectional associations with academic achieve-

ment [J]. J Phys Ther Sci, 2019, 31 (7): 556-562.
[129] ZHANG X, LEE J, VINT G, et al. Understanding the Relation Between Physical Fitness and Executive Function among Adolescents: An Expectancy-value Approach [J]. Medicine and Science in Sports and Exercise, 2018, 501 (5): 318.
[130] OBERER N, GASHAJ V, ROEBERS C M. Executive functions, visual-motor coordination, physical fitness and academic achievement: Longitudinal relations in typically developing children [J]. Hum Mov Sci, 2018, 58: 69-79.
[131] ISHIHARA T, SUGASAWA S, MATSUDA Y, et al. Relationship between sports experience and executive function in 6-12-year-old children: independence from physical fitness and moderation by gender [J]. Developmental Science, 2018, 21 (3): 12555.
[132] DONNELLY J E, HILLMAN C, CASTELLI D, et al. Physical Activity, Fitness, Cognitive Function, and Academic Achievement in Children: A Systematic Review [J]. Med Sci Sports Exerc, 2016, 48 (6): 1197-1222.
[133] MOREAU D. The role of motor processes in three-dimensional mental rotation: Shaping cognitive processing via sensorimotor experience [J]. Learning and Individual Differences, 2012, 22 (3): 354-359.
[134] SALAS-GOMEZ D, FERNANDEZ-GORGOJO M, POZUETA A, et al. Physical Activity Is Associated With Better Executive Function in University Students [J]. Front Hum Neurosci, 2020, 14 (2): 11.
[135] MCNEILL J, HOWARD S J, VELLA S A, et al. Longitudinal associations of physical activity and modified organized sport participation with executive function and psychosocial health in preschoolers [J]. J Sports Sci, 2020, 38 (24): 2858-2865.
[136] HACKER S, BANZER W, VOGT L, et al. Acute Effects of Aerobic Exercise on Cognitive Attention and Memory Performance: An Investigation on Duration-Based Dose-Response Relations and the Impact of Increased Arousal Levels [J]. J Clin Med, 2020, 9 (5): 1380.
[137] 娄莹，周成林，陆颖之．不同体力活动水平大学生的生物运动工作记忆加工特征研究［J］．首都体育学院学报，2019，31（4）：364-369.

[138] GAPIN J, ETNIER J L. The relationship between physical activity and executive function performance in children with attention-deficit hyperactivity disorder [J]. J Sport Exerc Psychol, 2010, 32 (6): 753-763.

[139] 张婷, 李红娟. 成分数据分析方法在身体活动与健康研究领域的应用展望 [J]. 体育科学, 2020, 40 (9): 74-82.

[140] BLAIR C, KUZAWA C W, WILLOUGHBY M T. The development of executive function in early childhood is inversely related to change in body mass index: Evidence for an energetic trade off? [J]. Dev Sci, 2020, 23 (1): 12860.

[141] BORKERTIENE V, STASIULIS A, ZACHARIENE B, et al. Association among Executive Function, Physical Activity, and Weight Status in Youth [J]. Medicina, 2019, 55 (10): 677.

[142] TEE J, GAN W Y, TAN K A, et al. Obesity and unhealthy lifestyle associated with poor executive function among Malaysian adolescents [J]. PLoS One, 2018, 13 (4): 195934.

[143] 曾思瑶. 饮食行为对儿童执行功能的影响: BMI 指数的中介作用 [D]. 西安: 陕西师范大学, 2018.

[144] 李焕玉, 陈爱国, 李卫东, 等. 小学生体质量指数对执行功能的影响 [J]. 中国学校卫生, 2016, 37 (12): 1834-1836.

[145] 易显林, 王明怡, 王小春. 执行功能与儿童流行性肥胖的关系 [J]. 心理科学进展, 2015, 23 (11): 1920-1930.

[146] HUANG C C, LU S, RIOS J, et al. Associations between Mindfulness, Executive Function, Social-Emotional Skills, and Quality of Life among Hispanic Children [J]. Int J Environ Res Public Health, 2020, 17 (21): 7796.

[147] 陈爱国, 赵莉, 李焕玉, 等. 不同强度短时篮球运球训练对小学生执行功能的影响 [J]. 天津体育学院学报, 2014, 29 (4): 352-355.

[148] 殷恒婵, 陈爱国, 马铮, 等. 两种运动干预方案对小学生执行功能影响的追踪研究 [J]. 体育科学, 2014, 34 (3): 24-28.

[149] MA H, ZHANG D, LI X, et al. Long-term exposure to high altitude attenuates verbal and spatial working memory: Evidence from an event-related potential study [J]. Brain and Behavior, 2019, 9 (4): 1256.

[150] YAN X, ZHANG J, GONG Q, et al. Adaptive influence of long term

high altitude residence on spatial working memory: An fMRI study [J]. Brain and Cognition, 2011, 77 (1): 53-59.

[151] YAN X, ZHANG J, GONG Q, et al. Prolonged high-altitude residence impacts verbal working memory: an fMRI study [J]. Exp Brain Res, 2011, 208 (3): 437-445.

[152] JANSEN G F A, KRINS A, BASNYAT B, et al. Role of the altitude level on cerebral autoregulation in residents at high altitude [J]. J Appl Physiol, 2007, 103 (2): 518-523.

[153] VIRUES-ORTEGA J, BUCKS R, KIRKHAM F J, et al. Changing patterns of neuropsychological functioning in children living at high altitude above and below 4000 m: a report from the Bolivian Children Living at Altitude (BoCLA) study [J]. Dev Sci, 2011, 14 (5): 1185-1193.

[154] RAY K, KISHORE K, VATS P, et al. A Temporal Study on Learning and Memory at High Altitude in Two Ethnic Groups [J]. High Alt Med Biol, 2019, 20 (3): 236-244.

[155] NATION D A, BONDI M W, GAYLES E, et al. Mechanisms of Memory Dysfunction during High Altitude Hypoxia Training in Military Aircrew [J]. J Int Neuropsychol Soc, 2017, 23 (1): 1-10.

[156] DAVIS J E, WAGNER D R, GARVIN N, et al. Cognitive and psychomotor responses to high-altitude exposure in sea level and high-altitude residents of Ecuador [J]. J Physiol Anthropol, 2015, 34 (1): 2.

[157] HILL C M, DIMITRIOU D, BAYA A, et al. Cognitive performance in high-altitude Andean residents compared with low-altitude populations: from childhood to older age [J]. Neuropsychology, 2014, 28 (5): 752-760.

[158] 张娜，陈学伟，安改红，等．不同海拔驻地官兵进驻高海拔地区后睡眠质量及认知功能的比较 [J]. 解放军预防医学杂志，2014，32 (5)：406-408.

[159] 朱晓涵，周晨，齐海英，等．中国高海拔地区高中生认知水平与氧合血红蛋白含量变化的关系 [J]. 中国高原医学与生物学杂志，2020，41 (3)：165-171.

[160] 马海林，莫婷，曾桐奥，等．长期高海拔暴露影响移居者空间工作记忆—来自时域和频域分析的证据 [J]. 生理学报，2020，72 (2)：

181-189.
[161] 马海林，莫婷，王妍．长期高海拔暴露对藏族世居者空间工作记忆的影响—来自时频分析的证据［J］．中国高原医学与生物学杂志，2020，41（2）：88-93.
[162] 王旭萍．快速进入海拔 5380m 高原早期人体视听觉认知功能的变化［J］．高原医学杂志，2011，21（2）：20.
[163] Van WAELVELDE H，VANDEN WYNGAERT K，MARIEN T，et al. The relation between children's aerobic fitness and executive functions：A systematic review［J］．Infant and Child Development，2020，29：21633.
[164] KVALO S E，DYRSTAD S M，BRU E，et al. Relationship between aerobic fitness and academic performance：the mediational role of executive function［J］．J Sports Med Phys Fitness，2019，59（8）：1397-1404.
[165] EUGENIA VISIER-ALFONSO M，SANCHEZ-LOPEZ M，MARTINEZ-VIZCAINO V，et al. Executive functions mediate the relationship between cardiorespiratory fitness and academic achievement in Spanish schoolchildren aged 8 to 11 years［J］．PLoS One，2020，15（4）：231246.
[166] BUCK S M，HILLMAN C H，CASTELLI D M. The Relation of Aerobic Fitness to Stroop Task Performance in Preadolescent Children［J］．Med Sci Sports Exerc，2008，40（1）：166-172.
[167] SCOTT S P，De SOUZA M J，KOEHLER K，et al. Cardiorespiratory Fitness Is Associated with Better Executive Function in Young Women［J］．Med Sci Sports Exerc，2016，48（10）：1994-2002.
[168] 许庆．10 周大课间健身操运动对初中生体质及执行功能的影响［D］．上海：上海体育学院，2020.
[169] 项琪．长时有氧运动对高低心肺功能大学生执行功能影响的实验研究：第十一届全国体育科学大会［C］，中国江苏南京，2019.
[170] 李琳，项琪．长时有氧运动对执行功能的影响：第二十届全国心理学学术会议——心理学与国民心理健康［C］，中国重庆，2017.
[171] VOSS M W，CHADDOCK L，KIM J S，et al. Aerobic fitness is associated with greater efficiency of the network underlying cognitive control in preadolescent children［J］．Neuroscience，2011，199：166-176.
[172] van der NIET A G，SMITH J，OOSTERLAAN J，et al. Effects of a Cog-

nitively Demanding Aerobic Intervention During Recess on Children's Physical Fitness and Executive Functioning [J]. Pediatr Exerc Sci, 2016, 28 (1): 64-70.

[173] HILLMAN C H, PONTIFEX M B, CASTELLI D M, et al. Effects of the FITKids Randomized Controlled Trial on Executive Control and Brain Function [J]. Pediatrics, 2014, 134 (4): 1063-1071.

[174] AADLAND K N, MOE V F, AADLAND E, et al. Relationships between physical activity, sedentary time, aerobic fitness, motor skills and executive function and academic performance in children [J]. Ment Health Phys Act, 2017, 12: 10-18.

[175] BRUIJN A G M, HARTMAN E, KOSTONS D, et al. Exploring the relations among physical fitness, executive functioning, and low academic achievement [J]. J Exp Child Psychol, 2018, 167: 204-221.

[176] TOMPOROWSKI P D, MCCULLICK B, PENDLETON D M, et al. Exercise and children's cognition: The role of exercise characteristics and a place for metacognition [J]. J Sport Health Sci, 2015, 4 (1): 47-55.

[177] VERBURGH L, KONIGS M, SCHERDER E J A, et al. Physical exercise and executive functions in preadolescent children, adolescents and young adults: a meta-analysis [J]. Br J Sports Med, 2014, 48 (12): 973.

[178] CHEN A, YAN J, YIN H, et al. Effects of acute aerobic exercise on multiple aspects of executive function in preadolescent children [J]. Psychol Sport Exerc, 2014, 15 (6): 627-636.

[179] XIE C, ALDERMAN B L, MENG F, et al. Acute High-Intensity Interval Exercise Improves Inhibitory Control Among Young Adult Males With Obesity [J]. Front Psychol, 2020, 11: 1291.

[180] MEHREN A, DIAZ L C, BRANDES M, et al. Intensity-Dependent Effects of Acute Exercise on Executive Function [J]. Neural Plast, 2019: 8608317.

[181] BEST J R. Effects of physical activity on children's executive function: Contributions of experimental research on aerobic exercise [J]. Dev Rev, 2010, 30 (4): 331-351.

[182] CHADDOCK L, HILLMAN C H, PONTIFEX M B, et al. Childhood aer-

obic fitness predicts cognitive performance one year later [J]. J Sports Sci, 2012, 30 (5): 421-430.

[183] LUDYGA S, GERBER M, BRAND S, et al. Acute effects of moderate aerobic exercise on specific aspects of executive function in different age and fitness groups: A meta-analysis [J]. Psychophysiology, 2016, 53 (11): 1611-1626.

[184] WU C, HILLMAN C H. Aerobic Fitness and the Attentional Blink in Preadolescent Children [J]. Neuropsychology, 2013, 27 (6): 642-653.

[185] ERICKSON K I, VOSS M W, PRAKASH R S, et al. Exercise training increases size of hippocampus and improves memory [J]. Proc Natl Acad Sci U S A, 2011, 108 (7): 3017-3022.

[186] RAGHUVEER G, HARTZ J, LUBANS D R, et al. Cardiorespiratory Fitness in Youth: An Important Marker of Health: A Scientific Statement From the American Heart Association [J]. Circulation, 2020, 142 (7): 101-118.

[187] ERIKSEN L, GRONBAEK M, HELGE J W, et al. Cardiorespiratory fitness in 16 025 adults aged 18-91 years and associations with physical activity and sitting time [J]. Scand J Med Sci Sports, 2016, 26 (12): 1435-1443.

[188] EDWARDS M K, LOPRINZI P D. All-cause mortality risk as a function of sedentary behavior, moderate-to-vigorous physical activity and cardiorespiratory fitness [J]. Phys Sportsmed, 2016, 44 (3): 223-230.

[189] TOMKINSON G R, CARVER K D, ATKINSON F, et al. European normative values for physical fitness in children and adolescents aged 9-17 years: results from 2 779 165 Eurofit performances representing 30 countries [J]. Br J Sports Med, 2018, 52 (22): 1445-1456.

[190] WILKINSON D M, FALLOWFIELD J L, MYERS S D. A modified incremental shuttle run test for the determination of peak shuttle running speed and the prediction of maximal oxygen uptake [J]. J Sports Sci, 1999, 17 (5): 413-419.

[191] 中国学生体质与健康研究组.2014年中国学生体质与健康调研报告[M]. 北京:高等教育出版社, 2016: 5-27.

[192] 徐亚涛. 中国儿童青少年身体发育状况及其影响因素的研究 [D].

上海：华东师范大学，2019.
［193］吴慧攀．中国心理亚健康青少年体质健康及其影响因素的研究［D］．上海：华东师范大学，2019.
［194］RESEARCH C I F A. The Prudential FITNESSGRAM Test Administration Manual［M］. Dallas：Cooper Institute for Aerobics Research，1992.
［195］教育部体育卫生与艺术教育司全国学生体质与健康调研组．2014 年全国学生体质与健康调研工作手册［M］．北京：高等教育出版社，2014：17-24.
［196］DUNCAN M J，MOTA J，VALE S，et al. Associations between body mass index，waist circumference and body shape index with resting blood pressure in Portuguese adolescents［J］. Ann Hum Biol，2013，40（2）：163-167.
［197］KRAKAUER N Y，KRAKAUER J C. Association of Body Shape Index（ABSI）with Hand Grip Strength［J］. Int J Environ Res Public Health，2020，17（18）：6797.
［198］TEE J Y H，GAN W Y，LIM P Y. Comparisons of body mass index，waist circumference，waist-to-height ratio and a body shape index（ABSI）in predicting high blood pressure among Malaysian adolescents：a cross-sectional study［J］. BMJ Open，2020，10（1）：32874.
［199］席焕久，李文慧，赵宏．藏族生物人类学研究回顾［J］．人类学学报，2015，34（2）：260-266.
［200］WEITZ C A，GARRUTO R M，CHIN C，et al. Morphological growth and thorax dimensions among Tibetan compared to Han children，adolescents and young adults born and raised at high altitude［J］. Annals of Human Biology，2009，31（3）：292-310.
［201］XU S，WANG Y，JING Y，et al. Influence of Parents' Physical Activity on Children's Physical Activity And Cardiopulmonary Endurance［J］. Medicine & Science in Sports & Exercise，2019，51（6）：514.
［202］MOON R C，CUNNINGHAM S A，GAZMARARIAN J. Impact of Weight Status on the Cardiopulmonary Fitness Outcome of a School-Based Physical Activity Program［J］. J Sch Health，2020，90（10）：762-770.
［203］SHI S，SHI J，JIA Q，et al. Efficacy of Physical Exercise on the Quality of Life，Exercise Ability，and Cardiopulmonary Fitness of Patients With

Atrial Fibrillation: A Systematic Review and Meta-Analysis [J]. Front Physiol, 2020, 11: 740.
[204] 高宇. 某中学少年体格发育与心肺耐力发展的研究 [D]. 北京: 北京体育大学, 2013.
[205] 石东哲, 杨光. 辽宁省初中生身体素质的动态研究 [J]. 辽宁体育科技, 2016, 38 (2): 65-68.
[206] 宋玉龙. 济南市历下区小学生家庭环境对其体育活动参与影响的研究 [D]. 济南: 山东体育学院, 2015.
[207] YEE K E, PFEIFFER K A, WEATHERSPOON L J, et al. Associations Among Obesity, Physical Activity, Nutrition, And Family Environment In Adolescents [J]. Medicine & Science in Sports & Exercise, 2019, 51 (6): 97.
[208] NAKANO S, HIRANO C, HOTTA K, et al. Factors associated with overweight status, obesity, and sedentary behavior in elementary and junior high school students [J]. Physical therapy research, 2019, 22 (2): 66-72.
[209] 薛冉. 2017—2018年南昌市学龄前儿童体质追踪调查及影响因素研究 [D]. 南昌: 江西师范大学, 2019.
[210] 王思玉. 家庭体育对扬州市城区高中生体育行为影响的研究 [D]. 南京: 南京体育学院, 2020.
[211] 刘照宇. 江苏省高中学生健康体适能现状及影响因素研究 [D]. 南京: 南京师范大学, 2011.
[212] 姜涛, 高新友, 任超学, 等. 男子中长跑运动员气体代谢与超声心动图的实验研究: 2011年中国生理学会运动生理学专业委员会会议暨"运动与骨骼肌"学术研讨会 [C], 中国北京, 2011.
[213] LARSEN M S, HOLM L, SVART M V, et al. Effects of protein intake prior to carbohydrate-restricted endurance exercise: a randomized crossover trial [J]. J Int Soc Sports Nutr, 2020, 17 (1): 7.
[214] ALCANTARA J M A, SANCHEZ-DELGADO G, MARTINEZ-TELLEZ B, et al. Impact of cow's milk intake on exercise performance and recovery of muscle function: a systematic review [J]. J Int Soc Sports Nutr, 2019, 16 (1): 22.
[215] 赵莉, 黎隐豪, 肖成汉, 等. 含糖饮料与儿童肥胖的关系及其防控

政策研究进展［J］. 中国学校卫生，2020，41（3）：468-470.
［216］韩柳．短时中等强度有氧运动对女大学生身体成分及心肺功能的影响研究［J］. 哈尔滨师范大学自然科学学报，2019，35（2）：105-110.
［217］郑冬华，毕存箭，尹小俭，等．中国日本儿童青少年体质量指数与心肺耐力的关系［J］. 中国学校卫生，2019，40（11）：1620-1623.
［218］李明，尹小俭，李玉强，等．中国汉族儿童青少年体质量指数与 20m 往返跑的相关性［J］. 中国学校卫生，2017，38（12）：1773-1776.
［219］MACFARLANE D J，TOMKINSON G R. Evolution and variability in fitness test performance of Asian children and adolescents［J］. Med Sport Sci，2007，50：143-167.
［220］PALOMAKI S，HEIKINARO-JOHANSSON P，HUOTARI P. Cardiorespiratory performance and physical activity in normal weight and overweight Finnish adolescents from 2003 to 2010［J］. J Sports Sci，2015，33（6）：588-596.
［221］STRATTON G，CANOY D，BODDY L M，et al. Cardiorespiratory fitness and body mass index of 9-11-year-old English children：a serial cross-sectional study from 1998 to 2004［J］. Int J Obes（Lond），2007，31（7）：1172-1178.
［222］HUANG Y C，MALINA R M. Body mass index and individual physical fitness tests in Taiwanese youth aged 9-18 years［J］. Int J Pediatr Obes，2010，5（5）：404-411.
［223］李新，李晓彤，王正珍，等．肥胖少年颈围、腰围与心肺耐力及心血管疾病危险因素的关系［J］. 体育科学，2017，37（3）：79-85.
［224］严宇珺，严运楼．2015—2018 年上海市青少年健康体能动态分析［J］. 医学与社会，2020，33（4）：19-22.
［225］KLEIN R K B. Body Fat Distribution and Diabetic Retinopathy in People With Type 2 Diabetes［J］. Jama，2016，315（16）：1778.
［226］NAJI A B. Cardio-metabolic disturbances are more correlated with waist-hip ratio（WHR）than body mass index（BMI）in patients with coronary vascular disease［J］. J Pak Med Assoc，2019，69（8）：36-39.
［227］RAI R H，GUPTA S，MOHD A. Relationship of Peak Expiratory Flow Rate with Waist Circumference，Hip Circumference，and Waist-to-Hip Ratio in Young Adults［J］. Ann Natl Acad Med Sci，2020，56（1）：

26-29.

[228] HIG, ROCZ, PANSTW, et al. Obesity diagnosis and mortality risk based on a body shape index (ABSI) and other indices and anthropometric parameters in university students [J]. Rocz Panstw Zakl Hig, 2019, 70 (3): 267-275.

[229] 李红娟，桂春燕. 儿童青少年身体素养对身体活动促进的意义 [J]. 中国学校卫生，2020，41 (2): 161-165.

[230] 薛嘉川. 北京市空气污染和体力活动对儿童心肺功能的影响 [D]. 北京：首都体育学院，2019.

[231] MALIK A A, WILLIAMS C A, BOND B, et al. Acute cardiorespiratory, perceptual and enjoyment responses to high-intensity interval exercise in adolescents [J]. Eur J Sport Sci, 2017, 17 (10): 1335-1342.

[232] COCKCROFT E J, WILLIAMS C A, JACKMAN S R, et al. A single bout of high-intensity interval exercise and work-matched moderate-intensity exercise has minimal effect on glucose tolerance and insulin sensitivity in 7- to 10-year-old boys [J]. J Sports Sci, 2018, 36 (2): 149-155.

[233] FU Y, GAO Z, HANNON J C, et al. Effect of the SPARK Program on Physical Activity, Cardiorespiratory Endurance, and Motivation in Middle-School Students [J]. J Phys Act Health, 2016, 13 (5): 534-542.

[234] 张海平，刘兴，吴翊馨，等. 12~14 岁中学生日常体力活动状况及健身跑对其心肺耐力影响的研究 [J]. 沈阳体育学院学报，2016，35 (1): 93-96.

[235] 刘欣. 羽毛球运动对朝鲜族超重肥胖男大学生心肺耐力干预效果评价 [J]. 中国学校卫生，2020，41 (3): 365-367.

[236] STUSS D T, ALEXANDER M P. Executive functions and the frontal lobes: a conceptual view [J]. Psychol Res, 2000, 63 (3-4): 289-298.

[237] GORDON R, SMITH-SPARK J H, NEWTON E J, et al. Executive Function and Academic Achievement in Primary School Children: The Use of Task-Related Processing Speed [J]. Front Psychol, 2018, 9: 582.

[238] ANDERSEN P N, SKOGLI E W, HOVIK K T, et al. Associations Among Symptoms of Autism, Symptoms of Depression and Executive Functions in Children with High-Functioning Autism: A 2 Year Follow-Up Study [J]. J Autism Dev Disord, 2015, 45 (8): 2497-2507.

[239] 陈爱国，蒋任薇，吉晓海，等.8周中等强度的花样跳绳运动对聋哑儿童执行功能的影响 [J]. 体育与科学，2015，36 (4)：105-109.

[240] WYLIE S A, RIDDERINKHOF K R, ECKERLE M K, et al. Inefficient response inhibition in individuals with mild cognitive impairment [J]. Neuropsychologia, 2007, 45 (7)：1408-1419.

[241] SMITH E E, JONIDES J. Working memory：a view from neuroimaging [J]. Cogn Psychol, 1997, 33 (1)：5-42.

[242] SALTHOUSE T A, ATKINSON T M, BERISH D E. Executive functioning as a potential mediator of age-related cognitive decline in normal adults [J]. J Exp Psychol Gen, 2003, 132 (4)：566-594.

[243] 崔洁.长时抗阻运动对女大学生执行功能的影响 [D]. 上海：华东师范大学，2017.

[244] 刘薇.执行功能的影响因素：第二十一届全国心理学学术会议 [C]，中国北京，2018.

[245] BIGGS S N, BOURKE R, ANDERSON V, et al. Working memory in children with sleep-disordered breathing：objective versus subjective measures [J]. Sleep Med, 2011, 12 (9)：887-891.

[246] DING D, MUTRIE N, BAUMAN A, et al. Physical activity guidelines 2020：comprehensive and inclusive recommendations to activate populations [J]. Lancet, 2020, 396 (10265)：1780-1782.

[247] 顾淼.男大学生有氧适能、脑灰质体积与执行控制关系研究 [D]. 扬州：扬州大学，2019.

[248] 王晶，陈英和，仲宁宁.小学儿童执行功能各成分的发展特点 [J]. 中国临床心理学杂志，2009，17 (4)：403-404.

[249] MCLEAN J F, HITCH G J. Working memory impairments in children with specific arithmetic learning difficulties [J]. J Exp Child Psychol, 1999, 74 (3)：240-260.

[250] KORTTE K B, HORNER M D, WINDHAM W K. The trail making test, part B：cognitive flexibility or ability to maintain set? [J]. Appl Neuropsychol, 2002, 9 (2)：106-109.

[251] 顾敏敏，鲁忠义.儿童的工作记忆广度 [J]. 心理科学，2004，27 (1)：137-139.

[252] 陈爱国.短时中等强度有氧运动对儿童执行功能的影响及脑机制研

究［D］. 北京：北京师范大学，2011.
［253］刘莉湘君. 6–11 岁儿童执行功能的发展研究［D］. 桂林：广西师范大学，2007.
［254］文萍，李红. 6～11 岁儿童执行功能发展研究［J］. 心理学探新，2007，27（3）：38–43.
［255］BROCKI K C，BOHLIN G. Executive functions in children aged 6 to 13：A dimensional and developmental study［J］. Dev Neuropsychol，2004，26（2）：571–593.
［256］陈天勇，韩布新，罗跃嘉，等. 认知年老化与执行衰退假说［J］. 心理科学进展，2004，12（5）：729–736.
［257］MCALISTER A，PETERSON C. A longitudinal study of child siblings and theory of mind development［J］. Cognitive Development，2007，22（2）：258–270.
［258］COLE K，MITCHELL P. Siblings in the development of executive control and a theory of mind［J］. Br J Dev Psychol，2000，18（2）：279–295.
［259］郑媛媛，王明怡. 家庭背景因素对 2～3 岁城市中层儿童执行功能发展的影响［J］. 心理技术与应用，2015，20（4）：3–8.
［260］O'NEIL C E，BYRD-BREDBENNER C，HAYES D，et al. The Role of Breakfast in Health：Definition and Criteria for a Quality Breakfast［J］. J Acad Nutr Diet，2014，1143（12）：8–26.
［261］BI H，GAN Y，YANG C，et al. Breakfast skipping and the risk of type 2 diabetes：a meta-analysis of observational studies［J］. Public Health Nutr，2015，18（16）：3013–3019.
［262］GALIOTO R，SPITZNAGEL M B. The Effects of Breakfast and Breakfast Composition on Cognition in Adults［J］. Adv Nutr，2016，7（3）：576–589.
［263］LEE T S，KIM J S，HWANG Y J，et al. Habit of Eating Breakfast Is Associated with a Lower Risk of Hypertension［J］. J Lifestyle Med，2016，6（2）：64–67.
［264］唐振闯. 早餐质量对青年脑力劳动者短期认知能力影响的研究［D］. 北京：中国疾病预防控制中心，2016.
［265］EMILIEN C H，WEST R，HOLLIS J H. The effect of the macronutrient composition of breakfast on satiety and cognitive function in undergraduate

students [J]. Eur J Nutr, 2017, 56 (6): 2139-2150.

[266] SIHVOLA N, KORPELA R, HENELIUS A, et al. Breakfast high in whey protein or carbohydrates improves coping with workload in healthy subjects [J]. Br J Nutr, 2013, 110 (9): 1712-1721.

[267] NILSSON A, RADEBORG K, BJORCK I. Effects of differences in post-prandial glycaemia on cognitive functions in healthy middle-aged subjects [J]. Eur J Clin Nutr, 2009, 63 (1): 113-120.

[268] JONES E K, SUENRAM-LEA S I, WESNES K A. Acute ingestion of different macronutrients differentially enhances aspects of memory and attention in healthy young adults [J]. Biological Psychology, 2012, 89 (2): 477-486.

[269] COHEN J F W, GORSKI M T, GRUBER S A, et al. The effect of healthy dietary consumption on executive cognitive functioning in children and adolescents: a systematic review [J]. Br J Nutr, 2016, 116 (6): 989-1000.

[270] NURLIYANA A R, NASIR M T M, ZALILAH M S, et al. Dietary patterns and cognitive ability among 12-13 year-old adolescents in Selangor, Malaysia [J]. Public Health Nutr, 2015, 18 (2): 303-312.

[271] LEVENTAKOU V, ROUMELIOTAKI T, SARRI K, et al. Dietary patterns in early childhood and child cognitive and psychomotor development: the Rhea mother-child cohort study in Crete [J]. Br J Nutr, 2016, 115 (8): 1431-1437.

[272] O'CONNOR T M, YANG S, NICKLAS T A. Beverage intake among preschool children and its effect on weight status [J]. Pediatrics, 2006, 118 (4): 1010-1018.

[273] SMITH E, HAY P, CAMPBELL L, et al. A review of the association between obesity and cognitive function across the lifespan: implications for novel approaches to prevention and treatment [J]. Obes Rev, 2011, 12 (9): 740-755.

[274] GUSTAFSON D, ROTHENBERG E, BLENNOW K, et al. An 18-year follow-up of overweight and risk of Alzheimer disease [J]. Arch Intern Med, 2003, 163 (13): 1524-1528.

[275] CORTESE S, ANGRIMAN M, MAFFEIS C, et al. Attention-deficit/hy-

peractivity disorder (ADHD) and obesity: a systematic review of the literature [J]. Crit Rev Food Sci Nutr, 2008, 48 (6): 524-537.
[276] 吴婵清. 不同类型健身运动处方锻炼对大学生身体形态和功能的影响 [J]. 中国临床康复, 2006, 10 (36): 72-75.
[277] BUGGE A, MOLLER S, WESTFALL D R, et al. Associations between waist circumference, metabolic risk and executive function in adolescents: A cross-sectional mediation analysis [J]. PLoS One, 2018, 13 (6): 199281.
[278] 张建昌. 小学生体力活动、执行功能与学业成绩关系的研究 [D]. 扬州: 扬州大学, 2016.
[279] 常振亚, 王树明. 客观测量的学龄前儿童体力活动、静坐行为与执行功能的关系 [J]. 成都体育学院学报, 2020, 46 (4): 114-120.
[280] 王正珍, 周誉, 王娟. 体力活动与阿尔茨海默病 [J]. 北京体育大学学报, 2013, 36 (7): 1-6.
[281] 杨秋. 兴奋性与抑制性 STDP 突触可塑性对大脑皮层网络的共同调节作用 [D]. 天津: 河北工业大学, 2017.
[282] 胡海旭, 吕玉军. 体力活动/锻炼影响认知健康的研究进展 [J]. 成都体育学院学报, 2018, 44 (2): 97-103.
[283] HO S, GOODERHAM G K, HANDY T C. Self-reported free-living physical activity and executive control in young adults [J]. PLoS One, 2018, 13 (12): 209616.
[284] MCCOY J G, STRECKER R E. The cognitive cost of sleep lost [J]. Neurobiol Learn Mem, 2011, 96 (4): 564-582.
[285] JIANG F, VANDYKE R D, ZHANG J, et al. Effect of chronic sleep restriction on sleepiness and working memory in adolescents and young adults [J]. J Clin Exp Neuropsychol, 2011, 33 (8): 892-900.
[286] 王天宇, 王明怡. 睡眠对儿童执行功能的影响 [J]. 心理科学进展, 2015, 23 (9): 1560-1567.
[287] BARNES M E, GOZAL D, MOLFESE D L. Attention in children with obstructive sleep apnoea: an event-related potentials study [J]. Sleep Med, 2012, 13 (4): 368-377.
[288] YANG G, LAI C S, CICHON J, et al. Sleep promotes branch-specific formation of dendritic spines after learning [J]. Science, 2014, 344

(6188): 1173-1178.

[289] GOZAL D, KHALYFA A, CAPDEVILA O S, et al. Cognitive function in prepubertal children with obstructive sleep apnea: a modifying role for NADPH oxidase p22 subunit gene polymorphisms? [J]. Antioxid Redox Signal, 2012, 16 (2): 171-177.

[290] SADEH A, GRUBER R, RAVIV A. Sleep, neurobehavioral functioning, and behavior problems in school-age children [J]. Child Development, 2002, 73 (2): 405-417.

[291] ANDERSON B, STORFER-ISSER A, TAYLOR H G, et al. Associations of executive function with sleepiness and sleep duration in adolescents [J]. Pediatrics, 2009, 123 (4): 701-707.

[292] 旦增顿珠, 德吉曲宗, 普珍, 等. 西藏不同海拔地区藏族青少年睡眠质量及影响因素分析 [J]. 中国公共卫生, 2019, 35 (8): 1059-1063.

[293] 向莉, 钟铧, 罗秀容, 等. 西藏地区医学生睡眠质量现状分析 [J]. 中国健康教育, 2018, 34 (3): 219-222.

[294] HUANG T, TARP J, DOMAZET S L, et al. Associations of Adiposity and Aerobic Fitness with Executive Function and Math Performance in Danish Adolescents [J]. J Pediatr, 2015, 167 (4): 810-815.

[295] SCUDDER M R, DROLLETTE E S, SZABO-REED A N, et al. Tracking the relationship between children's aerobic fitness and cognitive control [J]. Health Psychol, 2016, 35 (9): 967-978.

[296] ABERG M A, PEDERSEN N L, TOREN K, et al. Cardiovascular fitness is associated with cognition in young adulthood [J]. Proc Natl Acad Sci U S A, 2009, 106 (49): 20906-20911.

[297] PINDUS D M, DROLLETTE E S, SCUDDER M R, et al. Moderate-to-Vigorous Physical Activity, Indices of Cognitive Control, and Academic Achievement in Preadolescents [J]. J Pediatr, 2016, 173: 136-142.

[298] DROLLETTE E S, SCUDDER M R, RAINE L B, et al. The sexual dimorphic association of cardiorespiratory fitness to working memory in children [J]. Dev Sci, 2016, 19 (1): 90-108.

[299] 顾刘金. 应用 SPSS 软件实现多重线性回归分析 [J]. 预防医学, 2018, 30 (3): 323-324.

[300] CHADDOCK L, ERICKSON K I, PRAKASH R S, et al. A neuroimaging investigation of the association between aerobic fitness, hippocampal volume, and memory performance in preadolescent children [J]. Brain Research, 2010, 1358: 172-183.

[301] CHU C, CHEN F, PONTIFEX M B, et al. Health-related physical fitness, academic achievement, and neuroelectric measures in children and adolescents [J]. Int J Sport Exerc Psychol, 2019, 17 (2): 117-132.

[302] LIPPI G, MATTIUZZI C, SANCHIS-GOMAR F. Updated overview on interplay between physical exercise, neurotrophins, and cognitive function in humans [J]. J Sport Health Sci, 2020, 9 (1): 74-81.

[303] BARNES D E, YAFFE K, SATARIANO W A, et al. A longitudinal study of cardiorespiratory fitness and cognitive function in healthy older adults [J]. J Am Geriatr Soc, 2003, 51 (4): 459-465.

[304] HILLMAN C H, ERICKSON K I, KRAMER A F. Be smart, exercise your heart: exercise effects on brain and cognition [J]. Nat Rev Neurosci, 2008, 9 (1): 58-65.

[305] 李亚鲁. 乒乓球运动干预对儿童执行功能影响的研究 [D]. 天津: 天津体育学院, 2020.

[306] SCUDDER M R, LAMBOURNE K, DROLLETTE E S, et al. Aerobic capacity and cognitive control in elementary school-age children [J]. Med Sci Sports Exerc, 2014, 46 (5): 1025-1035.

[307] WESTFALL D R, GEJL A K, TARP J, et al. Associations Between Aerobic Fitness and Cognitive Control in Adolescents [J]. Front Psychol, 2018, 9: 1298.

[308] WEINSTEIN A M, VOSS M W, PRAKASH R S, et al. The association between aerobic fitness and executive function is mediated by prefrontal cortex volume [J]. Brain, behavior, and immunity, 2012, 26 (5): 811-819.

[309] STROTH S, KUBESCH S, DIETERLE K, et al. Physical fitness, but not acute exercise modulates event-related potential indices for executive control in healthy adolescents [J]. Brain Research, 2009, 1269: 114-124.

[310] LABELLE V, BOSQUET L, MEKARY S, et al. Decline in executive control during acute bouts of exercise as a function of exercise intensity and

fitness level [J]. Brain and Cognition, 2013, 81 (1): 10-17.

[311] SCISCO J L, LEYNES P A, KANG J. Cardiovascular fitness and executive control during task-switching: an ERP study [J]. Int J Psychophysiol, 2008, 69 (1): 52-60.

[312] ZHAN Z, AI J, REN F, et al. Cardiorespiratory Fitness, Age, and Multiple Aspects of Executive Function Among Preadolescent Children [J]. Front Psychol, 2020, 11: 1198.

[313] BENJAMIN, A., SIBLEY, et al. Effects of an Acute Bout of Exercise on Cognitive Aspects of Stroop Performance [J]. J Sport Exerc Psychol, 2006, 28 (3): 285-299.

[314] 季浏. 对中国健康体育课程模式理论和实践问题的再研究 [J]. 北京体育大学学报, 2019, 42 (6): 12-22.

[315] 季浏. 中国健康体育课程模式的思考与构建 [J]. 北京体育大学学报, 2015, 38 (9): 72-80.

[316] 张强峰, 张一民, 颜亮, 等.《国家学生体质健康标准》测试结果公示的困境与出路 [J]. 体育学刊, 2021, 28 (1): 114-119.

[317] 武海潭, 季浏. 体育课不同累积中—大强度体力活动时间对初中生健康体适能及情绪状态影响的实验研究 [J]. 体育科学, 2015, 35 (1): 13-23.

[318] 蔡瑞金, 季浏, 尹杰, 等. 运动密度对青少年运动能耗与体质健康的影响 [J]. 上海体育学院学报, 2019, 43 (1): 93-102.

[319] 蔡瑞金, 薛小安, 胡斌, 等. 运动负荷与反馈方式对高中生体能与体育学习积极兴趣的影响 [J]. 武汉体育学院学报, 2019, 53 (6): 79-85.

[320] 董翠香, 吕慧敏. 中国健康体育课程模式关键要点确立的理论基础和实践依据 [J]. 体育科学, 2020, 40 (6): 24-31.

[321] KOLLE E, SOLBERG R B, SAFVENBOM R, et al. The effect of a school-based intervention on physical activity, cardiorespiratory fitness and muscle strength: the School in Motion cluster randomized trial [J]. Int J Behav Nutr Phys Act, 2020, 17 (1): 154.

[322] 陈福亮. 体育课运动技能和体能组合练习对儿童青少年身心健康的影响 [D]. 上海: 华东师范大学, 2018.

[323] HOYDAL K L, NORD I. The importance of heart rate monitors in control-

ling intensity during training and competition in junior biathlon athletes [J]. Journal of Human Sport & Exercise, 2017, 12 (2): 358-366.
[324] THOMSON E A, NUSS K, COMSTOCK A, et al. Heart rate measures from the Apple Watch, Fitbit Charge HR 2, and electrocardiogram across different exercise intensities [J]. J Sports Sci, 2019, 37 (12): 1411-1419.
[325] 李新，李晓彤，王正珍，等．不同运动量对少年心肺耐力和身体成分影响的干预研究 [J]. 中国体育科技，2017，53 (5)：110-116.
[326] FERGUSON B. ACSM's Guidelines for Exercise Testing and Prescription 9th Ed. 2014 [J]. J Can Chiropr Assoc, 2014, 58 (3): 328.
[327] 课程教材研究所．20 世纪中国中小学课程标准·教学大纲汇编，体育卷 [M]. 北京：人民教育出版社，2001.
[328] 李捷，余好，王水泉．领会教学法内涵及特征的研究 [J]. 体育与科学，2017，38 (4)：42-48.
[329] GEORGE K P, NAYLOR L H, WHYTE G P, et al. Diastolic function in healthy humans: non-invasive assessment and the impact of acute and chronic exercise [J]. Eur J Appl Physiol, 2010, 108 (1): 1-14.
[330] TABATA I, IRISAWA K, KOUZAKI M, et al. Metabolic profile of high intensity intermittent exercises [J]. Med Sci Sports Exerc, 1997, 29 (3): 390-395.
[331] 刘向辉，郝选明．大强度间歇运动对高血压患者血压及免疫稳态的影响 [J]. 体育学刊，2011，18 (4)：127-132.
[332] 叶心明，肖巧俐，易红赤．中国学龄儿童饮食习惯、营养摄入及与 BMI 相关研究 [J]. 成都体育学院学报，2016，42 (2)：116-121.
[333] SPIRDUSO W W. Physical fitness, aging, and psychomotor speed: a review [J]. J Gerontol, 1980, 35 (6): 850-865.
[334] CHADDOCK L, ERICKSON K I, PRAKASH R S, et al. A functional MRI investigation of the association between childhood aerobic fitness and neurocognitive control [J]. Biol Psychol, 2012, 89 (1): 260-268.
[335] VOSS M W, NAGAMATSU L S, LIU-AMBROSE T, et al. Exercise, brain, and cognition across the life span [J]. J Appl Physiol, 2011, 111 (5): 1505-1513.
[336] PONTIFEX M B, RAINE L B, JOHNSON C R, et al. Cardiorespiratory

fitness and the flexible modulation of cognitive control in preadolescent children [J]. J Cogn Neurosci, 2011, 23 (6): 1332-1345.

[337] HILLMAN C H, BUCK S M, THEMANSON J R, et al. Aerobic fitness and cognitive development: Event-related brain potential and task performance indices of executive control in preadolescent children [J]. Dev Psychol, 2009, 45 (1): 114-129.

[338] 陈爱国, 殷恒婵, 王君, 等. 短时中等强度有氧运动改善儿童执行功能的磁共振成像研究 [J]. 体育科学, 2011, 31 (10): 35-40.

[339] 李继东. 小学生体力活动、体质健康与执行功能的关系研究 [D]. 扬州: 扬州大学, 2016.

[340] 李跃. 大学生体适能、执行功能与默认网络的关系研究 [D]. 扬州: 扬州大学, 2019.

[341] 季泰, 李琳, 季浏. 心肺功能与执行功能的关系研究述评 [J]. 武汉体育学院学报, 2014, 48 (2): 45-50.

附　录

高原儿童青少年体质健康和执行功能影响因素调查问卷

一、基本情况

1. 学校名称：

2. 学生编号：

3. 年级：年班

4. 性别：1）男　2）女

5. 民族：

6. 出生年月：　　年　月　日

7. 进（在）高原时间：（年）

8. 测试日期：　　年　月　日

9. 年龄（周岁）岁

10. 你父母受教育程度为：父亲母亲

（1）没上过学　（2）小学　（3）初中　（4）高中　（5）大专

（6）本科及以上　（7）不清楚

11. 你父母现在做什么工作：父亲母亲

（1）建筑工人　（2）餐饮服务人员　（3）医院医护人员

（4）家政服务　（5）工厂工人　（6）在家务农/牧民

（7）自己做生意　（8）公务员　（9）公司职员

（10）教师　（11）下岗或无业

12. 你家共有个孩子，你排行第。

二、体育锻炼情况

1. 本学期，你每周要上几节体育课？

（1）0 节　（2）1 节　（3）2 节

（4）3 节　（5）4 节　（6）5 节及以上

2. 通常情况下，你每天上学和放学回家时采用的主要交通方式是：

（1）步行 （2）自己骑自行车 （3）乘公交车/地铁

（4）私家车 （5）在学校寄宿

3. 通常情况下，你每天从家到学校的时间是：

（1）10min 以内 （2）10min~20min （3）21min~30min

（4）31min~40min （5）41min~50min （6）50min 以上

（7）住校

4. 过去 7 天中，区分上学日和周末，你分别有几天进行了如下活动，平均每天共计多少分钟：

活动内容	上学日（周一至周五）		周末（周六和周天）	
	几天	平均每天共计多少分钟	几天	平均每天共计多少分钟
（1）低强度如缓慢步行，演奏乐器等。	天	分钟	天	分钟
（2）中强度如骑自行车、快步走等。	天	分钟	天	分钟
（3）高强度如快速跑步、激烈打球等。	天	分钟	天	分钟
（4）白天户外活动时间	天	分钟	天	分钟

5. 在过去的 7 天中，有几天进行了肌肉力量的锻炼（包括深蹲、仰卧起坐、俯卧撑、引体向上等徒手训练，以及使用哑铃、弹力带、健身器械等进行的锻炼）？

（1）0 天 （2）1 天 （3）2 天

（4）3 天 （5）4 天 （6）5 天或以上

6. 你父母支持你课余时间参加体育活动吗？

（1）很支持 （2）支持 （3）中立，没有明确态度

（4）不太支持 （5）很不支持

7. 你父母亲在业余时间喜欢参加体育活动吗？

（1）父母都喜欢 （2）父亲喜欢

（3）母亲喜欢 （4）父母都不喜欢

三、饮食情况

1. 在过去一周里，有几天食用了早餐？

（1）0 天 （2）1 天 （3）2 天

（4）3 天 （5）4 天 （6）5 天及以上

2. 在过去一周里，有几天你至少食用了一个鸡蛋？

（1）0天　（2）1天　（3）2天

（4）3天　（5）4天　（6）5天或以上

3. 在过去一周里，有几天至少饮用一杯牛奶或豆浆？

（1）0天　（2）1天　（3）2天

（4）3天　（5）4天　（6）5天或以上

4. 在过去一个月里，通常每天饮用几次含糖饮料，如可乐、果汁饮料等？

（1）没有饮用过　（2）少于1次/天

（3）1–2次/天　（4）3次/天及以上

四、睡眠情况

1. 近1个月，晚上睡觉在点钟；近1个月，早上点起床；近1个月，实际睡眠小时（不等于卧床时间）

2. 通常情况下，你的午睡时长为分钟。

上学日：晚上睡觉时间为：；早上起床时间为：。

周末：晚上睡觉时间为：；早上起床时间为：。

五、高原学生体质测试项目（此部分由教师测试后填写）

项目	身高	体重	腰围	肺活量	握力	立定跳远
数值						
项目	1分钟仰卧起坐	坐位体前屈	50米跑	20米往返跑	20秒反复横跨	心率
数值						